JN227542

写真でわかる
臨床看護技術❶
アドバンス
注射・検査に関する看護技術を中心に！

Advance

監修
本庄　恵子
日本赤十字看護大学 成人看護学 教授

吉田みつ子
日本赤十字看護大学 基礎看護学・がん看護学 准教授

インターメディカ

本書をご活用いただくために！

「写真でわかるシリーズ」は、
看護技術を学ぶ人、教える人の視点に立ち、
「アドバンスシリーズ」として
より学びやすく進化しました。

　2004年より順次刊行された「写真でわかるシリーズ」の始まりの3冊「写真でわかる臨床看護技術／基礎看護技術❶❷」は、2009年に改訂・再編纂を行い、次の3冊となりました。

「写真でわかる基礎看護技術／基礎的な看護技術を中心に！」
「写真でわかる臨床看護技術❶／注射・検査に関する看護技術を中心に！」
「写真でわかる臨床看護技術❷／呼吸・循環、創傷ケアに関する看護技術を中心に！」

　初版刊行から約15年。多くの読者の方々から、内容についてご意見・ご提案が寄せられ、看護教育の場においてご活用いただきました。

　2016年、さらに看護技術を学ぶ人の立場、教える人の視点に立ち、よりご活用いただけるテキストを目指して、新たにDVD動画を加えました。

　本書の特徴は次の通りです

1. 各CHAPTER（技術項目）は、テーマを系統的に並べており、学習しやすい。基礎教育の学生から臨床看護師まで、継続的に使用できる。
2. 看護技術を支えるエビデンスを検索し、最新の情報を盛り込んでいる。
3. 臨床でよく出会う場面を設定し、複合事例を作成。デモンストレーション授業や演習の展開、自己学習、実技試験などに活用できる。
4. 起こりやすいヒヤリ・ハットについて、その具体的内容を例示。
5. 写真と連動したDVD動画を見て倣うことにより、"行為としての技術"を学ぶことができる。

　特に、上記にあげた「複合事例」は「臨床で出会う事例」であり、これまでの技術教育に、次にあげるような新たな要素を加えることが出来るのではないかと考えます。

1. 臨床で出会う事例を通してシミュレーションすることにより、学習者は、どのような状況で展開される看護技術なのかがわかる。それにより学習者は、患者や周囲への配慮を含め、全体的な配慮をもったケアとしての看護技術へと視点を広げることができる。
2. 事例の中に、患者の状態や看護技術のポイントとなる知識などを盛り込むことによって、アセスメント能力を伸ばすことができる。

本書の特徴

1. 技術項目を系統的に並べているため、学習しやすい。
2. 看護技術を支えるエビデンスを検索し、最新情報を盛り込む。
3. 臨床でよく出会う場面を設定し、「複合事例」を提示する。
4. 起こりやすいヒヤリ・ハットを例示する。
5. 看護技術に関する知識と行為を写真と動画で"見える化"する。

❸ 臨床で出会う「複合事例」をシミュレーション‼

- Step1　事例提示
- Step2　臨床的な推論、アセスメント
- Step3　ケアプラン
- 対応例

● デモンストレーション授業に
● 演習の展開に　● 自己学習に
● 実技試験に

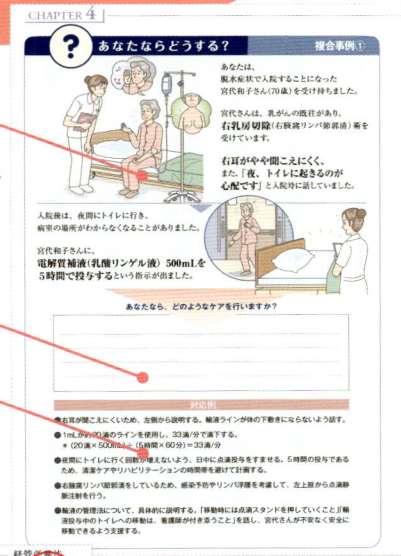

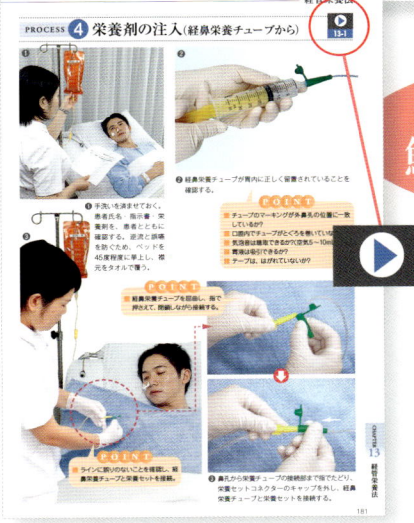

❺ 写真と連動した鮮明でわかりやすいDVD動画

動画マークで、DVDとのリンクも一目瞭然！

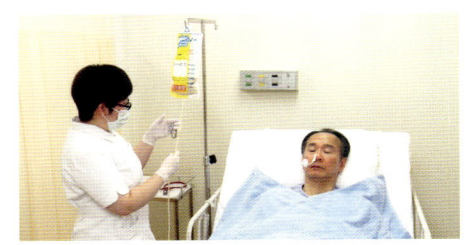

本書をご活用いただくために！

本書のねらいを達成するために、おおよそ次のような構成になっています。
* **目的**：技術ごとの達成目標
* **基礎知識**：看護技術を実施する前に、最低限確認したい基礎的な知識・情報。
* **技術のプロセス**：写真で具体的に、看護技術の手順・コツ・ポイントを解説。
* **ヒヤリ・ハット**：臨床で遭遇しやすいヒヤリ・ハットと対応策を例示。
* **Q&A**：エビデンスなどを提示し、看護技術の根拠について考える。
* **複合事例「あなたならどうする？」**：臨床場面をシミュレーションする中で看護援助としての技術を学ぶ。
* **DVD動画**：手技の流れとポイントを「見て」「聴いて」体験するように学ぶ。

本書が、基礎教育の学生から臨床看護師まで、継続的に活用され、看護技術教育の場で役立つことを願っています。

最後になりましたが、本書の土台となりました「写真でわかる臨床看護技術」「写真でわかる基礎看護技術❶❷」にかかわってくださった齋藤梓様、下村裕子様、白柿奈保様、樋口佳栄様、渡邊久美様に感謝いたします。

そして、初版より、私どもを導きご指導くださった故 村上美好先生のおかげで、ここまで来ることができましたことに感謝いたします。

また、感染管理認定看護師 菅原えりさ様、集中ケア認定看護師 中村幸枝様、ET／皮膚・排泄ケア認定看護師 籾山こずえ様にも、深く感謝いたします。

また、企画・撮影・編集にあたり、チームワークよく総力を挙げてサポートしてくださる（株）インターメディカの皆様のお力、日本赤十字社医療センターと日本赤十字看護大学の協力のおかげで、本書が刊行できますことをありがたく思います。

平成28年11月
本庄恵子・吉田みつ子

「写真でわかる基礎看護技術／臨床看護技術」は、
テキスト＋DVD動画の新シリーズとして、大きく進化！

テキストとリンクしたわかりやすいDVD動画を加え、
最新情報を取り入れて、内容のバージョンアップを図りました。
「複合事例」も提示し、単に「技術」から、さまざまな症状を併せ持つ「患者」へと
視点を広げ、全体的な配慮のあるケア、アセスメント能力の育成を目指しています。

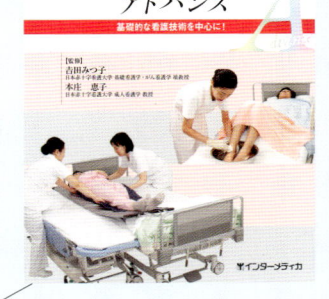

写真でわかる 基礎看護技術 アドバンス

- **CHAPTER 1** 環境調整
  - ベッドメーキング
  - 臥床患者のリネン交換
- **CHAPTER 2** 感染予防の技術
  - 手指衛生　防護具の使用
  - 滅菌物の取り扱い
- **CHAPTER 3** 移動の援助
  - 体位変換・ポジショニング
  - 車椅子での移動
  - ストレッチャーでの移動
- **CHAPTER 4** 清潔の援助
  - 清拭　爪切り　着替え
  - 洗髪　陰部洗浄
  - 手浴・足浴
- **CHAPTER 5** 口腔ケア
  - 歯ブラシを用いた口腔ケア
  - 吸引を利用した口腔ケア
  - 口腔リハビリテーション
- **CHAPTER 6** 食事の介助
- **CHAPTER 7** 排泄の援助
  - ポータブルトイレを用いた援助
  - 車椅子を用いた援助
  - ベッド上での排泄援助
  - おむつを用いた援助
- **CHAPTER 8** 導尿
- **CHAPTER 9** 経尿道的膀胱留置カテーテル
- **CHAPTER 10** グリセリン浣腸法
- **CHAPTER 11** 摘便
- **CHAPTER 12** 罨法
- **CHAPTER 13** 日常生活援助における
  リハビリテーション
- **CHAPTER 14** 死後のケア

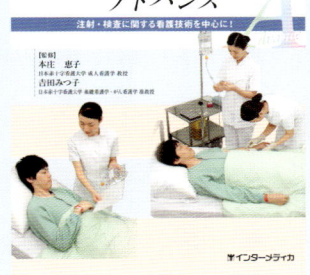

写真でわかる 臨床看護技術① アドバンス

- **CHAPTER 1** 与薬
- **CHAPTER 2** 注射法
  （皮内・皮下・筋肉）
  - 薬液の準備
  - 皮下注射
  - 筋肉注射
- **CHAPTER 3** 静脈注射
  ―ワンショット―
- **CHAPTER 4** 点滴静脈注射
- **CHAPTER 5** 中心静脈注射
- **CHAPTER 6** ヘパリンロック・
  生食ロック
- **CHAPTER 7** 自動輸液ポンプ
- **CHAPTER 8** シリンジポンプ
- **CHAPTER 9** 輸液中の
  寝衣交換
- **CHAPTER 10** 検査時の看護
- **CHAPTER 11** 静脈血採血
  - 翼状針とホルダーによる
    真空採血
  - 直針とホルダーによる
    真空採血
- **CHAPTER 12** 血糖自己測定
- **CHAPTER 13** 経管栄養法

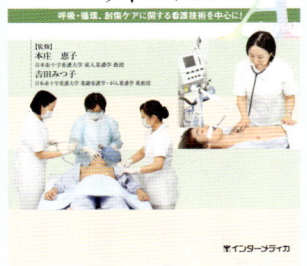

写真でわかる 臨床看護技術② アドバンス

- **CHAPTER 1** 酸素吸入
- **CHAPTER 2** 吸入療法（ネブライザー）
- **CHAPTER 3** 口鼻腔吸引
- **CHAPTER 4** 気管吸引
- **CHAPTER 5** 気管挿管の介助
- **CHAPTER 6** 人工呼吸器を装着している人
  のケア
- **CHAPTER 7** 呼吸理学療法
- **CHAPTER 8** 12誘導心電図
- **CHAPTER 9** モニター心電図
- **CHAPTER 10** 胸腔ドレーンの管理
- **CHAPTER 11** 手術創のドレッシングと
  ドレーン管理
  - ドレッシング
  - ドレーン管理
- **CHAPTER 12** 術後の回復を促すケア
- **CHAPTER 13** ストーマケア（人工肛門のケア）
- **CHAPTER 14** 褥瘡のケア

写真でわかる 臨床看護技術❶ アドバンス CONTENTS
注射・検査に関する看護技術を中心に！

本書をご活用いただくために！ ……………………………………………………… 2

CHAPTER 1 与　薬 …………………………………………………………… 8
　●経口薬　●外用薬（点眼・点入、点耳、点鼻、皮膚への貼付）
　●直腸内与薬

CHAPTER 2 注射法（皮内・皮下・筋肉） ……………………………… 38
　●薬液の準備　●皮内注射
　●皮下注射　●筋肉注射

CHAPTER 3 静脈注射-ワンショット- ………………………………… 65

CHAPTER 4 点滴静脈注射 ……………………………………………… 73
　→★あなたならどうする？ 複合事例① ……………………………………… 90

CHAPTER 5 中心静脈注射 ……………………………………………… 91
　●鎖骨下静脈から挿入する場合

CHAPTER 6 ヘパリンロック・生食ロック ……………………………… 105

CHAPTER 7 自動輸液ポンプ …………………………………………… 109
　→★あなたならどうする？ 複合事例② ……………………………………… 119

CHAPTER 8 シリンジポンプ ……………………………………………… 120

CHAPTER 9 輸液中の寝衣交換 ………………………………………… 128

COLUMN 看護師による静脈注射 …………………………………… 138

CHAPTER 10 検査時の看護 ……………………………………………… 147
　●検査時の援助
　→★あなたならどうする？ 複合事例③ ……………………………………… 150

CHAPTER 11 静脈血採血 ………………………………………………… 151
　●翼状針とホルダーによる真空採血
　●直針とホルダーによる真空採血
　●注射針と注射器による採血
　→★あなたならどうする？ 複合事例④ ……………………………………… 162

CHAPTER 12	血糖自己測定	163
	→★あなたならどうする？ 複合事例⑤	172
CHAPTER 13	経管栄養法	173
	→★あなたならどうする？ 複合事例⑥	186

参考文献 …… 187

EDITORS/AUTHORS

【監修】

本庄　恵子　日本赤十字看護大学 成人看護学 教授
吉田みつ子　日本赤十字看護大学 基礎看護学・がん看護学 准教授

【執筆】

本庄　恵子　日本赤十字看護大学 成人看護学 教授
吉田みつ子　日本赤十字看護大学 基礎看護学・がん看護学 准教授
仁昌寺貴子　前 日本赤十字看護大学 成人看護学 助教
三浦　英恵　東京医科歯科大学大学院 保健衛生学研究科 准教授
森　　祥子　東海大学健康科学部看護学科 基礎看護学 講師
奥田　清子　前 日本赤十字看護大学 基礎看護学 助手

【特別寄稿】

別府　宏圀　新横浜ソーワクリニック 院長

【DVD監修】

守田美奈子　日本赤十字看護大学 基礎看護学・がん看護学 教授
古川　祐子　日本赤十字社医療センター 看護部長

【DVD監修・技術指導】

川上　潤子　日本赤十字社医療センター 看護副部長

【DVD技術指導】

城所　　環　日本赤十字社医療センター 看護部
齋藤　文子　日本赤十字社医療センター 看護部
松浦　直子　日本赤十字社医療センター 看護部

【協力】

日本赤十字看護大学
日本赤十字社医療センター看護部

CHAPTER 1 与薬

患者が、薬剤を用いた治療を安全に受けることができるように援助する。同時に、薬剤によって影響を受ける可能性のある日常生活行動を、その人が安心して行うことができるよう、セルフケアレベルに応じた援助を行うことが大切である。
また、薬物療法を安全に行うには、「薬剤処方から、患者への投与まで」「薬剤の投与経路」「薬物療法時の患者へのかかわり」「薬剤の管理」「薬物療法時に起こりやすいヒヤリ・ハット」についての基本的な理解が必要である。

> **目的** 安全かつ確実に薬物療法を行うための知識・技術をもって、与薬の援助を行う。
> ＊本章では、経口薬・外用薬（点眼・点入、点耳、点鼻、皮膚への貼付）・直腸内与薬を取り上げる

■薬剤処方から、患者への投与まで

わが国では、患者に必要な薬剤を決定し、処方する権限を持つのは医師である。
外来診療の場合、患者は医師から直接、処方箋を受け取ったのちに薬局に持参する。薬局では、薬剤師が調剤し、患者に手渡される。入院患者の場合には、医師の処方指示を看護師が受け、薬剤師の調剤を経て、看護師が与薬を行う。
薬剤が安全に、確実に患者のもとに届き、確実な薬効を得て治療が行われるために、看護師は次の事項について確認することが大切である。

1	この患者に、何のために、この薬剤を投与するのか？
2	薬剤の主作用と副作用には、どのようなものがあるか？
3	この患者の場合、肝臓や腎臓など、薬剤の排泄にかかわる臓器の機能は？
4	薬剤が投与される経路（内服・注射など）は？ この患者に適した投与経路か？
5	薬剤の投与量・投与時間・投与日数に間違いはないか？
6	患者に薬剤に対するアレルギーはないか？ 患者が摂取している食品、サプリメントなどの影響は？

看護師は、医師から薬剤の処方指示を受けたとき、
上記について確認し、投与後も継続した観察を行う。

与 薬

■薬剤の主な投与経路

薬剤の主な投与経路には、①内服、②外用、③注射がある。
投与経路ごとに投与手技、体内に吸収される仕組みが異なる。

内服
薬剤を内服すると、嚥下・消化・吸収・代謝機能による影響を受ける。
薬剤は胃・小腸から吸収され、門脈・肝臓を経て血液中に入り、全身を循環する。

外用
外用薬は皮膚や粘膜に分布する毛細血管を通して、比較的穏やかに体内に吸収される。
皮膚や粘膜の汚染、投与手技によっては吸収に差異が生じることがある。

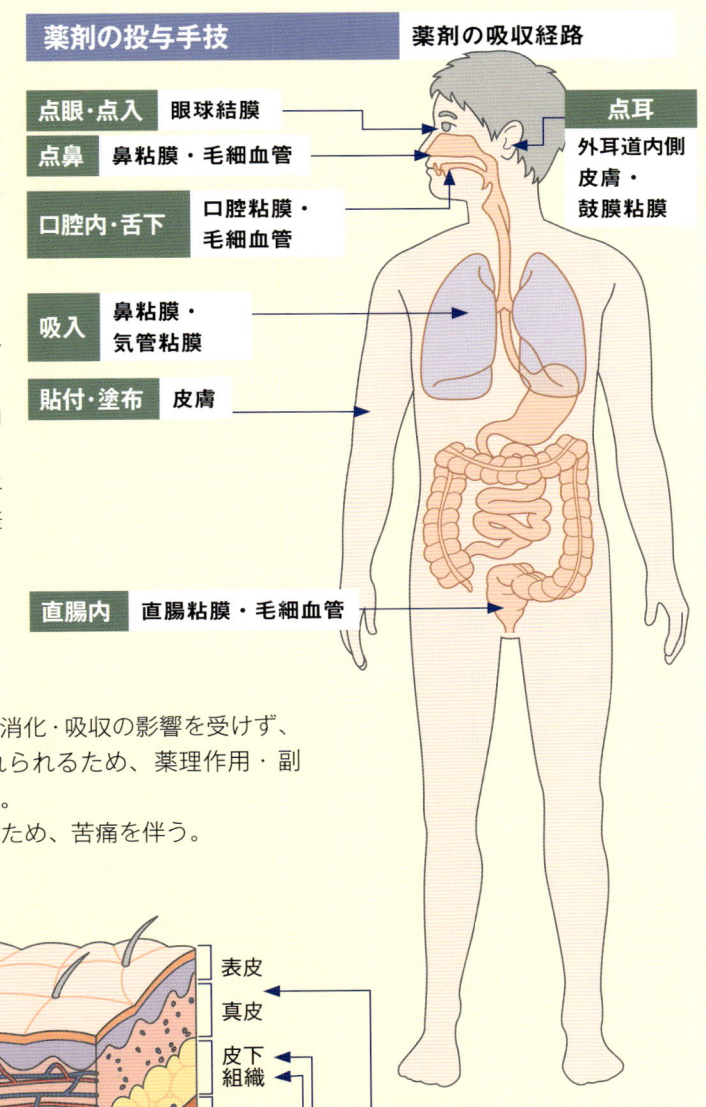

注射
注射による薬剤投与は、消化・吸収の影響を受けず、速やかに体内に取り入れられるため、薬理作用・副作用の発現も急速である。
組織に直接針を刺入するため、苦痛を伴う。

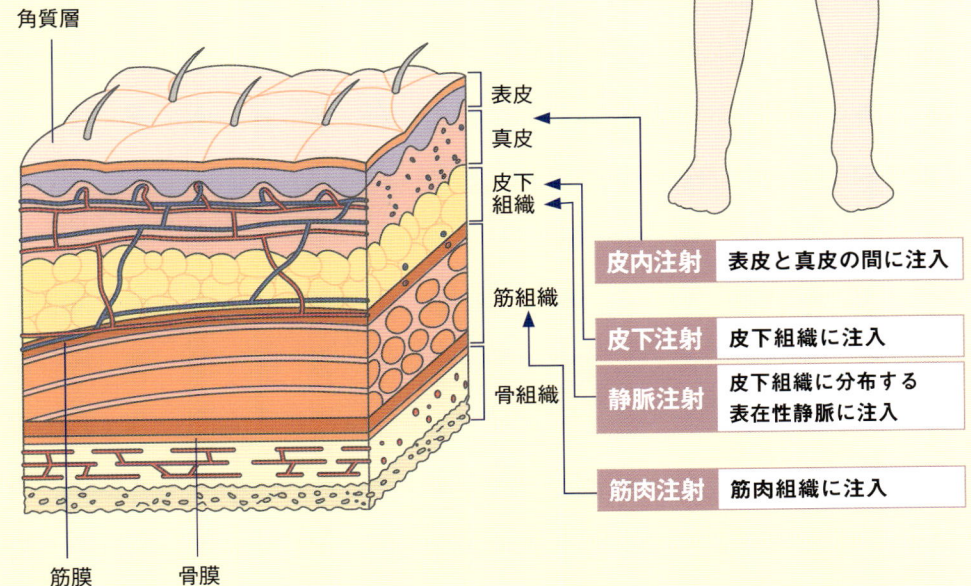

薬剤の投与手技 / 薬剤の吸収経路

投与手技	吸収経路
点眼・点入	眼球結膜
点鼻	鼻粘膜・毛細血管
口腔内・舌下	口腔粘膜・毛細血管
吸入	鼻粘膜・気管粘膜
貼付・塗布	皮膚
点耳	外耳道内側皮膚・鼓膜粘膜
直腸内	直腸粘膜・毛細血管

皮膚の構造と注射

- 角質層
- 表皮
- 真皮
- 皮下組織
- 筋組織
- 骨組織
- 筋膜
- 骨膜

皮内注射	表皮と真皮の間に注入
皮下注射	皮下組織に注入
静脈注射	皮下組織に分布する表在性静脈に注入
筋肉注射	筋肉組織に注入

CHAPTER 1

■薬物療法時の患者へのかかわり

医師によって処方された薬剤を安全に、確実に患者に与薬するには、次のような患者へのかかわりが大切である。

1. 患者が薬物療法の目的や内容などを把握し、納得しているかどうかを確認し、支援する。
2. 薬物療法の効果や副作用を観察する。
3. 薬物療法によって生じる生活行動上の制限や苦痛を緩和する。
4. 患者が薬物療法に主体的に取り組み、セルフケアができるよう支援する。

■薬剤の管理

看護師は薬剤師と連携し、下記の事項に注意して薬剤を管理する。

1	温度・湿度・遮光の管理、有効期限・使用期限	●基本的には高温多湿を避け、薬剤の安全性・有効性を確保する。 ●薬剤によっては、光により薬剤成分に変化が生じるものがある。添付文書を確認し、品質保持に努める。 ●薬剤の有効期限・使用期限を確認し、品質管理を行う。
2	麻薬・向精神薬	●麻薬・向精神薬は中枢神経系に作用するため、厳重に保管する。 ●いつ、だれに、どれだけ投与したのかを厳重に記録し、残量や未使用分は薬局に返却する。 ●鍵のかかる保管庫に入れ、盗難を防ぐ。

■薬物療法時に起こりやすいヒヤリ・ハット

看護師が出会うヒヤリ・ハットの中で多くを占めるのが、薬剤の取り扱いにかかわるものである。薬剤の投与量、薬剤内容の間違い、配薬を忘れる、重複投与、与薬時間の間違い、別の患者に配薬するなどである。

内服と注射におけるエラー発生の主な要因には、次のようなものがある(文献2)。

1	情報伝達の混乱	●口頭指示による混乱、変更・中止指示の頻繁な発生 ●複数の情報媒体の存在 ●看護師間の業務連携における不確かな情報伝達 など
2	エラーを誘発する「物」のデザイン	●薬剤の名称・外装の類似性 ●器具・機器の類似性
3	患者誤認を生じさせる患者の類似性と行為の同時進行	
4	準備・実施業務の途中中断	
5	不正確な準備作業、不明確な作業区分と狭い作業空間	
6	タイムプレッシャー	
7	病態と薬剤の一元的理解の不足	
8	新卒者の臨床知識・技術の不足	

経口薬

口を通して体内に取り込み、消化管での消化・吸収・代謝の作用を受けながら薬効を得るものを経口薬と呼ぶ。
本項では、消化・吸収・代謝の作用を受けずに、口腔粘膜、毛細血管を通して吸収されるタイプの舌下錠は含まない。

目 的 　薬剤を安全かつ確実に内服することにより、全身への薬効を期待する。

適 応
1. 嚥下困難や頻回の嘔吐などがなく、確実に内服できる場合
2. 消化・吸収機能に問題のない場合

■経口薬の特徴

1. 投与が簡便で、患者自身で管理することが可能であるが、セルフケアが必要となる。
2. 嚥下機能や、消化・吸収、嘔吐・下痢など消化管機能の影響を受けやすい。
3. 飲食禁止の場合、内服を忘れることがある。
4. 水分摂取制限がある場合、内服時の水分量や、少ない水分量での内服のしにくさに注意が必要である。
5. 特定の薬剤と食品、サプリメントなどとの相互作用により、薬効が増強あるいは減弱することがある。

■経口薬の剤形

経口薬の剤形	特 徴
散剤・顆粒剤	●胃腸で分散しやすく、吸収が速い。 ●服用時に苦味などの味がし、むせやすい。
錠剤	●表面がコーティングされたものなどもある。 ●飛散しにくく携帯に便利である。 ●大きいものは嚥下しにくい。
カプセル剤	●ゼラチン質のカプセルに薬が充填されている。 ●大きいものは嚥下しにくく、食道にへばりつく危険性があるため、十分な水分とともに服用する。
液剤・シロップ剤	●薬剤が液体に溶けているため、吸収されやすく即効性が期待できる。 ●シロップを入れ、飲みやすくしたものもある。
チュアブル剤	●噛み砕くと粉状になり、水なしで服用できる。

CHAPTER 1

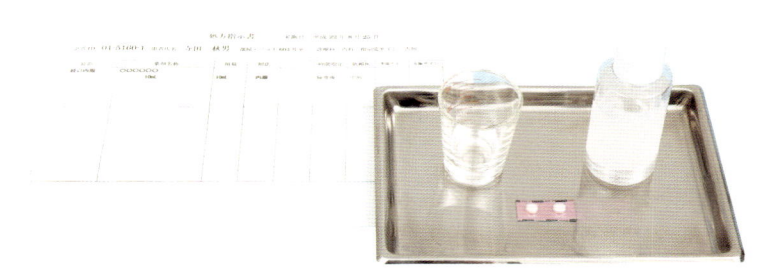

PROCESS 1 必要物品の準備

看護師は手洗いを行い、必要物品を準備する。

1. 処方箋
2. 薬杯
3. 薬剤
4. 微温湯または水

PROCESS 2 処方箋と薬剤の確認

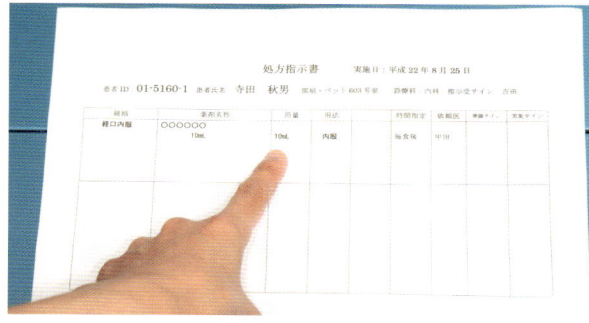

看護師は処方箋をみながら、次の項目について声を出し、指差し確認を行う。
①患者氏名 ②薬剤名 ③投与量 ④与薬経路 ⑤与薬時間

POINT
- 薬剤と処方箋は、必ず2回以上確認。看護師同士でダブルチェックする。
- 水薬は、薬瓶を上下に返して混和。目線を水平にして正確に計量する。
- 散剤・顆粒剤が飲みにくい場合は、オブラートに包む。

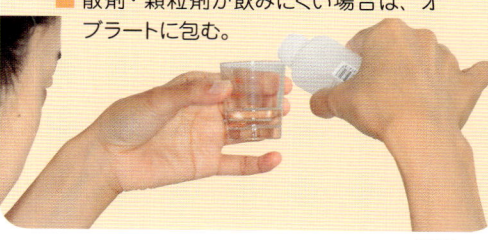

PROCESS 3 患者への説明と服用

1. 患者に氏名を名乗ってもらい、ネームバンド、処方箋と照合する。

2. 薬名・用量・時間を患者とともに確認し、看護師の目の前で確実に服用してもらう。患者が不在の場合は、再度、訪問する。

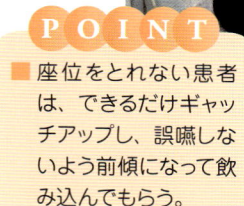

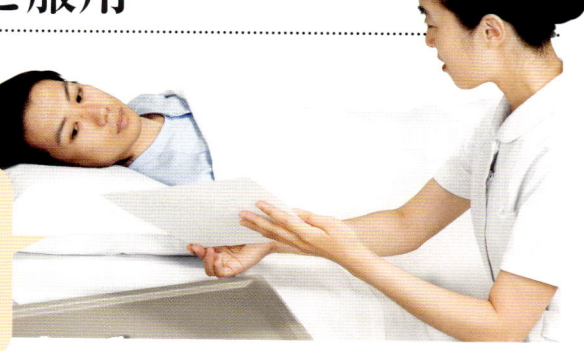

POINT
- 座位をとれない患者は、できるだけギャッチアップし、誤嚥しないよう前傾になって飲み込んでもらう。

PROCESS 4 観察・記録、後片付け

1. 服用時の状況、服用後の状態、薬剤の効果・副作用などを観察・記録する。

2. 使用した薬杯を洗浄・消毒し、手洗いを行う。

POINT
観察ポイント
- 口腔内に薬剤が残っていないか?
- 誤嚥や飲み込みにくさは?
- 服用後、気分不快、バイタルサインの変化は?
- 薬剤の効果は? 副作用は?

外用薬
（点眼・点入、点耳、点鼻、皮膚への貼付）

経口的に飲む薬剤、注射薬以外で、皮膚や粘膜などを介して体内に薬剤を取り込むものを外用薬と呼ぶ。外用薬は、主として皮膚や粘膜（口腔・鼻腔・直腸・腟・眼結膜）を介して、局所的あるいは全身に薬剤の作用を期待する。

点眼・点入

点眼や点入は、結膜に薬剤を投与するときに用いられる。
薬液を結膜に滴下する方法を点眼といい、眼軟膏を結膜に塗布する方法を点入という。

目的 薬剤を結膜に滴下あるいは塗布し、薬効を期待する。

適応
1. 診察や検査を目的とする散瞳・縮瞳
（眼科の診察や検査を受ける人）
2. 眼疾患の治療
（緑内障・白内障の治療、角膜治療、抗炎症、抗菌、ドライアイの治療）
3. 表面麻酔（治療などで麻酔が必要な患者）

■眼とその周囲の解剖

涙は涙腺で作られ、排出管から眼球表面に流れ込み、
涙点→涙囊→下鼻道と流れる。

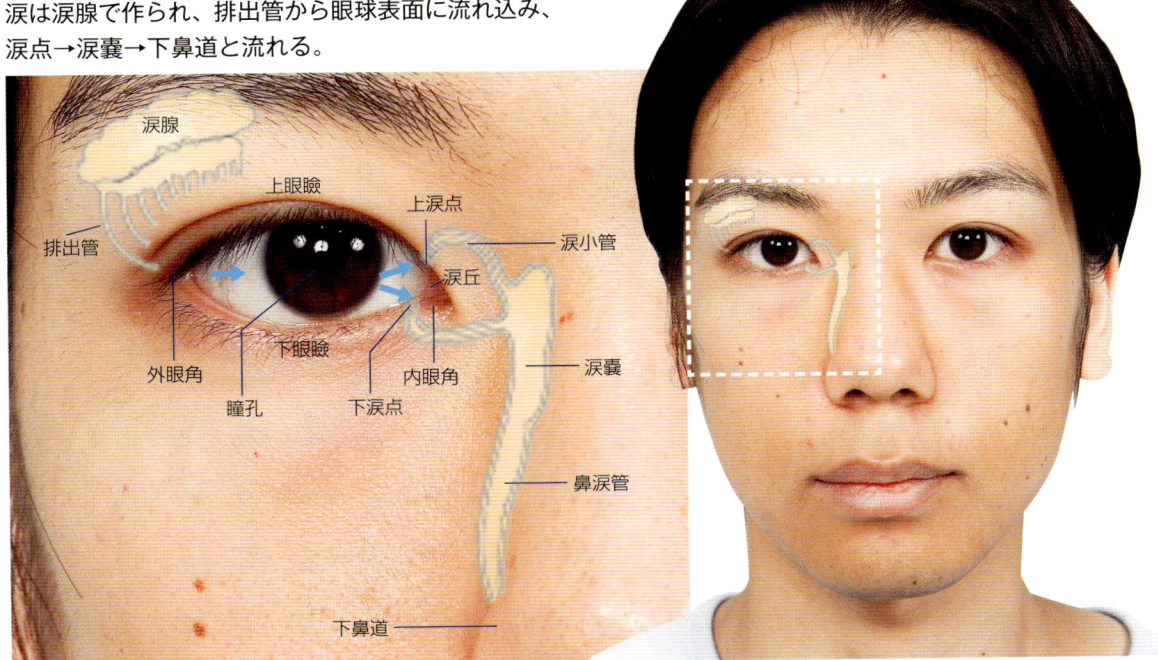

（涙腺、上眼瞼、上涙点、涙小管、排出管、涙丘、外眼角、下眼瞼、内眼角、涙囊、瞳孔、下涙点、鼻涙管、下鼻道）

CHAPTER 1

PROCESS ❶ 必要物品の準備

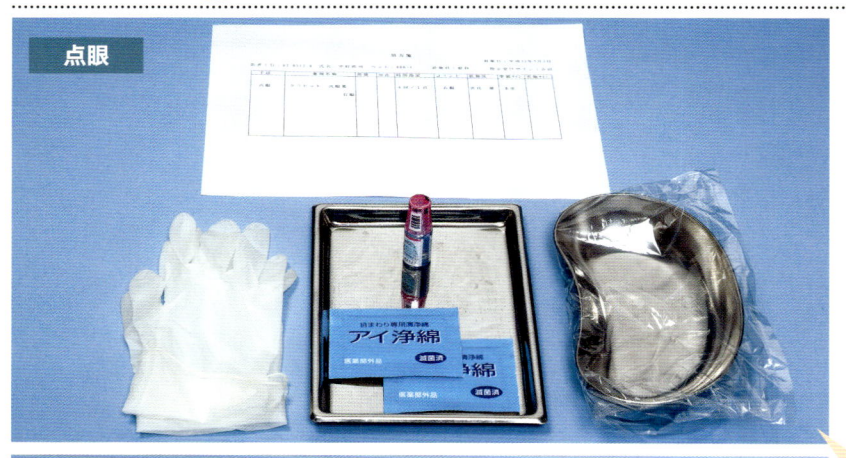

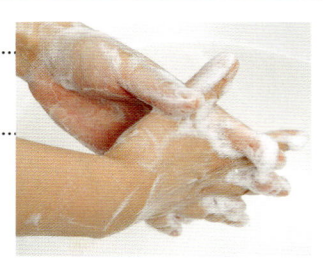

点眼

点入

手洗いを行い、必要物品を準備する。薬剤は、処方箋を確認する。

❶ 指示された点眼薬
❷ 処方箋　❸ トレー
❹ 膿盆（ビニール袋付き）
❺ 拭き綿（アイ浄綿®）
❻ 手袋

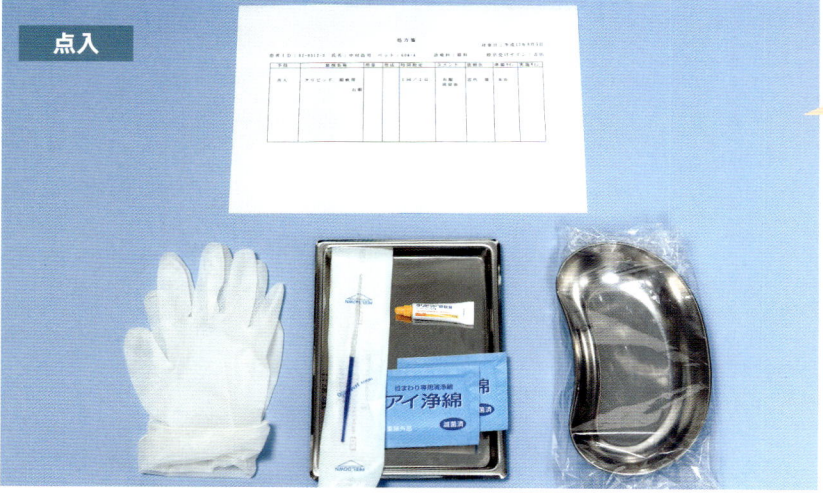

POINT
- 薬剤は処方箋を確認。患者氏名・薬剤名・投与方法・投与量に注意。

❶ 指示された眼軟膏
❷ 処方箋　❸ トレー
❹ 膿盆（ビニール袋付き）
❺ 拭き綿（アイ浄綿®）
❻ 手袋
❼ ガーゼ（必要時）
❽ 必要時にガラス棒（滅菌されたもの）

PROCESS ❷ 患者への説明と同意

患者に点眼、もしくは眼軟膏点入の説明を行う。患者に氏名を言ってもらい、処方箋を見ながらいっしょに確認する。

POINT
- 散瞳薬を投与した後は、眼が見えにくくなること、転倒などに注意してほしいことを話す。
- 眼軟膏点入後は、視界がぼやけて見えにくくなるため、転倒などに気を付けてほしいことを話す。

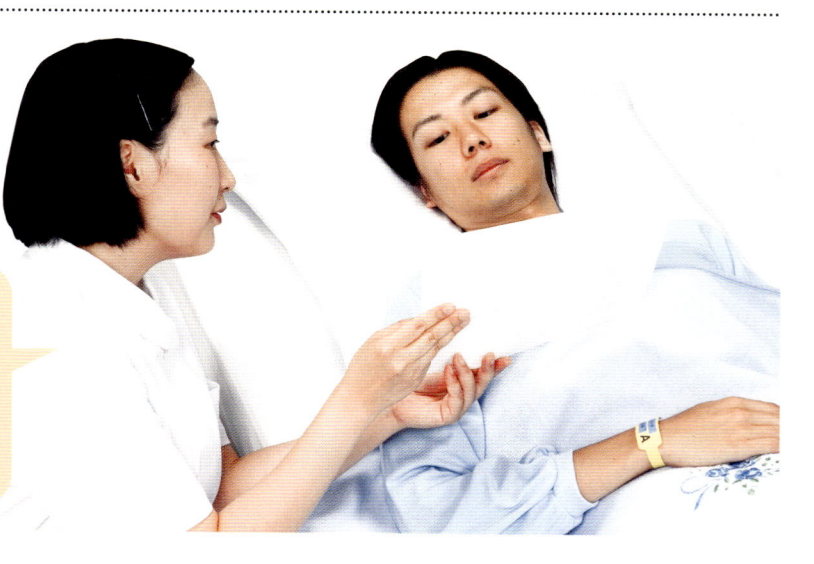

PROCESS ③ 点眼の場合

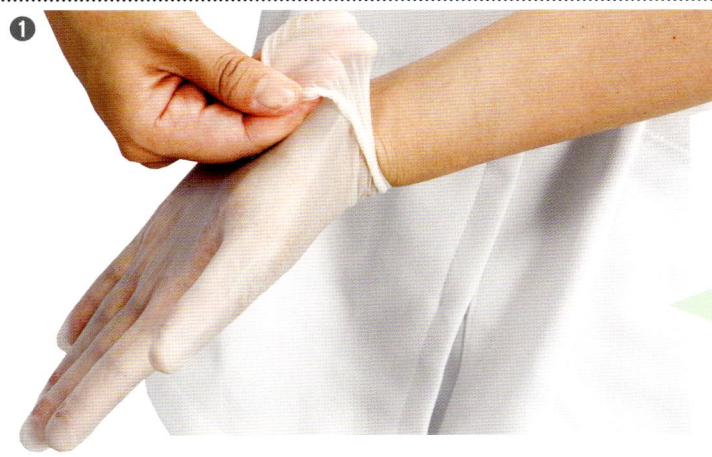

❶ 点眼しやすい体位を整え（座位または仰臥位）、看護師は手袋を装着する。

> **EVIDENCE**
> ■ 体液に触れる可能性があるため、自らを守るために手袋を装着。同時に、看護師の手指から他者への感染を防ぐためにも必要である。

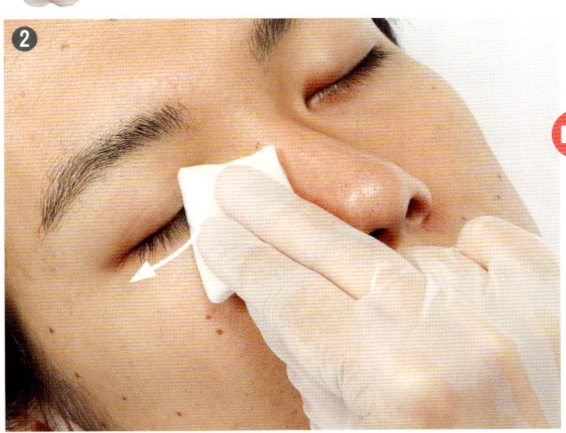

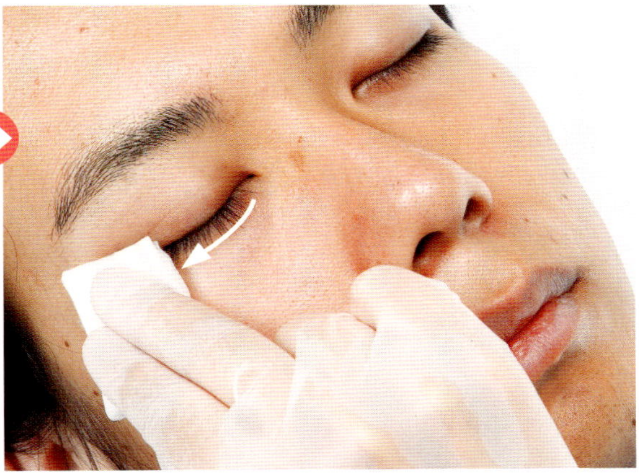

❷ 眼に分泌物が付着している場合は、拭き綿で拭き取る。この際、内眼角から外眼角へ向けて拭くようにする。

> **EVIDENCE**
> ■ 分泌物が涙嚢に流れるのを防ぐため、内眼角から外眼角へ向けて拭く。

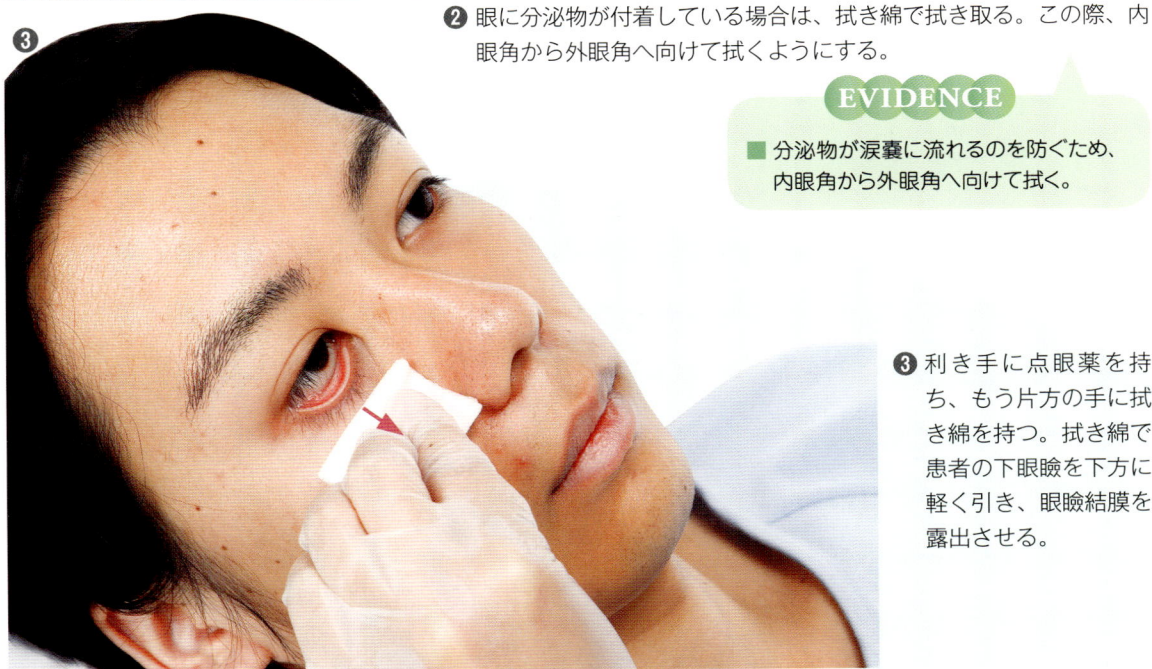

❸ 利き手に点眼薬を持ち、もう片方の手に拭き綿を持つ。拭き綿で患者の下眼瞼を下方に軽く引き、眼瞼結膜を露出させる。

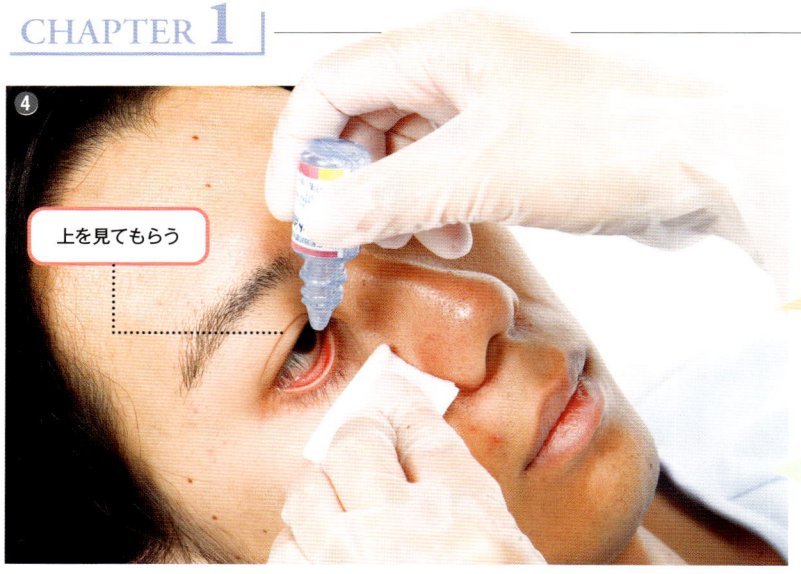

CHAPTER 1

❹ 患者に上を見るように促し、眼球を上転させて、点眼薬を指示量滴下する（通常1滴）。

上を見てもらう

POINT
- 点眼容器の先端が、睫毛や眼に触れないよう注意。

EVIDENCE
- 点眼薬に、細菌が入るのを防ぐ。
- 点眼容器の先端で眼を傷つけるのを防ぐ。

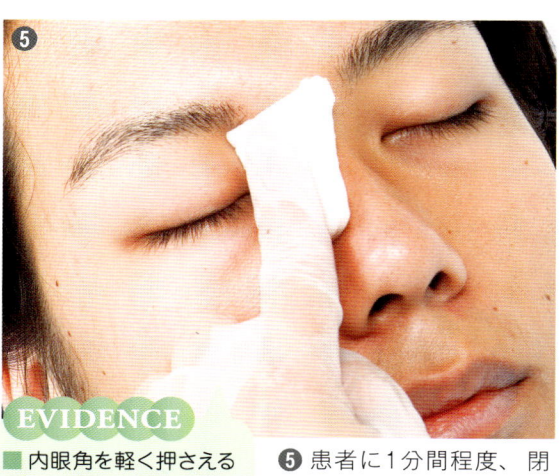

EVIDENCE
- 内眼角を軽く押さえることで、薬液が涙管や鼻腔に入り、全身に吸収されることを防ぐ。

❺ 患者に1分間程度、閉眼してもらい、拭き綿で内眼角を軽く押さえる。

❻ 眼からあふれた薬液は、拭き綿で拭き取る。

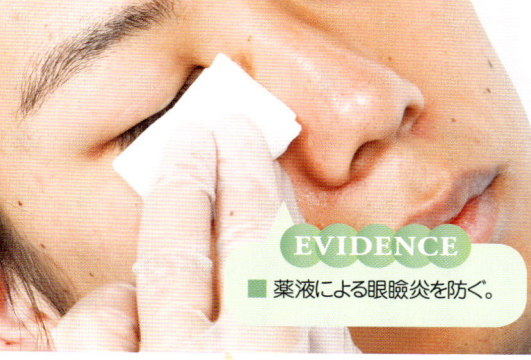

EVIDENCE
- 薬液による眼瞼炎を防ぐ。

POINT
- 左右両眼に滴下する場合は、拭き綿を変えて行う。その際、より清潔な眼から先に点眼し、感染のリスクを減らす。

❼❽ 患者に終了を告げ、後片付けを行う。看護師は終了後、必ず、手洗いを行い、記録をつける。

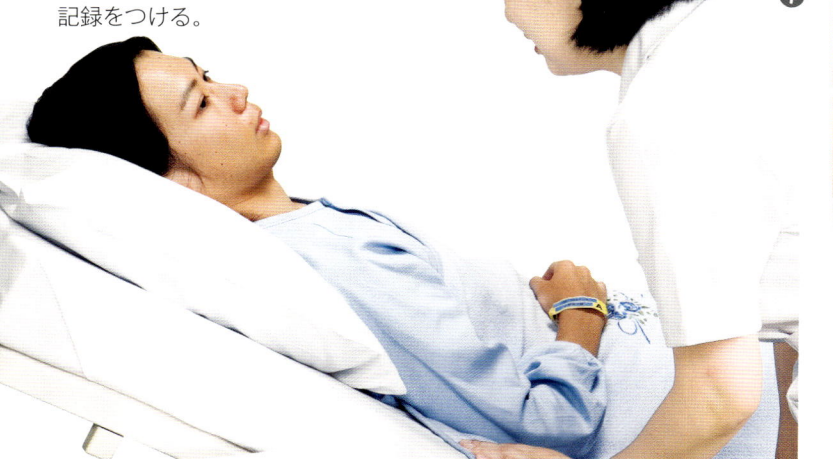

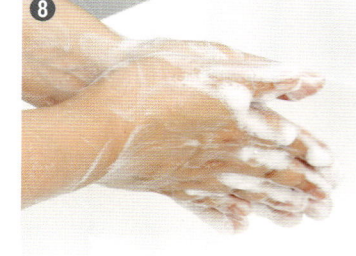

EVIDENCE
- 感染性の眼疾患を持つ患者もいるため、看護師自らが感染の媒介者とならないよう、手洗いは必須である。

PROCESS ④ 点入の場合

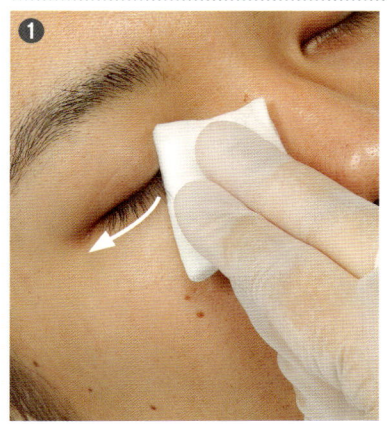

① 上を見てもらう

① 患者は座位または仰臥位をとる。看護師は手洗いを行い、手袋を装着する。
眼に分泌物が付着している場合は、内眼角から外眼角に向けて、拭き綿で拭き取る。

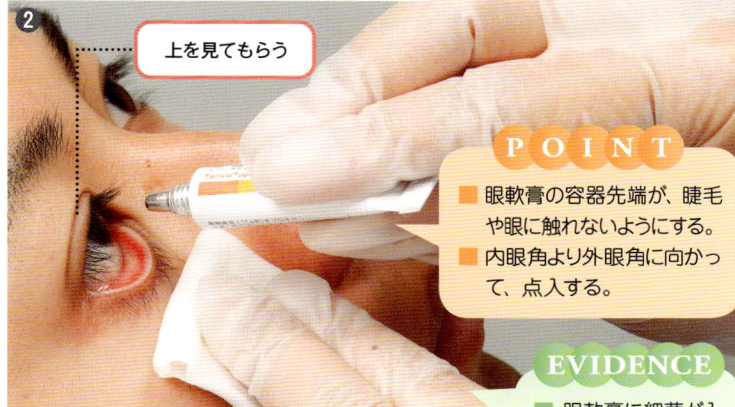

② 利き手に眼軟膏を持ち、もう片方の手に拭き綿を持つ。拭き綿で下眼瞼を下方に軽く引き、眼瞼結膜を露出させる。
患者に上を見るよう促し、眼球を上転させて指示量の眼軟膏を点入する（通常1〜2cm）。

POINT
- 眼軟膏の容器先端が、睫毛や眼に触れないようにする。
- 内眼角より外眼角に向かって、点入する。

EVIDENCE
- 眼軟膏に細菌が入り込むのを防ぐ。
- 容器先端で眼を傷つけるのを防ぐ。

ガラス棒を用いる場合

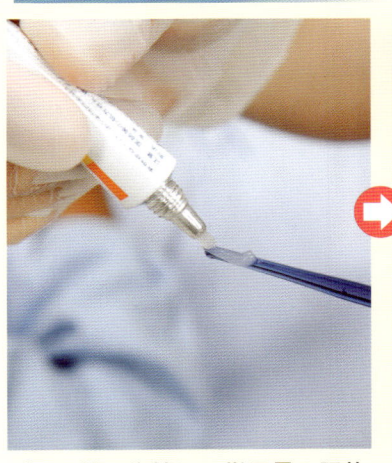

ガラス棒の先端に、指示量の眼軟膏をつける。

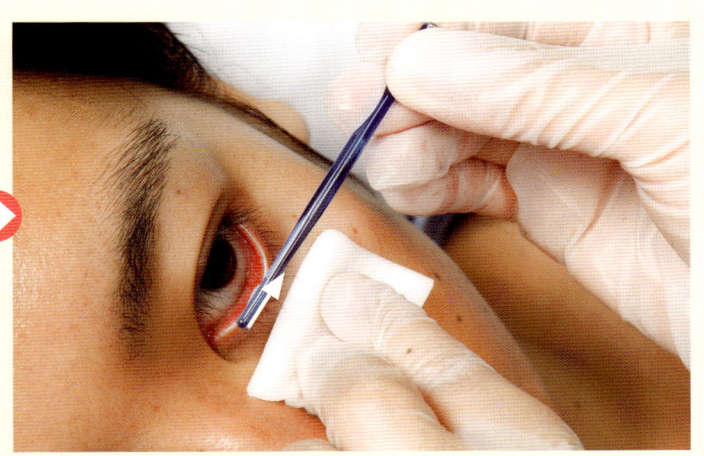

拭き綿で、下眼瞼を下方に軽く引く。下眼瞼結膜の内眼角から外側に向かって、静かにガラス棒を引き、眼軟膏を塗布する。

POINT
- ガラス棒は、半分ずつ色分けされている。例えば、青い側を左目、透明な側を右目というように使い分ける。

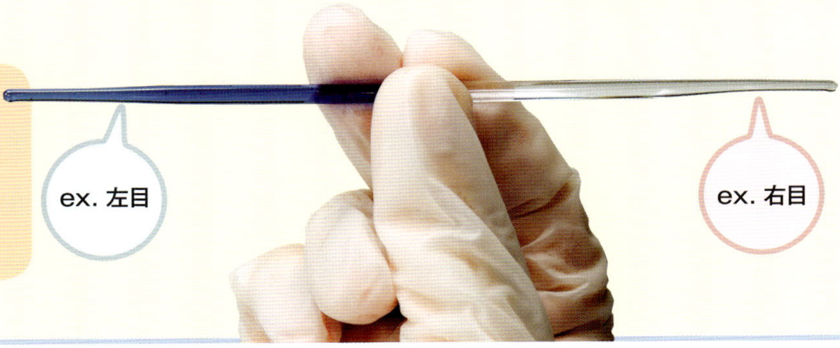

ex. 左目　　　ex. 右目

与薬

CHAPTER 1

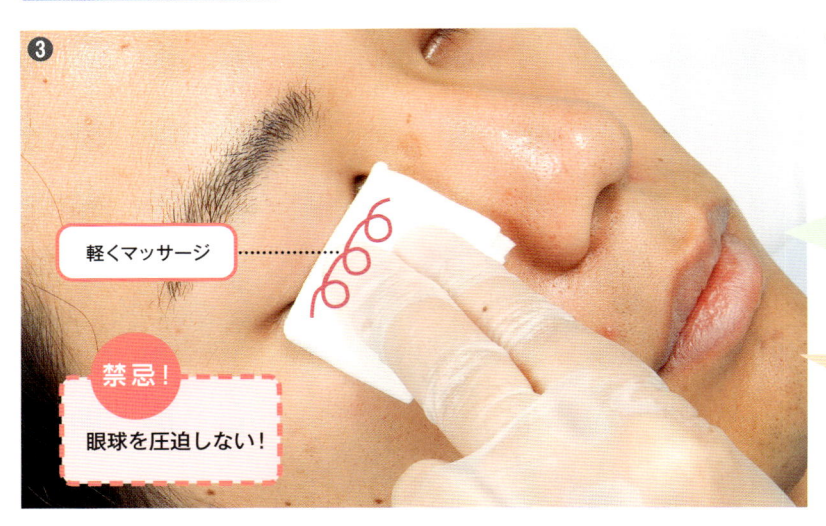

❸

軽くマッサージ

禁忌！
眼球を圧迫しない！

❸ 患者に閉眼してもらい、拭き綿で軽く押さえてマッサージを行う。

EVIDENCE
- マッサージを行うことで、眼軟膏が全体に広がる。

POINT
- 手術後などはマッサージをせず、まばたきをしてもらい、眼軟膏を広げる。

❹

❹ 眼からあふれた軟膏は、拭き綿で拭き取る。この際、内眼角から外眼角へ向けて拭き取り、涙嚢に細菌が入るのを防ぐ。

EVIDENCE
- 軟膏による眼瞼炎などを防ぐ。

POINT
- 両眼に点入する場合は、ガラス棒や拭き綿を左右の眼で変え、また、より清潔な眼から点入して感染リスクを減らす。

EVIDENCE
- 手袋の破損や何らかの原因により、手指が汚染されることもある。手袋を外した後に、手洗いを実施する。

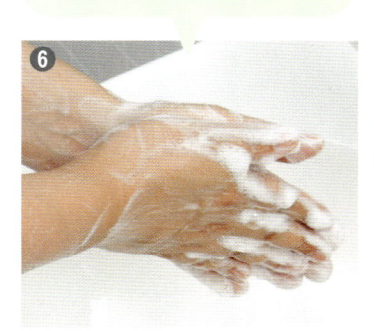

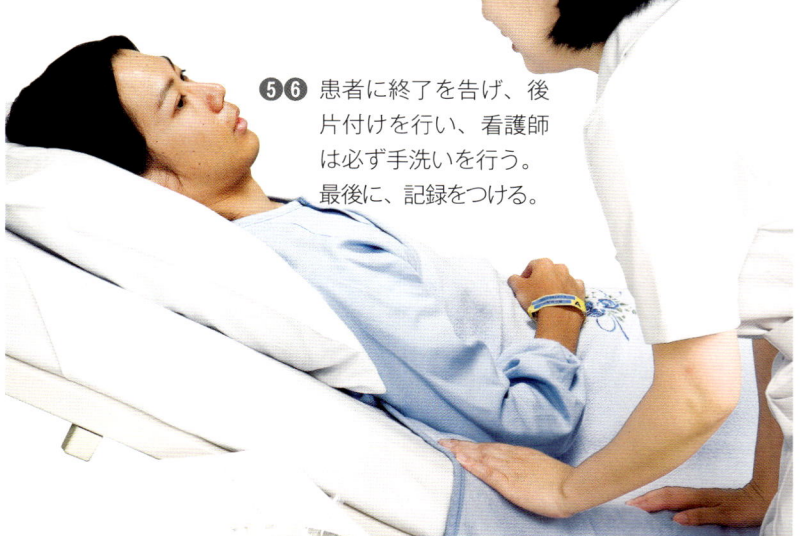

❻

❺

❺❻ 患者に終了を告げ、後片付けを行い、看護師は必ず手洗いを行う。最後に、記録をつける。

点眼・点入 Q&A

Q 2種類以上の点眼をするときは？

A 2種類以上の点眼をするときは、薬剤が混じり合い、効果が発揮されないことがある。このため、5分間程度間隔をあけて点眼を行う。
薬剤の種類を見て、水性→粘性→非水性の順に点眼していく。

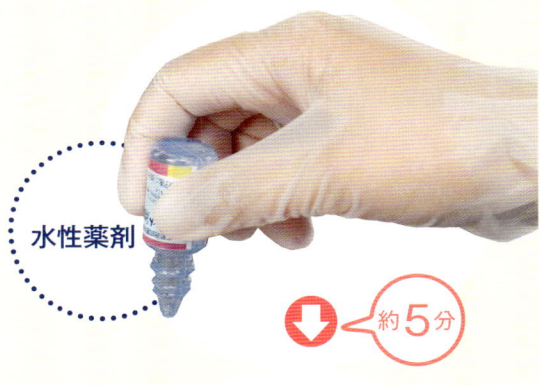

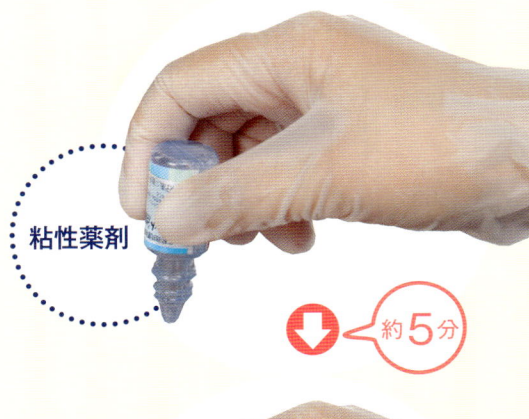

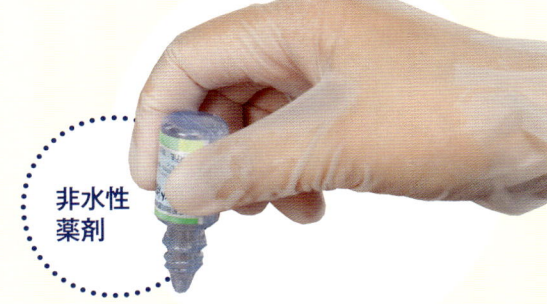

水性薬剤

⬇ 約5分

粘性薬剤

⬇ 約5分

非水性薬剤

Q 点眼と点入を同時に行うときの順番は？

A まず、点眼から先に行い、最後に眼軟膏点入を行う。これは、点眼を先に行うことで、点眼薬と眼軟膏の混合を防ぐことができるからである。

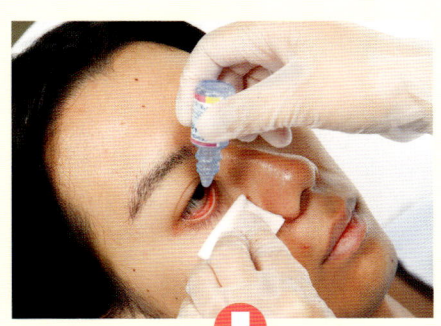

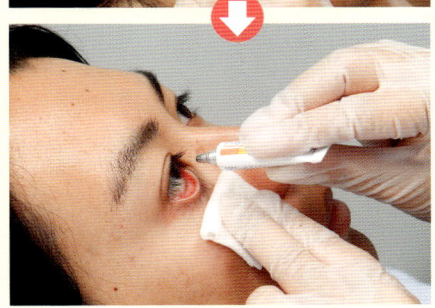

⬇

Q 点眼や点入を受けた人への注意点は？

A 散瞳薬の点眼後や眼軟膏の点入後は、しばらくの間、眼が見えにくくなることがある。これは事前に患者に伝えて、注意を促す。
患者の歩行場所に不要なものを置かないなど、環境整備を行い、転倒のリスクを避けることも必要である。
また、外来受診時の会計で自動支払い機を用いる場合など、見えにくくて不自由でないか注意し、必要な援助を行うことが大切である。

与薬

CHAPTER 1 与薬

19

CHAPTER 1

点耳

点耳は医師の指示のもとに行う。
鼓膜穿孔がある場合には、薬剤の使用は控える。

目的
1. 外耳・中耳の治療のため、外耳道内に薬液を滴下する。
2. 耳垢塞栓の軟化用薬液（耳垢水）を滴下する。

PROCESS 1 必要物品の準備

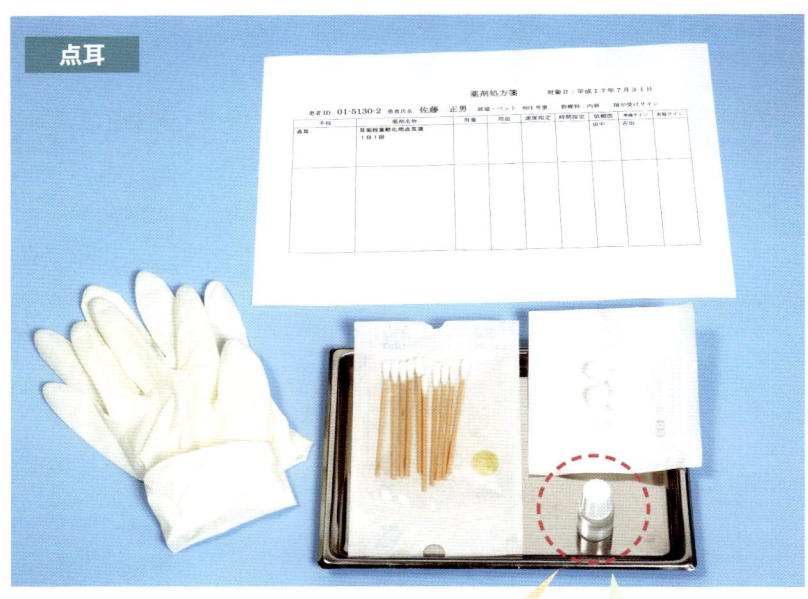

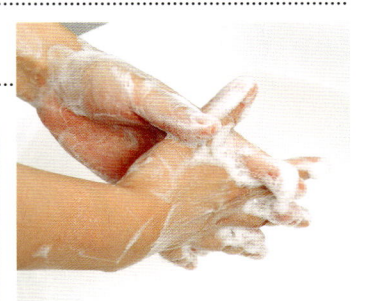

石けんで手を洗い、必要物品を準備する。点耳薬は、あらかじめ室温に戻しておく。

1. 指示された点耳薬
2. 綿球
3. 綿棒
4. 処方箋
5. 手袋
6. トレー

POINT
■ 点耳薬は、体温に近い温度にするため、あらかじめ室温に戻す。

EVIDENCE
■ 点耳薬が冷たいと、めまいを起こすことがある。

POINT
与薬ミスを防ぐため、以下の点に注意！

■ なぜ、この与薬をこの患者に行うのか？
■ 投与方法を誤らないよう注意（点眼・点鼻薬との混同）。
■ 処方箋が不明瞭な場合は、自己判断をせず、指示した医師に確認する。
■ 転記や口頭指示によるミスに注意。
■ 指示量の単位に注意。mg？ g？ mL？
■ 薬剤は他の看護師とダブルチェック。
■ 声を出し、指差し確認を行う。
■ 作業を中断しない。

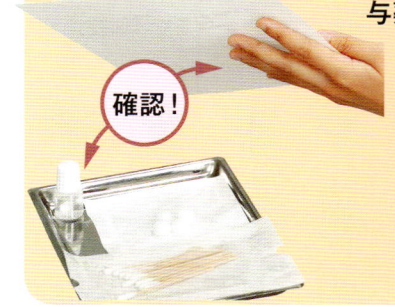

確認！

与薬

PROCESS 2 患者への説明と同意

患者に点耳を行うことを説明する。
患者の氏名を確認し、患者とともに処方箋とネームバンド、ベッドネームを確認する。

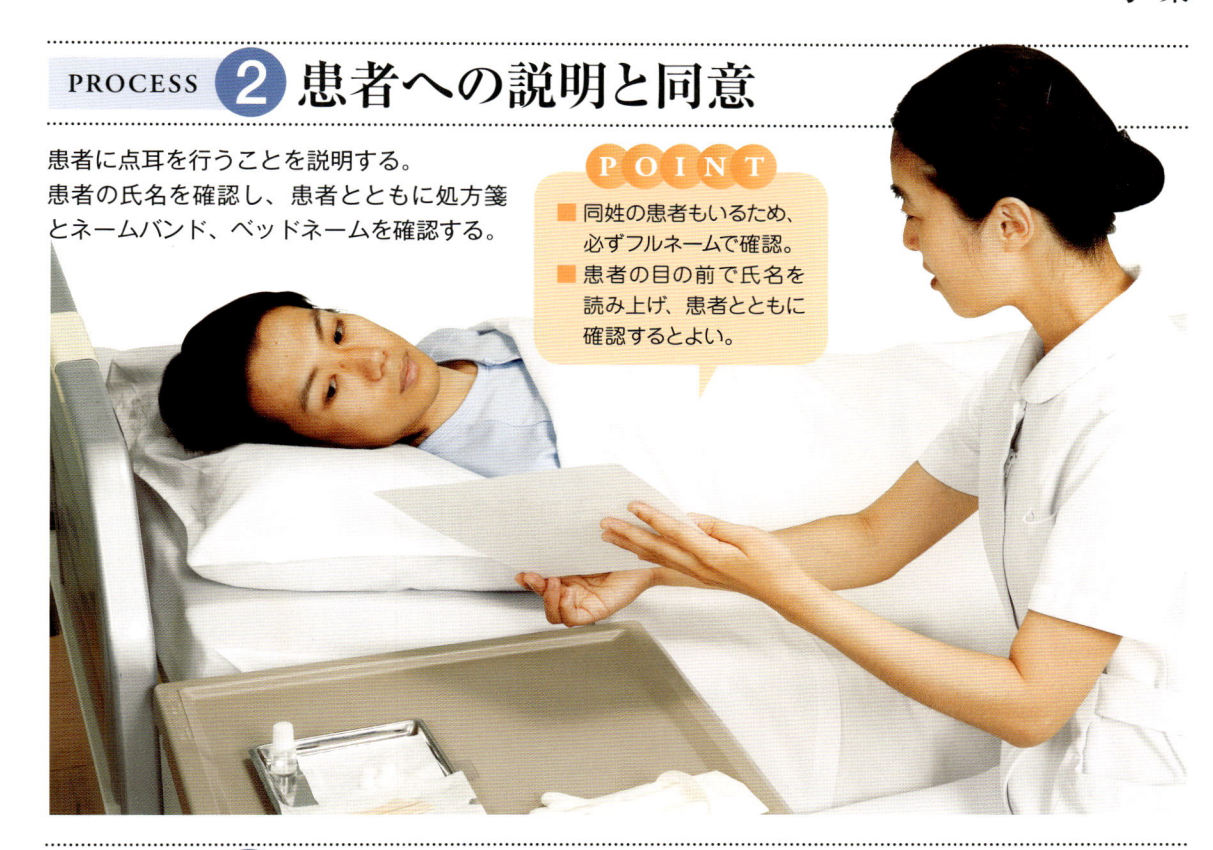

POINT
- 同姓の患者もいるため、必ずフルネームで確認。
- 患者の目の前で氏名を読み上げ、患者とともに確認するとよい。

PROCESS 3 薬剤の滴下

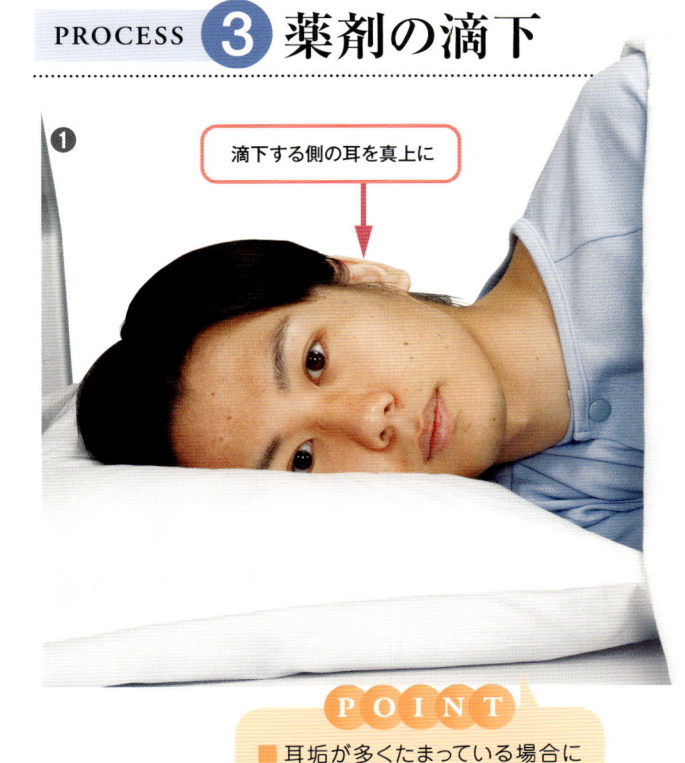

❶ 滴下する側の耳を真上に

❶ 患者に側臥位になってもらい、薬剤を滴下する側の耳が真上になるよう姿勢を整える。

❷ 看護師は手袋を装着する。

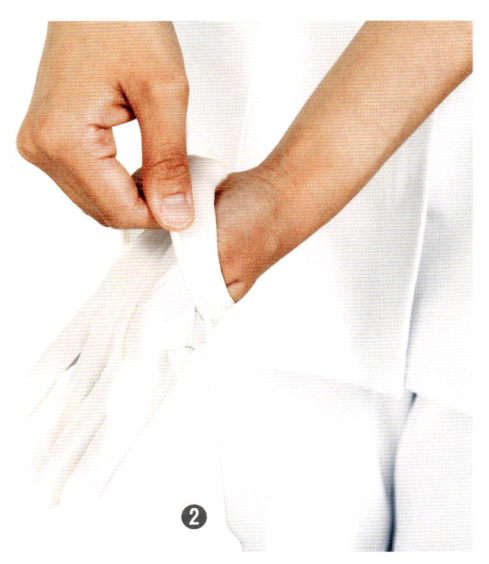

POINT
- 耳垢が多くたまっている場合には、綿棒で清拭を行う。

CHAPTER 1

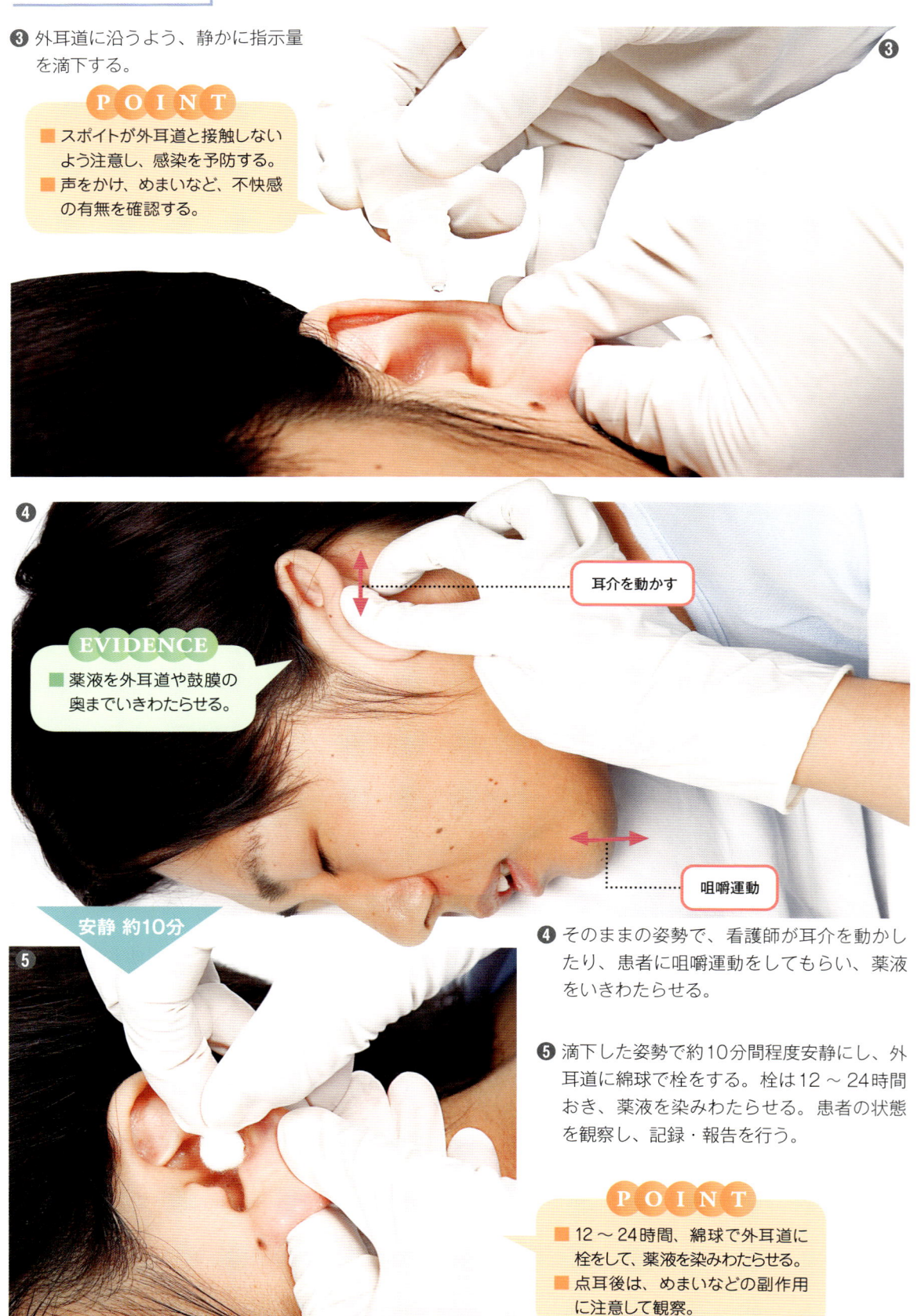

❸ 外耳道に沿うよう、静かに指示量を滴下する。

POINT
- スポイトが外耳道と接触しないよう注意し、感染を予防する。
- 声をかけ、めまいなど、不快感の有無を確認する。

❹

耳介を動かす

EVIDENCE
- 薬液を外耳道や鼓膜の奥までいきわたらせる。

咀嚼運動

❹ そのままの姿勢で、看護師が耳介を動かしたり、患者に咀嚼運動をしてもらい、薬液をいきわたらせる。

安静 約10分

❺ 滴下した姿勢で約10分間程度安静にし、外耳道に綿球で栓をする。栓は12〜24時間おき、薬液を染みわたらせる。患者の状態を観察し、記録・報告を行う。

POINT
- 12〜24時間、綿球で外耳道に栓をして、薬液を染みわたらせる。
- 点耳後は、めまいなどの副作用に注意して観察。

点鼻

点鼻は、薬剤を鼻腔内に滴下、または噴霧することである。
医師により点鼻薬が処方される。

目的	鼻腔内に薬剤を滴下、または噴霧する。

適応	① 鼻腔内に局所的に作用する薬剤（ステロイド薬・抗アレルギー薬・血管収縮薬など）が処方された場合 ② 全身に作用する点鼻薬（ホルモン剤）が処方された場合 ③ ①②の内服がむずかしい場合や、注射の頻度が高く苦痛な場合

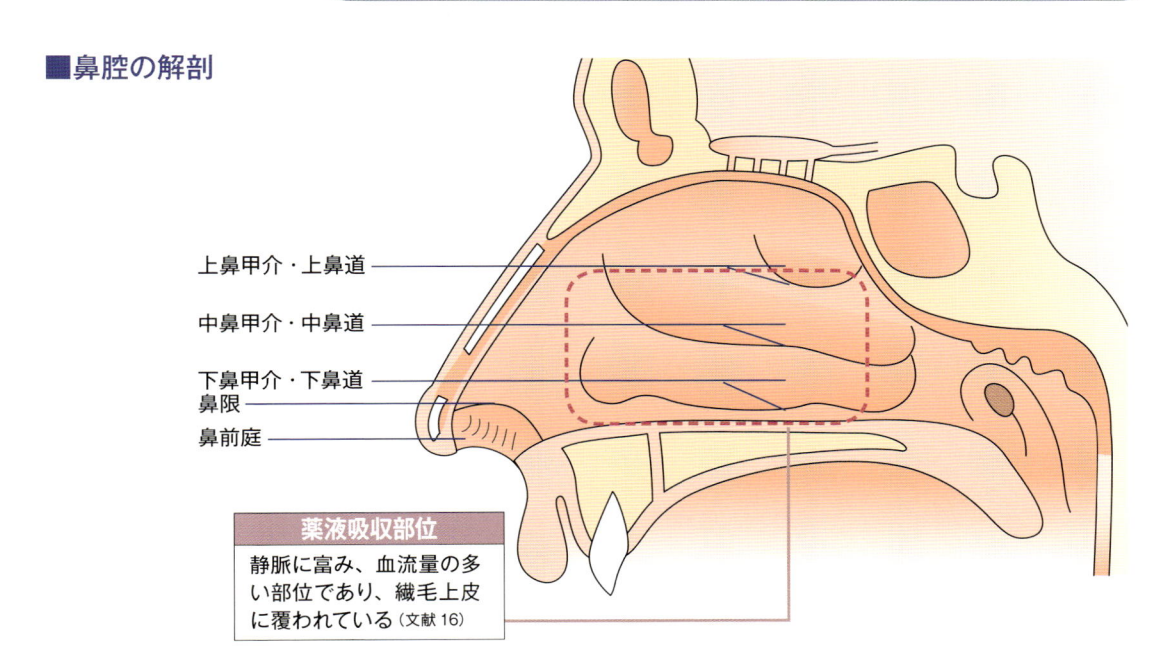

■鼻腔の解剖

- 上鼻甲介・上鼻道
- 中鼻甲介・中鼻道
- 下鼻甲介・下鼻道
- 鼻限
- 鼻前庭

薬液吸収部位
静脈に富み、血流量の多い部位であり、繊毛上皮に覆われている（文献16）

■点鼻時の留意点

点鼻薬には大きく分けて滴下薬と噴霧薬の2種類があり、それぞれに留意点がある。投与前に鼻をかんで、鼻腔内をきれいにしておくのはどちらも同じである。

点鼻薬の種類	特徴
滴下薬	● 鼻腔全体に薬液をいきわたらせるため、投与時は上を向く。 ● 投与後も上向きを保持して、吸収を待つ。
噴霧薬	● 各製剤によって投与法が異なる点があるので、必ず説明書を確認する。

CHAPTER 1

PROCESS 1 必要物品の準備と確認

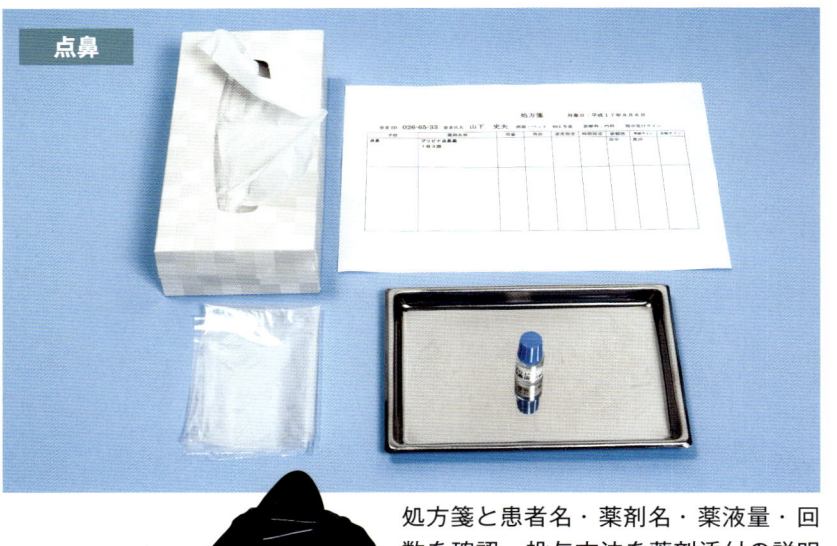

点鼻

1. 指示された薬剤
2. 処方箋
3. ティッシュペーパー
4. ビニール袋
5. トレー
6. 手袋（看護師が実施する場合）

ノズル

処方箋と患者名・薬剤名・薬液量・回数を確認。投与方法を薬剤添付の説明書で確認し、手洗いを行う。

POINT
- 各製剤ごとに容器の形態や使用法が異なるため、添付の説明書で必ず、確認する。
- ホルモン剤などは少量で効果が大きいため、量・回数を必ず確認。

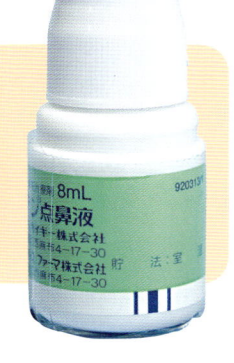

POINT
- 薬剤の容器や容器の入った袋には、必ず、患者氏名を記載する。
- 薬剤の取り違えや患者の取り違えがないよう、細心の注意を払う。

うっかり！
- 同じような色の容器で、別の患者の薬剤を投与しようとした！
  → 薬剤は外装ではなく、必ず、薬剤名で確認。

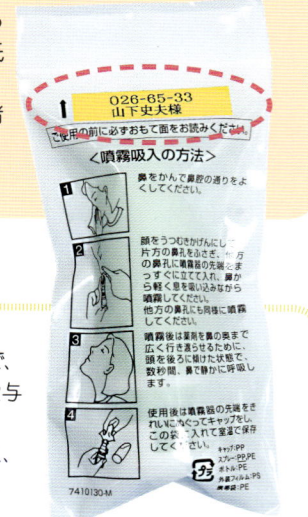

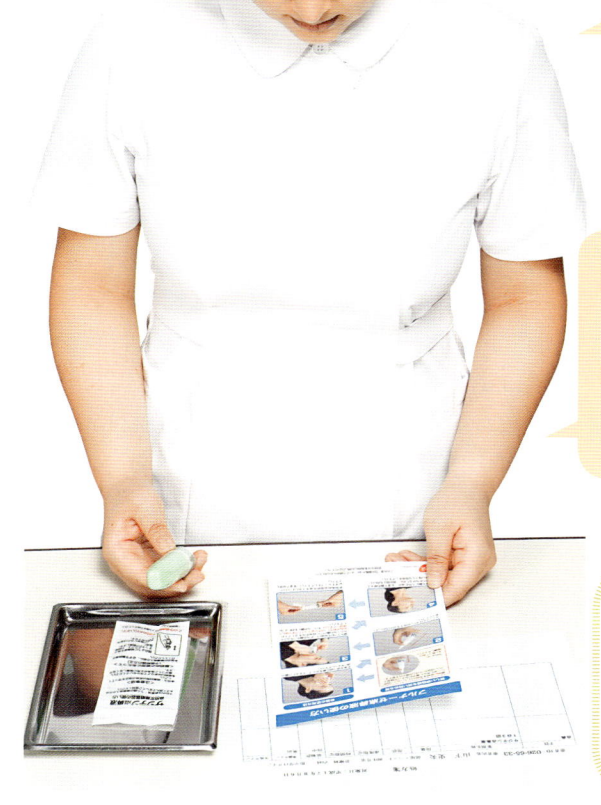

与薬

PROCESS ❷ 患者への説明と同意

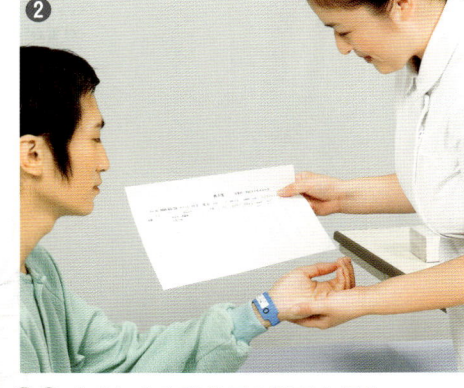

❶❷ 患者に点鼻薬使用の説明を行う。

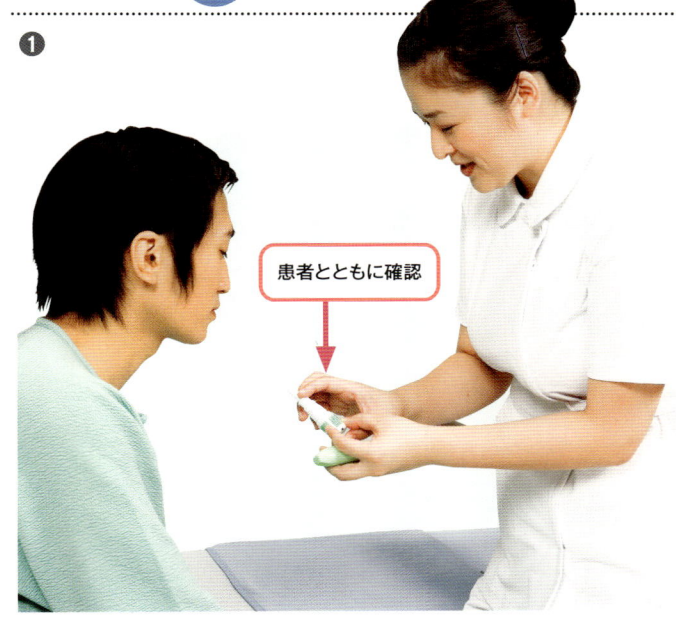

容器を見せながら点鼻の方法を説明し、同意を得る。同時に処方箋の氏名を読み上げ、処方箋とネームバンド、ベッドネームを患者とともに確認。薬剤名・薬液量・回数を確認する。

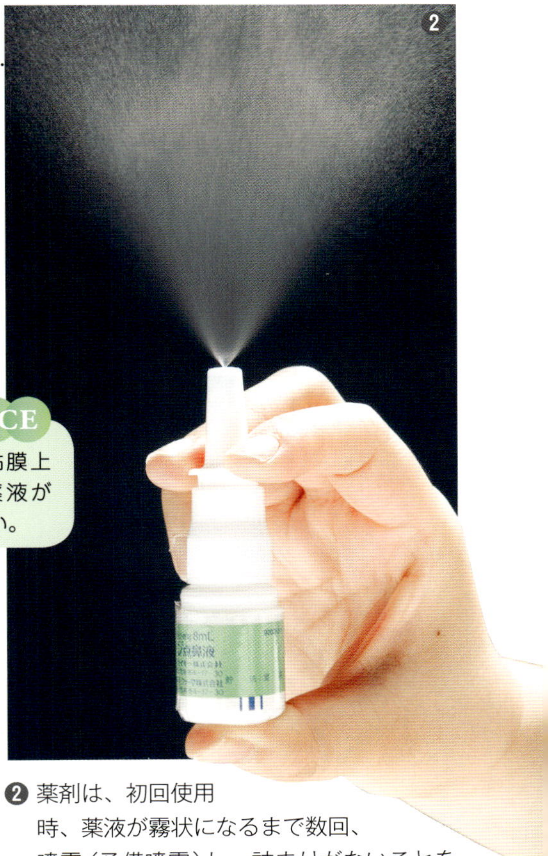

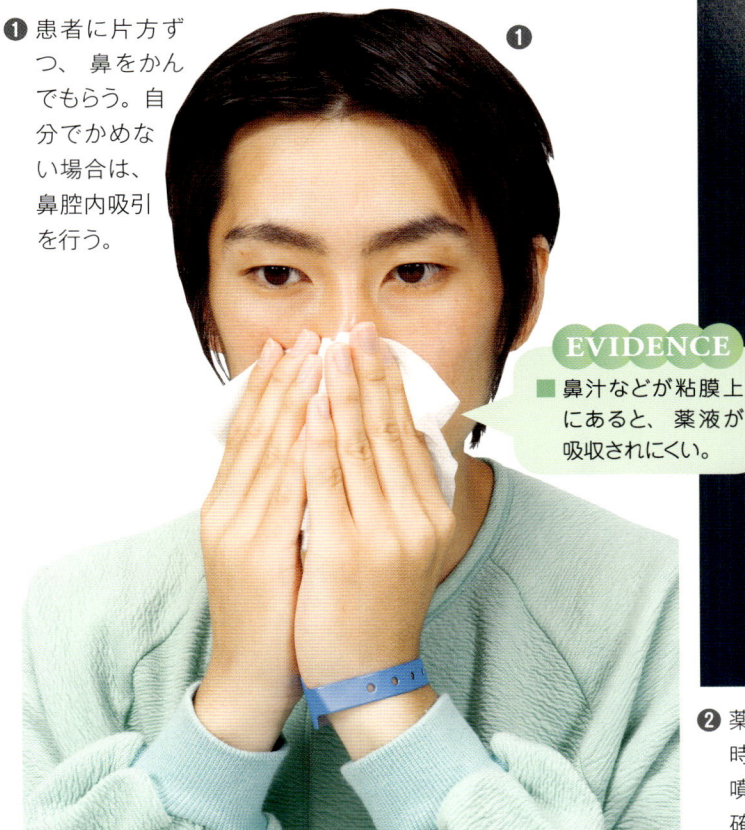

（患者とともに確認）

PROCESS ❸ 点鼻の実施

❶ 患者に片方ずつ、鼻をかんでもらう。自分でかめない場合は、鼻腔内吸引を行う。

EVIDENCE
■ 鼻汁などが粘膜上にあると、薬液が吸収されにくい。

❷ 薬剤は、初回使用時、薬液が霧状になるまで数回、噴霧（予備噴霧）し、詰まりがないことを確認する。

CHAPTER 1

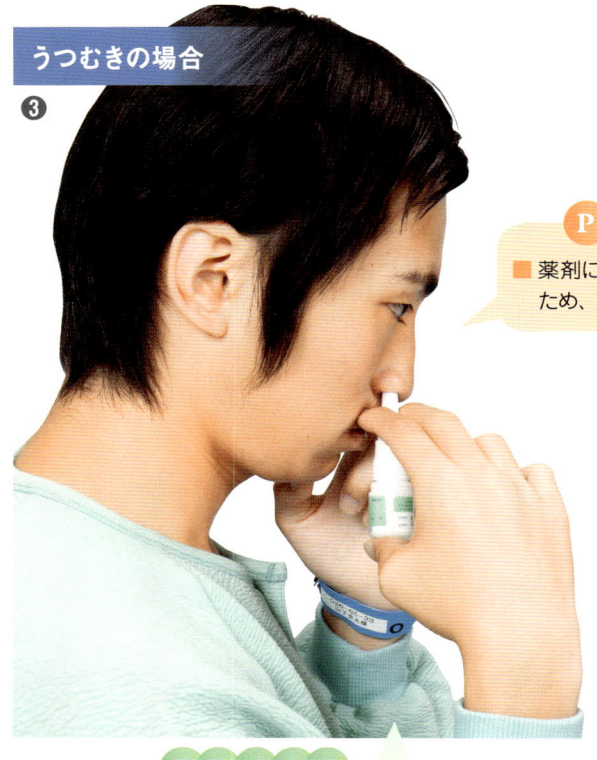

うつむきの場合

❸

❸ 薬剤の容器からキャップを外し、ノズルの先端を鼻腔に入れる。この際、製剤により、うつむき加減で顔を下に向ける場合（左）、滴下薬のように仰向けになる場合（下）などがある。

POINT
- 薬剤により投与方法が異なるため、説明書を事前に確認。

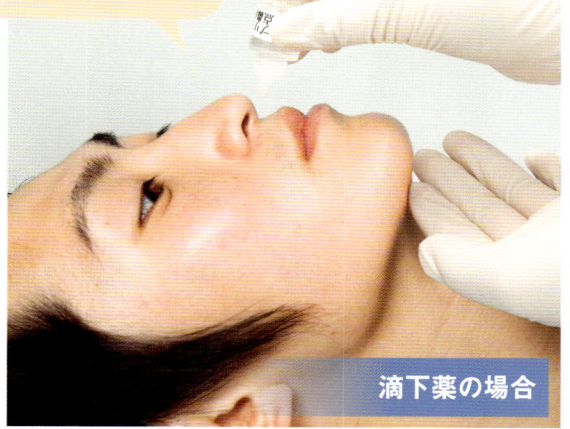

滴下薬の場合

EVIDENCE
- うつむき加減で薬剤を噴霧すると、薬液を鼻腔の奥まで投与できる。
- うつむかずに薬剤を噴霧すると、薬液が上鼻甲介に当たり、鼻腔の奥まで投与できない。

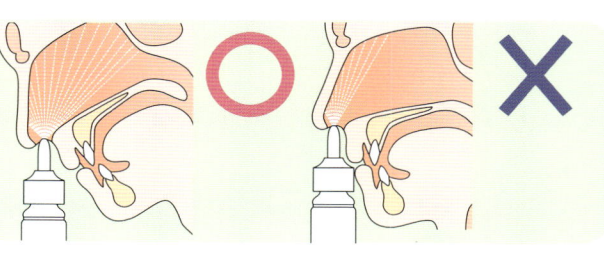

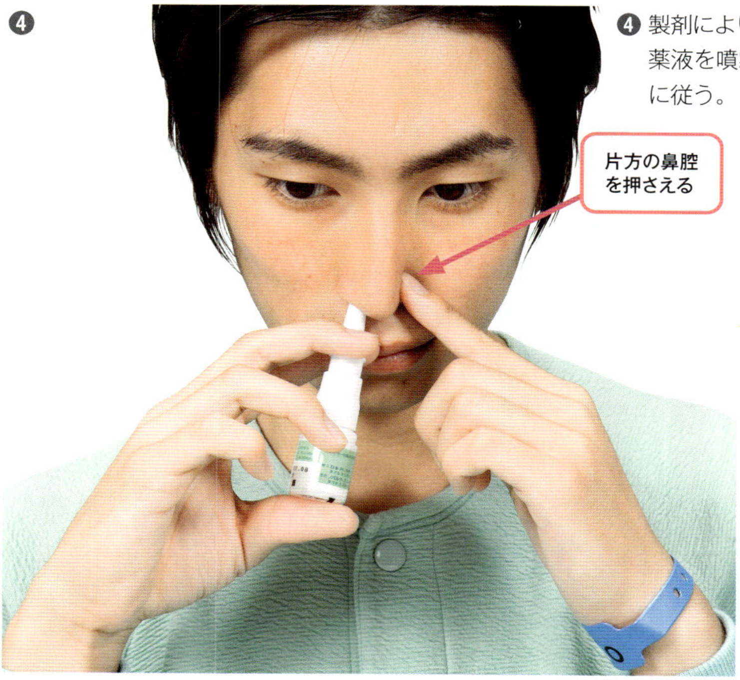

○　✕

❹

❹ 製剤により必要があれば、片方の鼻腔を押さえて、薬液を噴霧する。呼吸の仕方は、製剤ごとの指示に従う。

片方の鼻腔を押さえる

POINT
- ノズルを鼻腔の奥まで入れすぎないよう注意。粘膜部に届けばよい（数ミリ）。
- 噴霧時には、
  ① 軽く息をする
  ② 息を止める
  など、製剤ごとに指示が違うのでよく確認する。

うっかり！
- ノズルの先端が鼻粘膜に当たり、刺激でくしゃみが出てしまった！

与薬

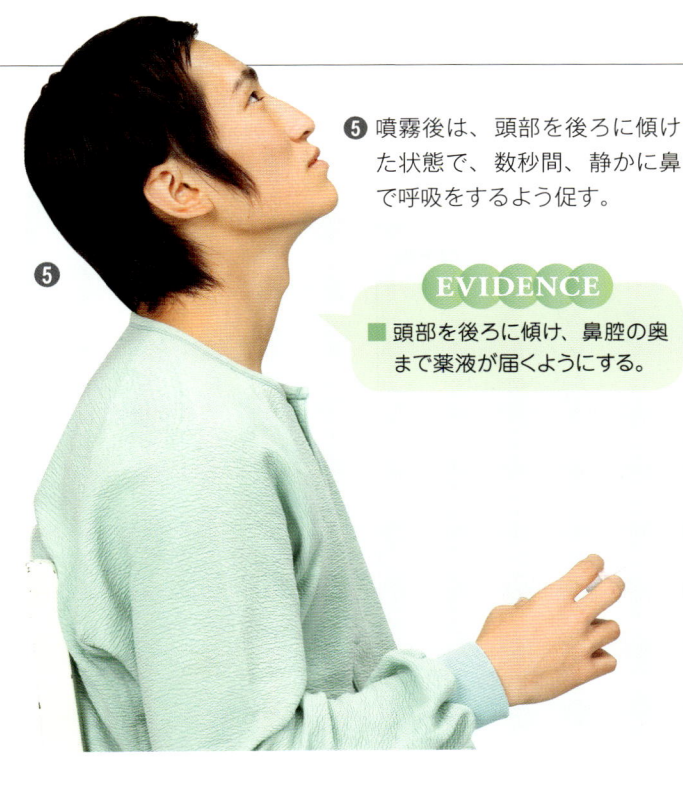

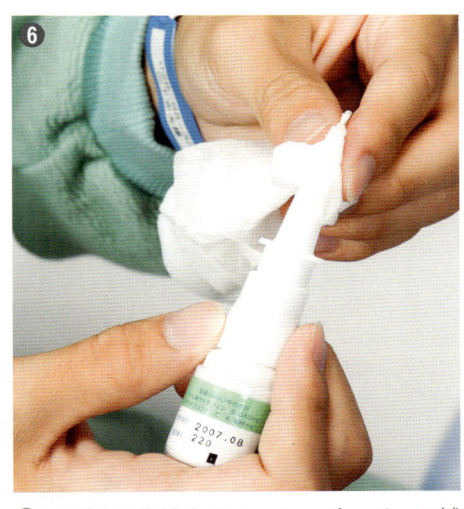

CHAPTER 1 与薬

❺ 噴霧後は、頭部を後ろに傾けた状態で、数秒間、静かに鼻で呼吸をするよう促す。

EVIDENCE
■ 頭部を後ろに傾け、鼻腔の奥まで薬液が届くようにする。

❻ ノズルの先端をティッシュペーパーで拭き、キャップをする。製剤ごとの保存方法に従って、保存する。

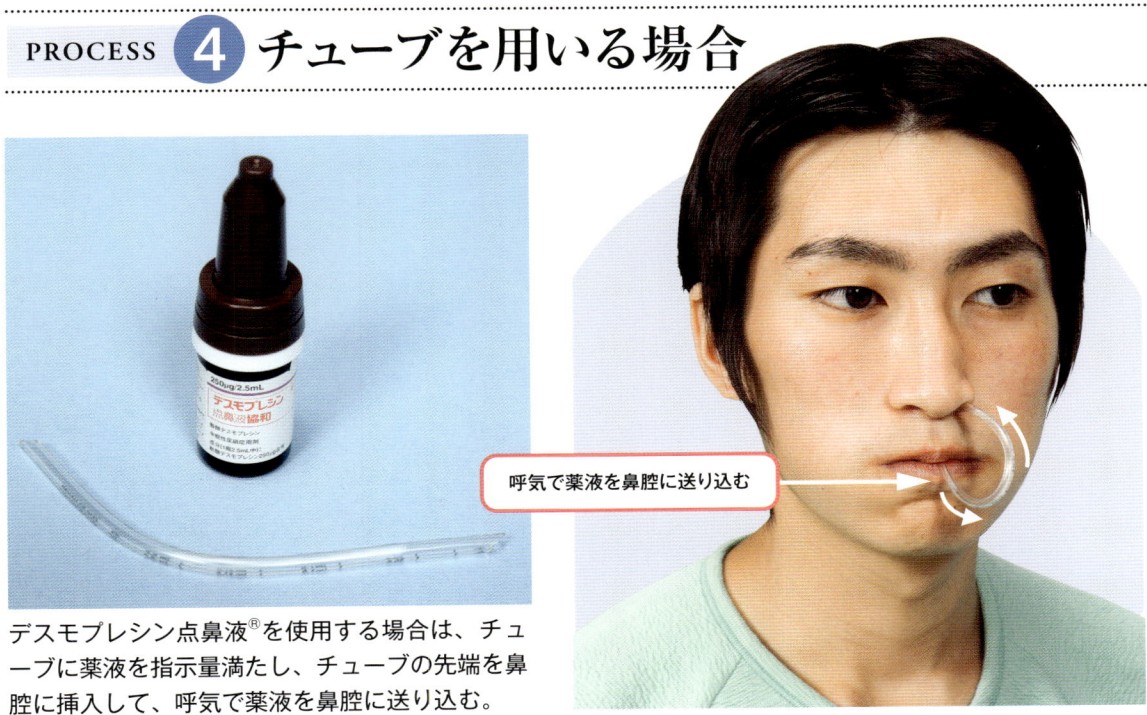

PROCESS 4 チューブを用いる場合

呼気で薬液を鼻腔に送り込む

デスモプレシン点鼻液®を使用する場合は、チューブに薬液を指示量満たし、チューブの先端を鼻腔に挿入して、呼気で薬液を鼻腔に送り込む。

CHECK!
点鼻を複数回、行う場合は？

点鼻を複数回、実施する指示が出ている場合は、左右交互に行う。
その際、片方の創部や鼻腔に滲出液が貯留しているようなら、もう片方の鼻腔で時間をおいて行う。
また、注射法など、同様の薬効を得ることのできる他の手段をとれないか、医師に相談してもよい。

CHAPTER 1

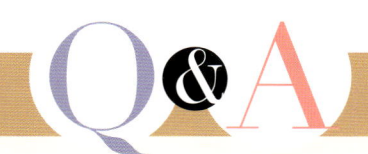

点耳・点鼻 Q&A

Q 点耳薬が冷たいままだと、めまいがするのはなぜ？

A 内耳という耳の奥の器管には、体の平衡感覚をつかさどる前庭、三半規管と聴覚器官である蝸牛がある。外耳道に極端に冷たい水を入れると前庭が刺激され、めまいが起こる（前庭の機能が失われている場合には、めまいは生じない）。

このような性質を利用して、外耳道に水を入れ、前庭の平衡感覚の機能テスト（温度刺激検査、カロリックテスト）が行われることもある。

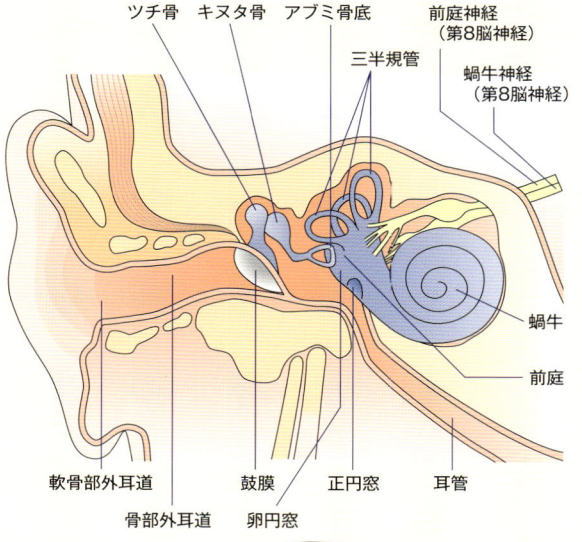

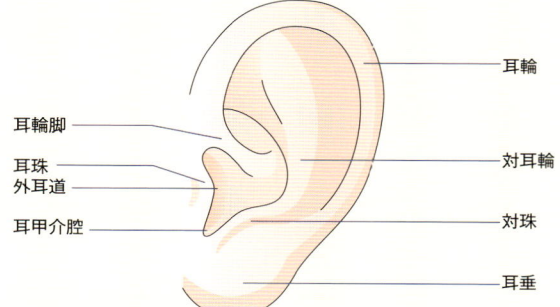

Q 薬を綿棒につけて、点耳してよい？

A 綿棒を使用すると点耳する量が少なくなるだけでなく、耳の中を傷つけることもある。綿棒の使用は控える。

Q 長期に点鼻薬を使用してもよい？

A 点鼻薬には長期に使用してよいものと、そうでないものがある。
また、点鼻薬の作用により、使用期間も異なる。

点鼻薬の種類	適応と作用	使用期間
血管収縮薬入りの点鼻薬	鼻の粘膜の充血、炎症、腫れを抑えるための薬。使用すると直ちに鼻詰まりがとれるが、繰り返し使用すると効果が薄れるだけでなく、粘膜が肥厚し、かえって鼻詰まりがひどくなることがある。	どうしても鼻詰まりを治したいときのみ使用する。
抗アレルギー薬入りの点鼻薬	くしゃみ・鼻水・鼻詰まりを主症状とする花粉症などのアレルギー性鼻炎を抑えるための薬。即効性は期待できないが、長期間の使用が可能。予防的に用いることもある。	毎日、指示通りに数週～数か月、点鼻していると、鼻詰まりがよくなる。根気よく続けたい。
ステロイド剤（副腎皮質ホルモン）入りの点鼻薬	炎症を抑えるためのステロイドは、抗アレルギー薬より即効性が期待できる。局所での使用であるため、全身の副作用がほとんど起きない。	花粉症など症状が出ている数週間～数か月程度に限定して使用する。

皮膚への貼付

皮膚に貼付する薬剤は、皮膚から持続的に薬剤が吸収されるため、薬剤の血中濃度は低いものの、長時間維持することができる。
経口摂取ができない患者にも、適応できる利点がある。

目 的 皮膚に薬剤を貼付し、薬効を得る。

適 応
1. 長時間一定濃度の薬効を期待する場合
2. 貼用することで、局所的な苦痛の緩和が可能な場合
3. 注射・内服のできない場合（在宅）
   ＊剤形として皮膚貼付剤がある場合

■皮膚貼付剤の種類

種類	皮膚貼付剤
局所的に、皮膚表面の患部に薬剤の成分を粘着させる外用薬	（例）冷湿布
全身への薬効を期待する経皮吸収型製剤 ＊皮下の血管から、全身循環に取り込まれる	（例）ニトログリセリン（狭心症） 　　　ホルモン剤（更年期障害） 　　　フェンタニル製剤（鎮痛）

PROCESS 1 必要物品の準備

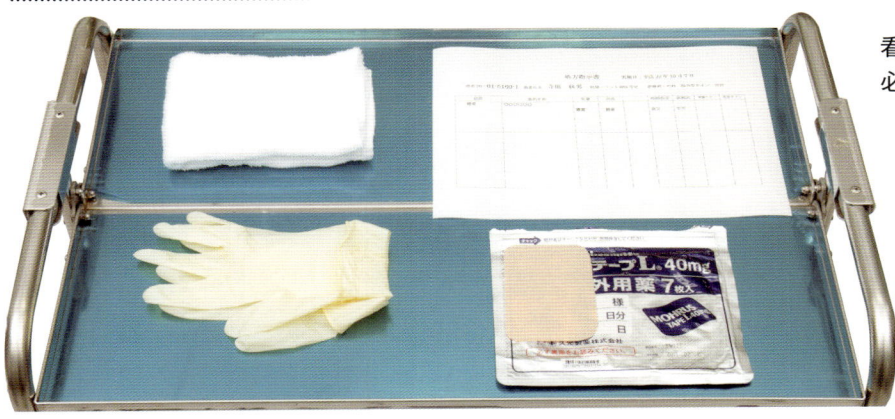

看護師は手洗いを行い、必要物品を準備する。

1. 指示された貼付剤
2. 処方箋
3. 温タオル
4. 手袋
5. トレー

CHAPTER 1

PROCESS ❷ 皮膚への貼付

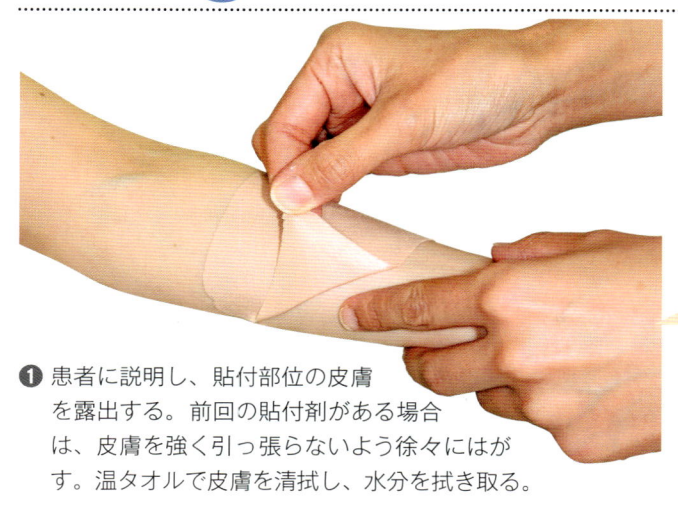

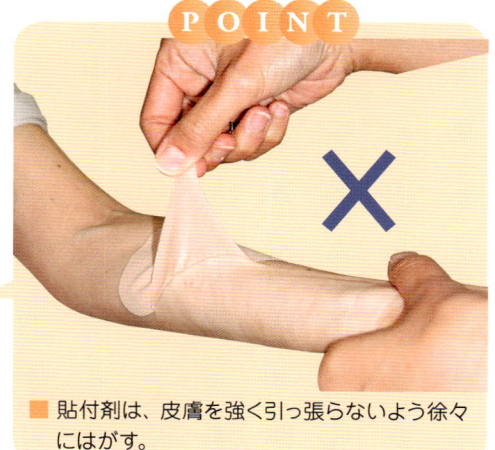

❶ 患者に説明し、貼付部位の皮膚を露出する。前回の貼付剤がある場合は、皮膚を強く引っ張らないよう徐々にはがす。温タオルで皮膚を清拭し、水分を拭き取る。

POINT
- 貼付剤は、皮膚を強く引っ張らないよう徐々にはがす。

❷ 新しい貼付剤の剥離シールをはがす。

前回の貼付部位から離し、新しい貼付剤を貼る。

同一部位に貼り続けると、皮膚の発赤や瘙痒感が生じる。

必要に応じて、薬剤シート上などに貼付日時を記載する。

POINT
- 粘膜・湿疹・発疹などには貼らない。
- 長時間、同一部位への刺激による皮膚の変化に注意。
- 特に、全身への作用を期待する経皮吸収型製剤は、次のような部位を選択する。
  → 日常生活に合わせ、動作をしてもはがれにくい部位
  → 凹凸のない皮膚
  → 汗をかきにくい部位
  → 衣類によって保護できる部位（はがれにくさ、外見上の配慮）

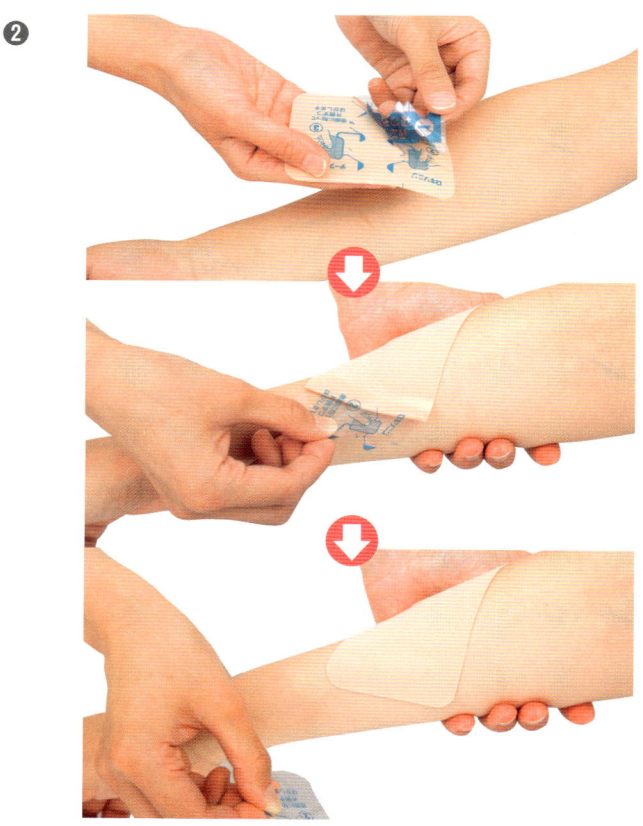

PROCESS ❸ 観察、後片付け

❶ 貼付部位の皮膚の性状（発赤・腫脹・発疹など）、瘙痒感、薬剤の効果を観察し、副作用の発現に注意する。

❷ 貼付後は後片付け、手洗いを行う。

POINT
- 冷所保存の貼付剤は、冷蔵庫に戻す。

直腸内与薬

直腸内与薬には、全身的に作用する薬剤、または局部的に作用する薬剤がある。ほかの与薬法と同じく、使用目的を把握したうえで安全に与薬することが大切である。

目的 薬剤を肛門から挿入し、直腸粘膜、毛細血管から吸収させる。

適応
1. 薬剤を局所的に作用させたい場合（下剤・痔疾患治療薬など）
2. 全身に作用する薬剤の効果を内服よりも早く得たい場合（鎮痛・解熱薬など）
3. 嘔気・嘔吐、咳嗽、意識障害などで内服が困難な場合（制吐薬、鎮痛・解熱薬など）

■直腸・肛門管の解剖

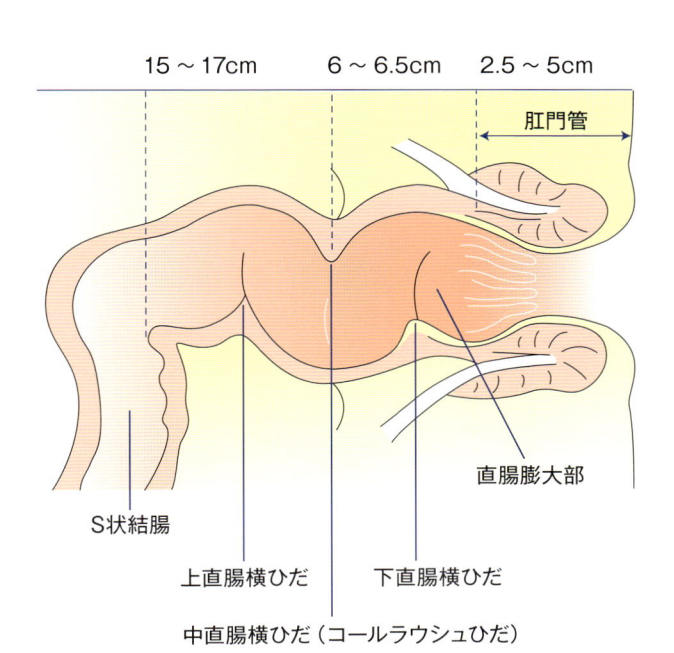

15～17cm　6～6.5cm　2.5～5cm
肛門管
直腸膨大部
S状結腸
上直腸横ひだ
下直腸横ひだ
中直腸横ひだ（コールラウシュひだ）

*川島みどり編著：改訂版 実践的看護マニュアル 共通技術編. 看護の科学社, 2002, p163 より

■直腸内与薬時の注意事項

1. 坐剤の挿入を患者が自分で行える場合は、患者自身に実施してもらってもよい。
その場合、方法を説明し、確実に与薬されたことを確認する必要がある。

2. 薬剤の挿入により肛門の粘膜を損傷しないよう、十分に留意する。

3. 直腸内に薬剤を挿入・注入した刺激によって、便意を催す場合がある。また、与薬後に排便した場合は、薬剤が排出されてしまい、十分な効果を得られない可能性がある。与薬の前後には、必ず、便意の有無を確認する。

4. 非ステロイド抗炎症薬の坐剤は、急速な解熱によりショック、または虚脱を起こすことがある(文献2)。
使用前に血圧などのバイタルサインを測定し、使用可能な状況にあるかを医師に相談して、判断することが必要である。
使用後の異常の早期発見に努めることも重要である。

CHAPTER 1

直腸内与薬に用いられる主な薬剤

剤形	例	商品名（一般名）	与薬の目的
固形	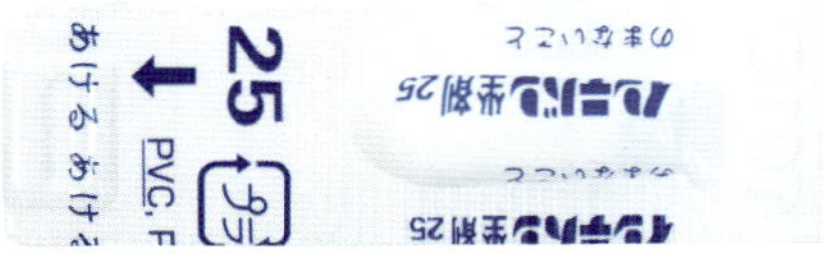	インテバン坐剤25mg（インドメタシン）	● 解熱・鎮痛
固形	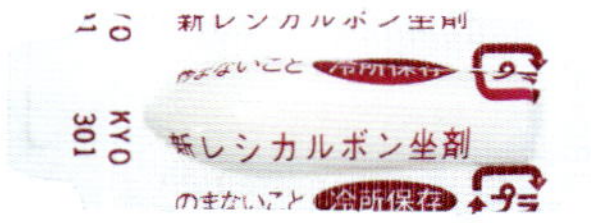	新レシカルボン坐剤（炭酸水素ナトリウム・無水リン酸二水素ナトリウム）	● 排便
軟膏	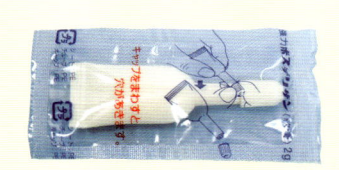	強力ポステリザン軟膏2g（大腸菌死菌・ヒドロコルチゾン）	● 痔疾患の治療（肉芽形成促進）

PROCESS 1 必要物品の準備

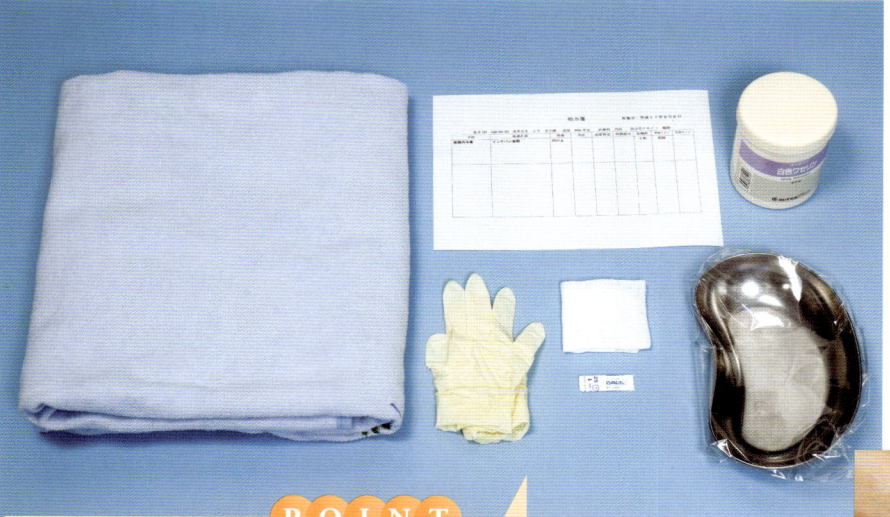

❶ 処方箋
❷ 坐剤
❸ 潤滑剤
❹ ガーゼ
❺ 手袋
❻ 膿盆（ビニール袋付き）
❼ 綿毛布

POINT
坐剤を使用する際の注意点

■ 坐剤のほとんどは、冷所保存である。薬剤添付文書に従い、保管方法に注意。
■ 固形の坐剤は室温で軟化するため、冷所から取り出した後、長時間放置しない。
■ 床上安静の患者に坐剤を使用する場合、便器も併せて用意するとよい。

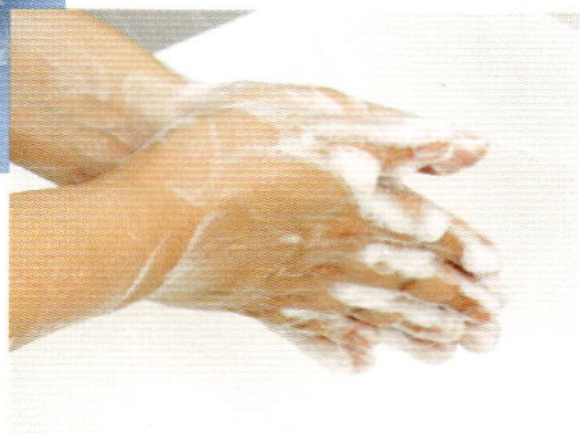

看護師は石けんで手を洗い、必要物品を準備する。

PROCESS ❷ 患者への説明と同意

与薬

POINT
■ 与薬前に、処方箋の内容を再確認！

❶ 患者のもとを訪れ、処方箋の患者氏名・部屋番号・薬品名・1回投与量・投与方法・投与日時をもう一度、確認する。

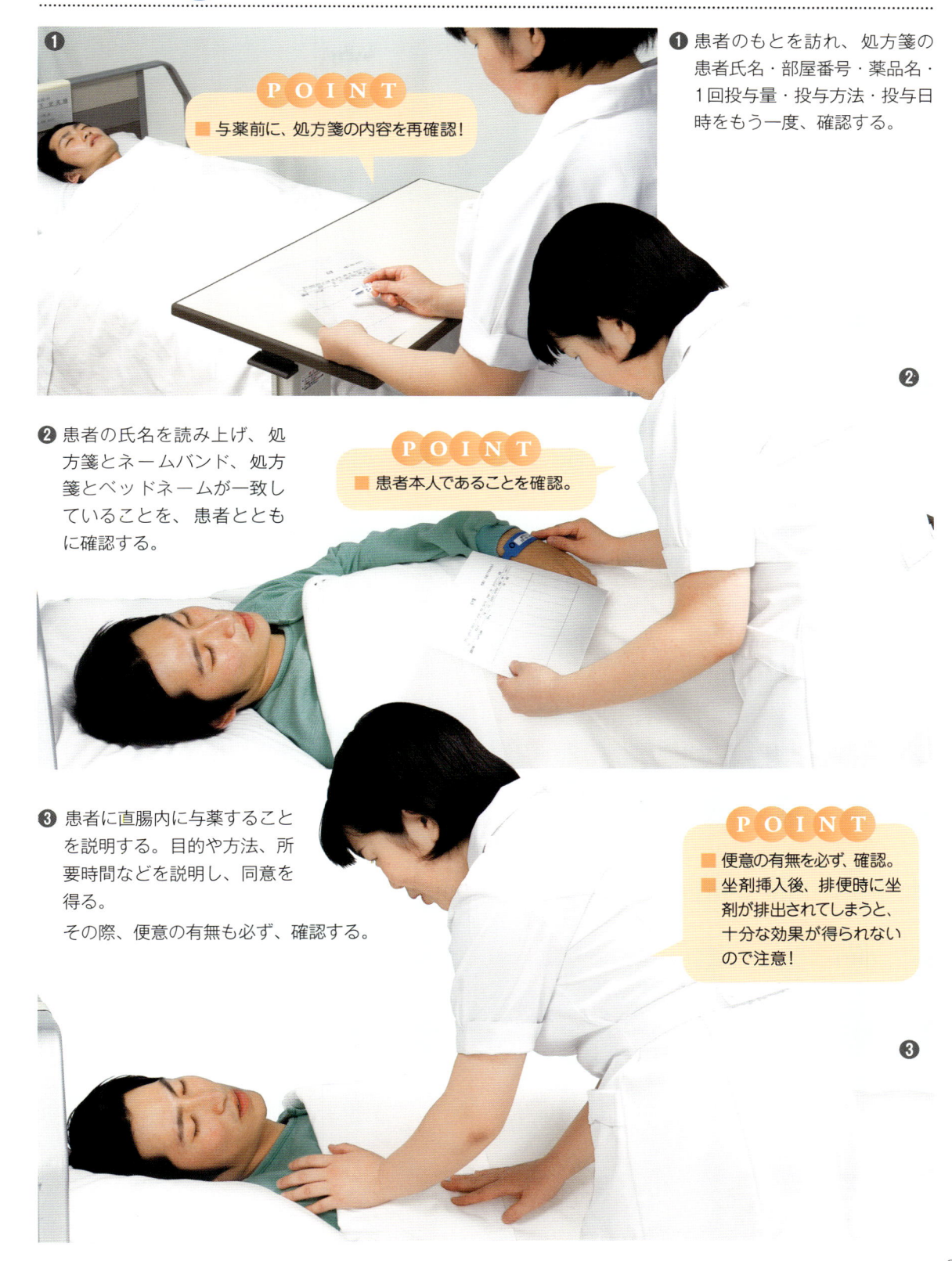

❷ 患者の氏名を読み上げ、処方箋とネームバンド、処方箋とベッドネームが一致していることを、患者とともに確認する。

POINT
■ 患者本人であることを確認。

❸ 患者に直腸内に与薬することを説明する。目的や方法、所要時間などを説明し、同意を得る。
　その際、便意の有無も必ず、確認する。

POINT
■ 便意の有無を必ず、確認。
■ 坐剤挿入後、排便時に坐剤が排出されてしまうと、十分な効果が得られないので注意！

CHAPTER 1

PROCESS 3 環境整備と患者の準備

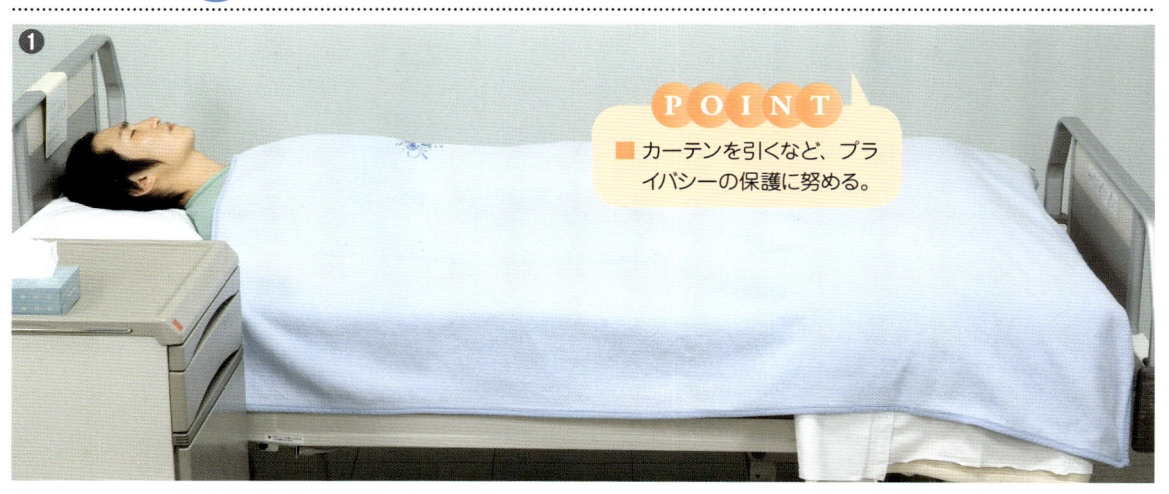

❶

POINT
■ カーテンを引くなど、プライバシーの保護に努める。

❶ 坐剤の挿入は、羞恥心を感じさせる手技である。環境を整え、プライバシーの保護に努める。綿毛布をかけて、毛布は足元に扇子折にする。

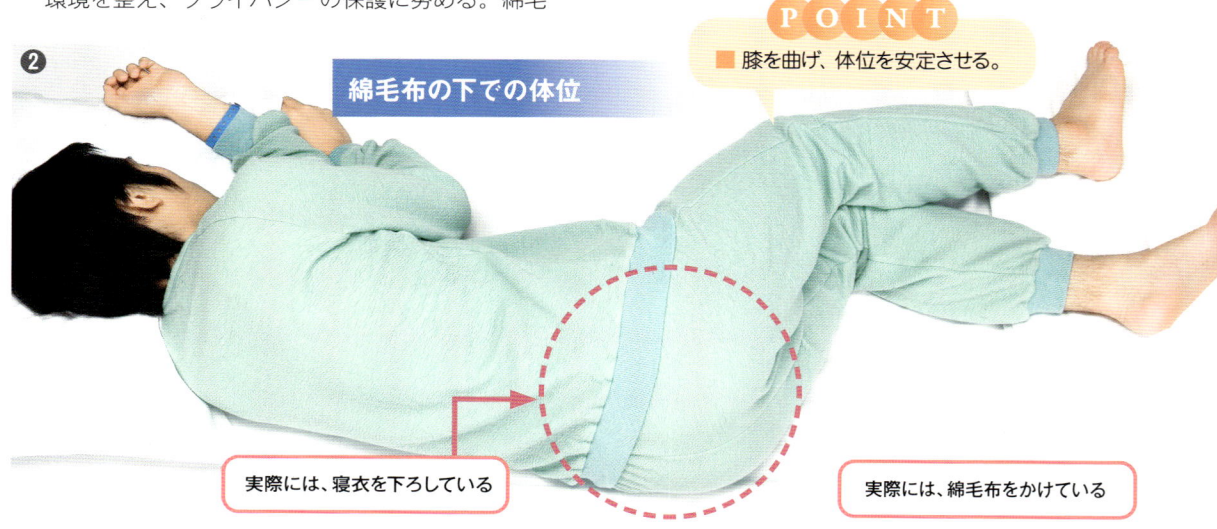

❷ 綿毛布の下での体位

POINT
■ 膝を曲げ、体位を安定させる。

実際には、寝衣を下ろしている

実際には、綿毛布をかけている

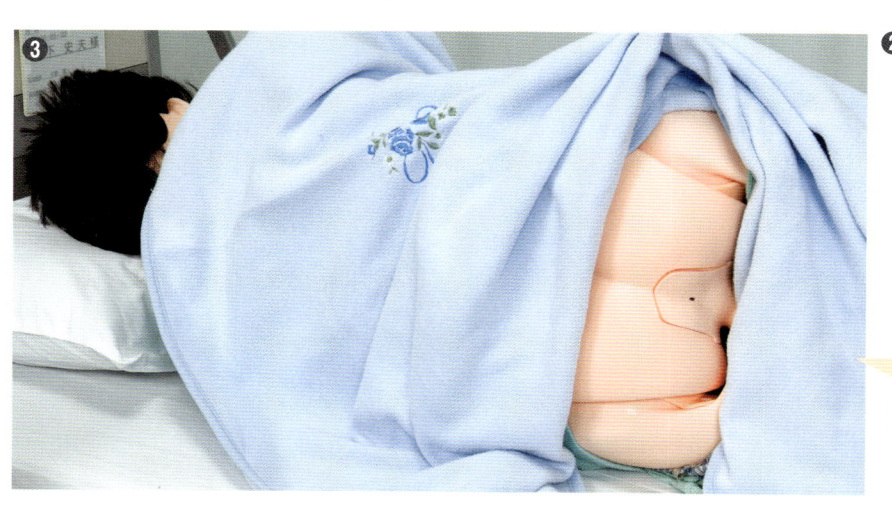

❸

❷❸ 綿毛布の下で患者の寝衣を下げ、左側臥位にする。膝を曲げ、体位を安定させる。側臥位がとれない場合は、仰臥位で行う。

POINT
■ 肛門部の露出は必要最小限とし、プライバシーの保護に配慮する。

PROCESS 4 坐剤の挿入

❶ 看護師は手袋を装着する。再度、処方箋と薬剤、患者氏名を確認し、坐剤を開封する。

EVIDENCE
- スタンダードプリコーションに従い、手袋を装着。
- 坐剤に素手で触れると、溶解の可能性がある。

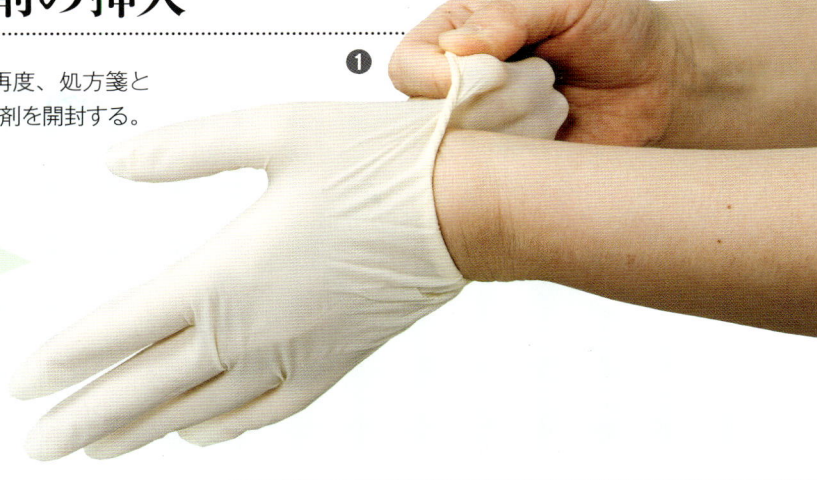

❷ ガーゼに潤滑剤を塗布し、坐剤の先端（とがったほう）に塗る。

EVIDENCE
- 肛門柱や直腸粘膜は、物理的刺激に極めて弱い組織形態をしている（文献3）。損傷予防のため、坐剤の滑りをよくすることが重要。

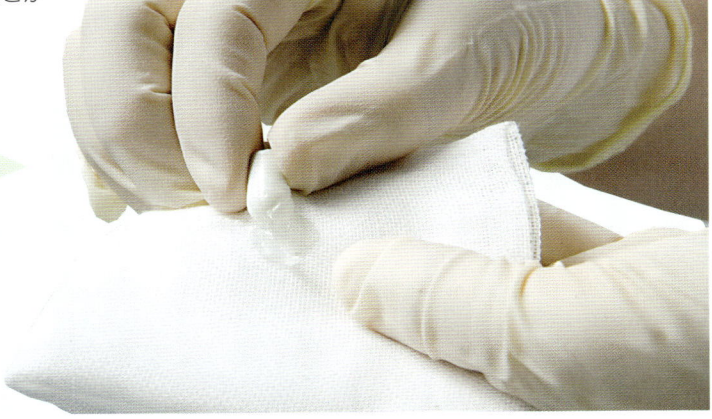

❸ 患者に口呼吸を促し、力まないように説明する。「はー」と息を吐いてくださいと声をかけ、呼気に合わせて、坐剤を肛門に挿入する。

EVIDENCE

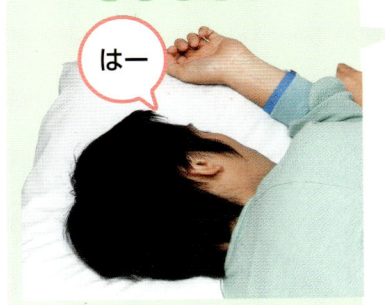

はー

- 大きく息を吐くと肛門括約筋の緊張が緩み、挿入がスムーズになる。

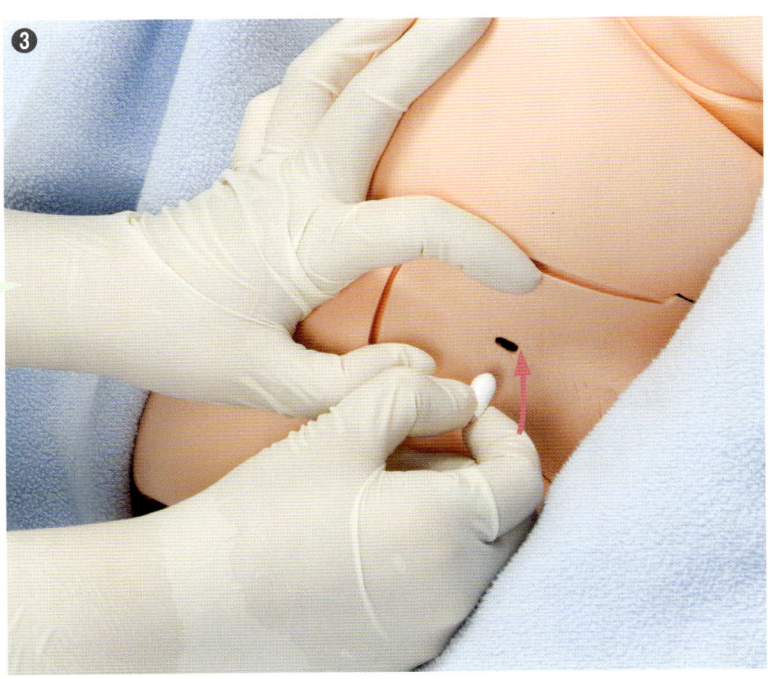

CHAPTER 1

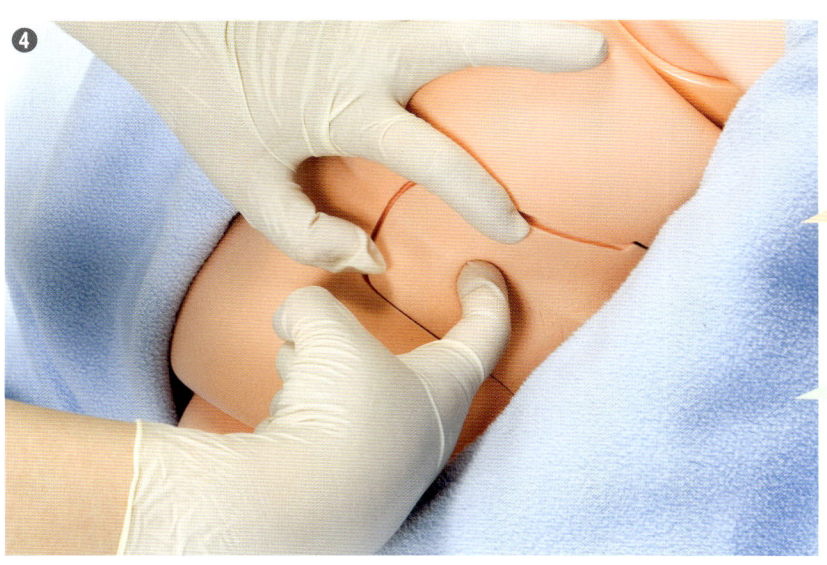

❹ 第2指で、坐剤を肛門から3～5cm挿入する。

POINT
- 便塊を避け、坐剤を直腸壁に沿わせるようにしながら挿入。

EVIDENCE
- 坐剤を便塊の中に押し込むと、薬効が得られない。

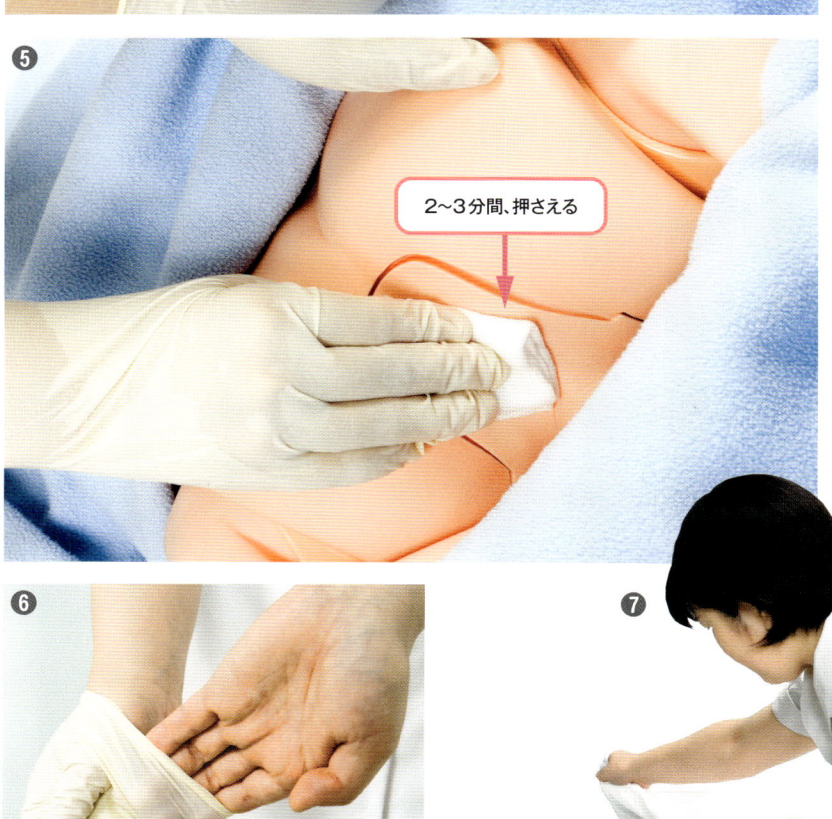

❺ 坐剤が出てこないよう、ガーゼあるいはトイレットペーパーで肛門を2～3分間、押さえる。

2～3分間、押さえる

❻❼ 手袋を外し、坐剤の挿入が終了したことを患者に伝える。

この際、坐剤挿入の刺激によって排便し、坐剤が便とともに排出されることがあるので、その場合は看護師に伝えるよう説明する。

患者の寝衣・上掛けを整え、部屋の換気を行う。

POINT
- 坐剤挿入の刺激で排便し、坐剤が排出されることがあるので注意。

直腸内与薬 Q&A

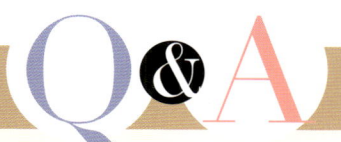

Q 坐剤を自己挿入してもらうときは？

A トイレで座位になって挿入する場合、粘膜損傷・穿孔の可能性がある。
ベッド上で左側臥位になり、腸の走行に沿って、呼気に合わせて挿入するよう説明する。
また、坐剤の包装を開け、中に入っている薬剤を挿入するよう説明することも必要である。包装材のまま坐剤を挿入し、直腸粘膜を損傷した例がある。
一方、浅く挿入すると、途中で薬剤が流出してしまうので注意する。

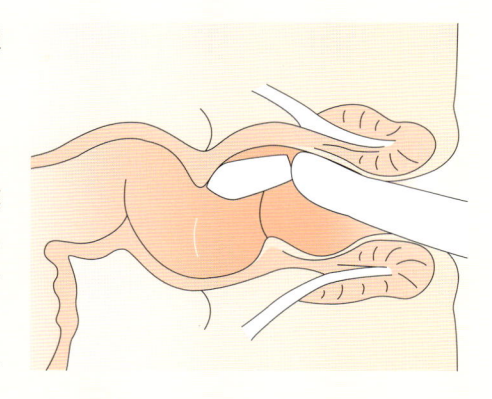

Q 女性患者に坐剤を挿入するときの注意点は？

A 女性患者に坐剤を挿入する際、誤って腟に挿入してしまうことがある。腟に挿入すると期待される薬効が得られないだけでなく、腟に入った坐剤を取り出すために大変困難を伴う。
羞恥心に配慮しつつ、挿入部位を確認できる視野を確保できるよう、下着を十分に下ろすことが必要である。
また、夜間に薄暗いベッドランプのもとで挿入する場合には、挿入部位を見誤らないよう特に注意する。

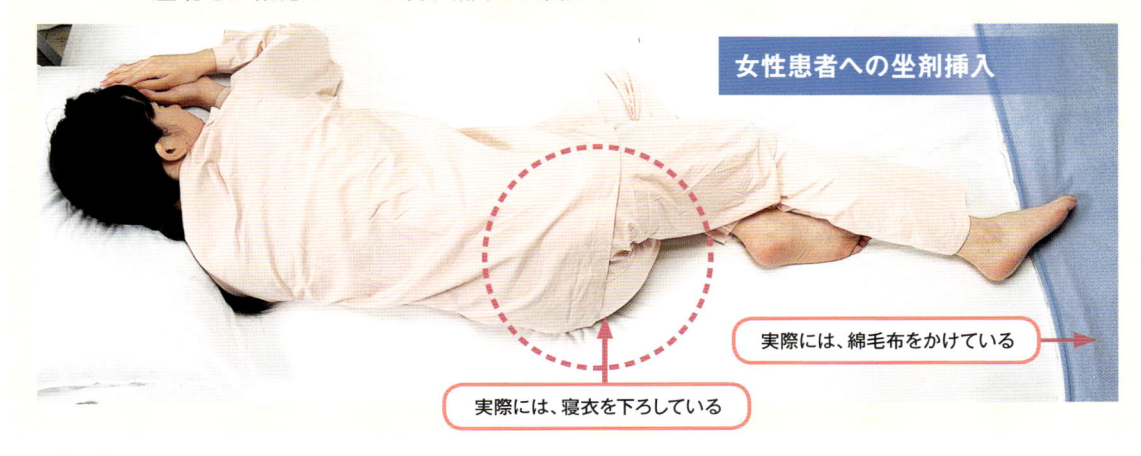

女性患者への坐剤挿入

実際には、寝衣を下ろしている

実際には、綿毛布をかけている

ヒヤリ・ハット 事例から学ぼう！

事例1 誤って腟に挿入してしまった！！
→女性患者に坐剤を挿入する際は、下着を十分に下ろし、肛門部を目で確認して腟と区別し、見誤らないようにする。

CHAPTER 2 注射法（皮内・皮下・筋肉）

注射法には皮内注射、皮下注射、筋肉注射、静脈注射（ワンショット）、点滴静脈注射がある。
注射法による薬剤投与は、経口投与と比較して、患者にとって苦痛が大きく薬効の発現も早い。薬剤に関する知識、安全で確実な技術を身につける必要がある。
本章では、注射法に関する基本的な事項とともに、皮内・皮下・筋肉注射の手技を紹介する。

目的 シリンジ・注射針を用いて、組織や血管内に直接薬液を注入すること。

適応
1. 経口による薬剤投与が困難な場合（消化管からの吸収障害、意識レベルが低下した患者など）。
2. 速やかに薬効が発現し、血中濃度の維持を期待する場合。

■注射針の種類

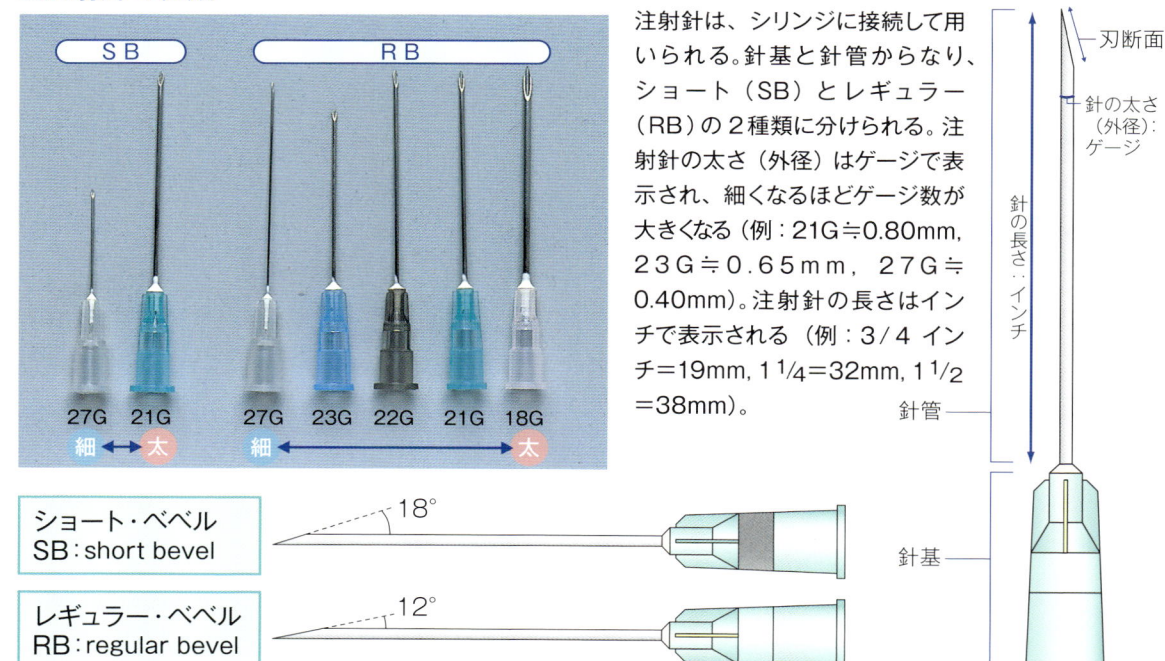

注射針は、シリンジに接続して用いられる。針基と針管からなり、ショート（SB）とレギュラー（RB）の2種類に分けられる。注射針の太さ（外径）はゲージで表示され、細くなるほどゲージ数が大きくなる（例：21G≒0.80mm, 23G≒0.65mm, 27G≒0.40mm）。注射針の長さはインチで表示される（例：3/4インチ＝19mm, 1 1/4＝32mm, 1 1/2＝38mm）。

SB: 27G, 21G 細←→太
RB: 27G, 23G, 22G, 21G, 18G 細←→太

ショート・ベベル SB: short bevel　18°
レギュラー・ベベル RB: regular bevel　12°

刃断面
針の太さ（外径）：ゲージ
針の長さ：インチ
針管
針基

注射法（皮内・皮下・筋肉）

薬液の準備

PROCESS 1 必要物品の準備

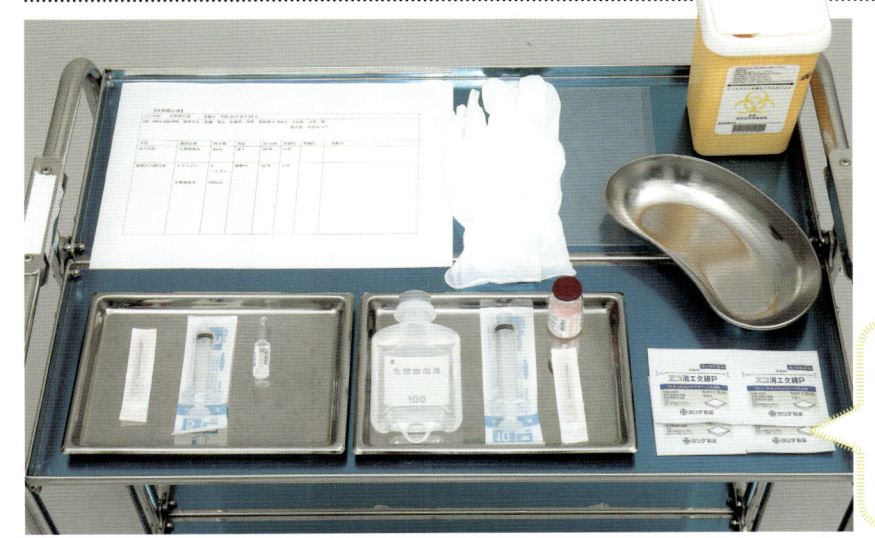

1. シリンジ
2. 注射針
3. 薬剤
4. 注射処方箋
5. アルコール綿
6. トレー
7. 手袋（必要時）
8. 針捨容器
9. 膿盆

うっかり！

- 薬剤が手についた！
  → 抗がん薬や抗生物質などを準備する際は、手袋・マスク・ゴーグルを装着。有害な薬剤の曝露を防ぐ。

看護師は石けんで手を洗い、無菌操作で薬剤を準備する。十分に手洗いを行い、常在菌が薬剤・器具を通して患者に移行しないようにする。

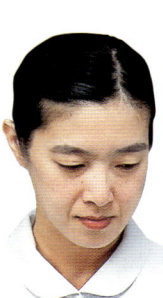

処方箋の患者氏名、部屋番号、薬品名、1回量、投与経路、投与日時を確認し、準備した薬剤と照合する。

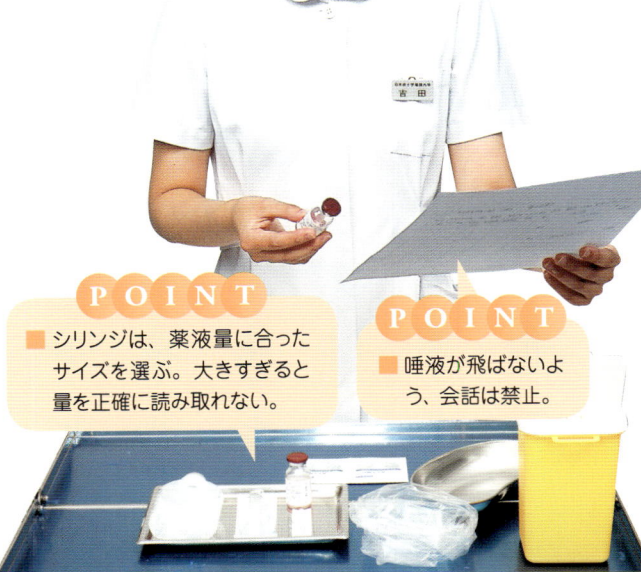

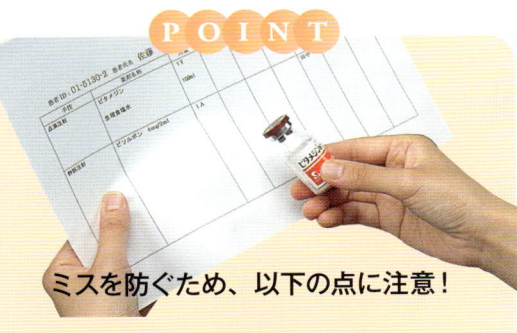

POINT

ミスを防ぐため、以下の点に注意！

- なぜ、この注射をこの患者に行うのか？
- 三原則で確認！
  1. 薬剤を取り出すとき
  2. 薬剤を注射器に吸い上げるとき
  3. 薬剤を吸い上げた後（空アンプル・バイアルも）
- バイアル＝注射薬とは限らない。バイアルに入った内服薬・局所薬剤の場合もあるので注意。
- 同名で用法の異なる薬剤に注意。
  （例）ビソルボン®は吸入用・注射用・内服用がある。
- 処方箋が読みにくい場合、不明瞭な場合は、指示した医師に確認。
- 溶解液は適切か？ 生理食塩水や5%ブドウ糖液では溶解できない薬もある。
- 指示単位に注意。mg, g, mL？ インスリンなど少量で効力の大きい特殊な薬剤は、ほかの看護師とダブルチェック。
- 声を出し、指差し確認を行う。
- 作業を中断しない。

POINT
- シリンジは、薬液量に合ったサイズを選ぶ。大きすぎると量を正確に読み取れない。

POINT
- 唾液が飛ばないよう、会話は禁止。

CHAPTER 2 注射法（皮内・皮下・筋肉）

CHAPTER 2

PROCESS 2 シリンジと注射針の接続

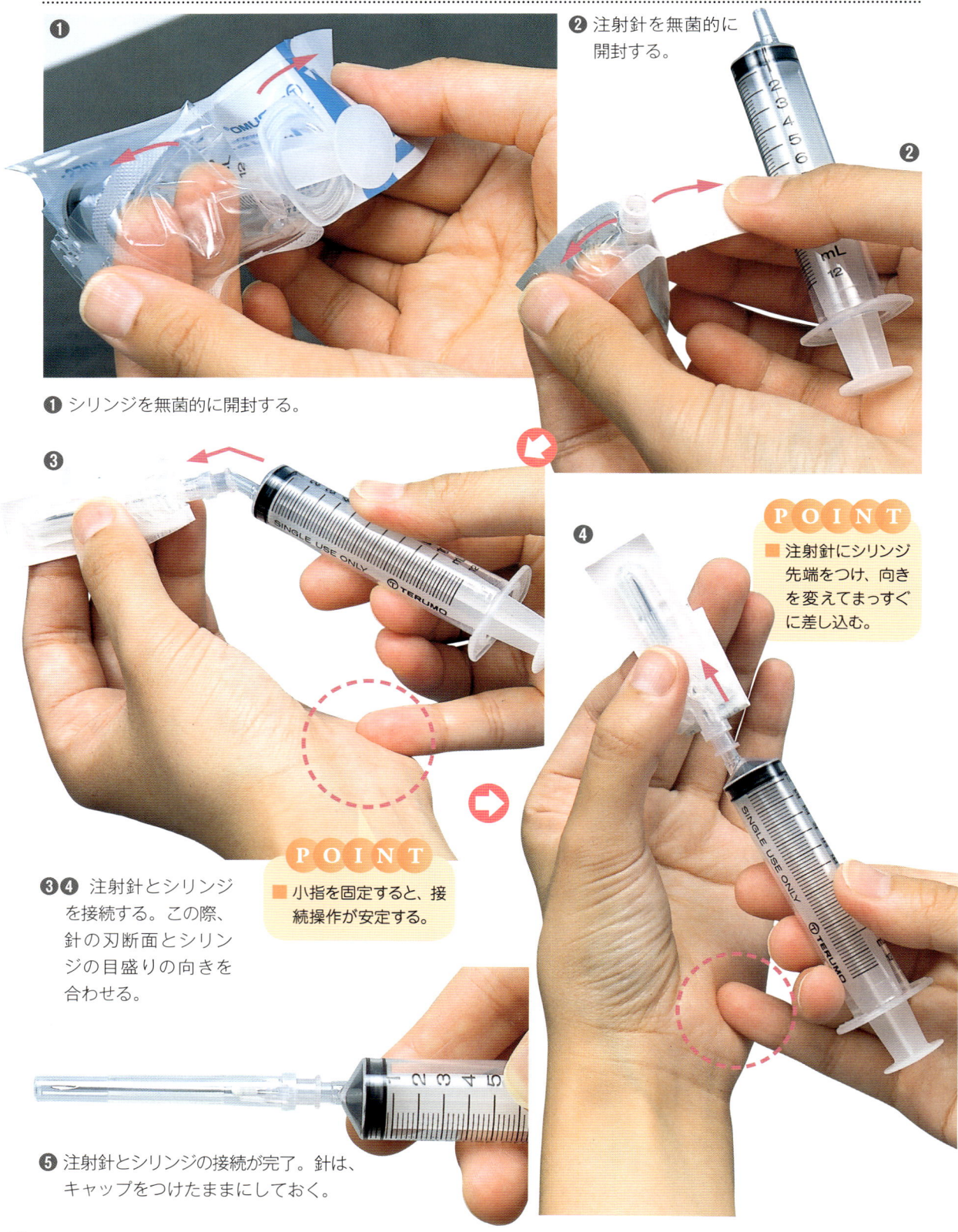

2-1

❶ シリンジを無菌的に開封する。

❷ 注射針を無菌的に開封する。

POINT
- 注射針にシリンジ先端をつけ、向きを変えてまっすぐに差し込む。

❸❹ 注射針とシリンジを接続する。この際、針の刃断面とシリンジの目盛りの向きを合わせる。

POINT
- 小指を固定すると、接続操作が安定する。

❺ 注射針とシリンジの接続が完了。針は、キャップをつけたままにしておく。

40

注射法（皮内・皮下・筋肉）

PROCESS 3 薬液の吸い上げ（アンプルの場合）

2-2

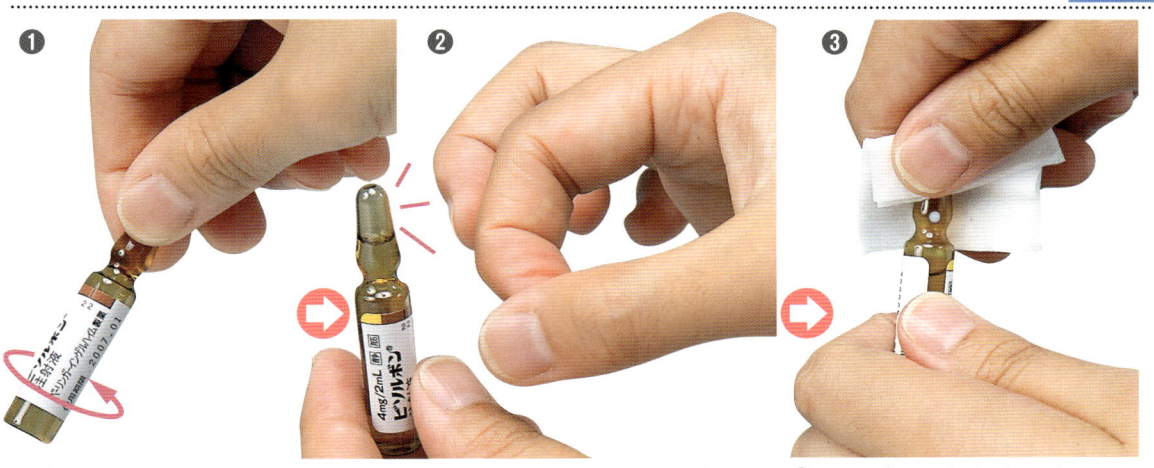

CHAPTER 2 注射法（皮内・皮下・筋肉）

❶❷ アンプル上部にたまった薬液を下に落とす。軽く回転させて遠心力で落とすか、または指ではじく。

❸ アンプルのくびれ部分をアルコール綿で消毒する。

POINT
- アルコール綿で包むことにより、カットした際の微細なガラス片が内部に入ることを防ぐ。

❹ アルコール綿で把持したまま、アンプルをカットする。

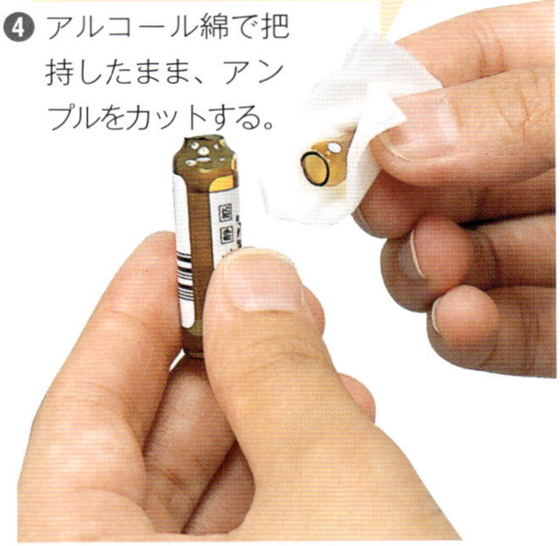

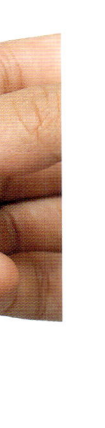

❺ アンプル内の薬液を無菌的に吸い上げる。薬液が少なくなるにつれ、アンプルに角度をつけていく。

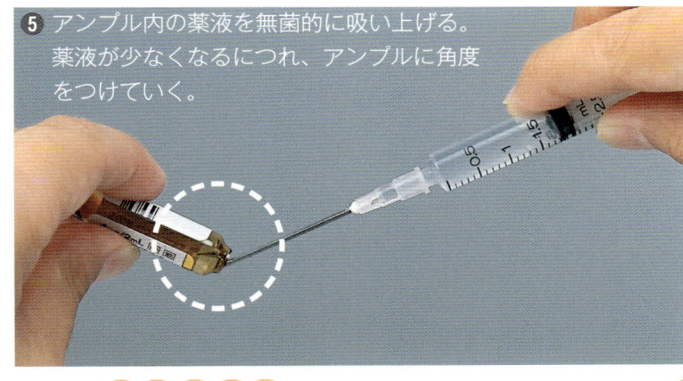

POINT
- キャップは持たずに装着して、針刺し防止。
- トレーの端にキャップを固定しながら行う。

うっかり！
- 気泡を取り除こうと内筒を動かし、薬液が飛び出してしまった！
- → 指示量が正確に得られないため、もう一度、薬液の準備をやり直す。

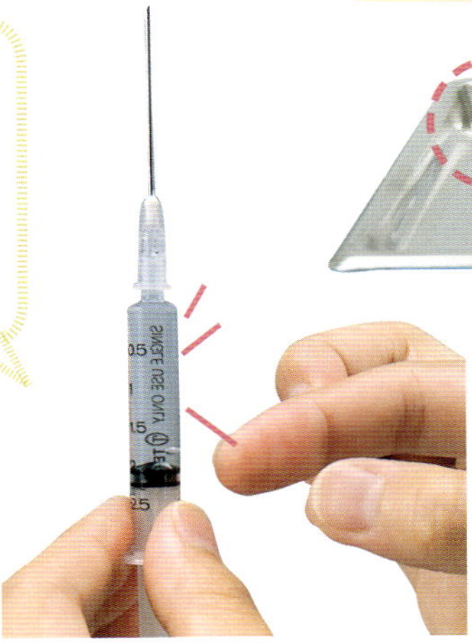

❻ 不潔にならないよう留意しながら、注射器を指ではじき、気泡を上方に排出する。針基にアルコール綿を当てることもある。

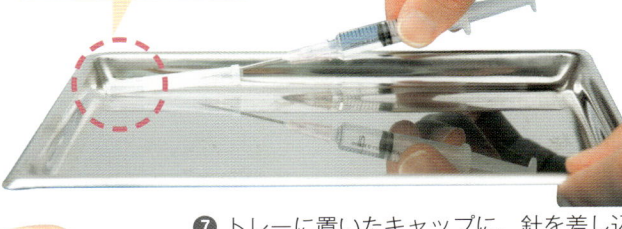

❼ トレーに置いたキャップに、針を差し込んでリキャップ。再度、薬剤の種類・用量・患者氏名を確認する。

CHAPTER 2

PROCESS 4 薬液の吸い上げ（バイアルの場合）

2-3

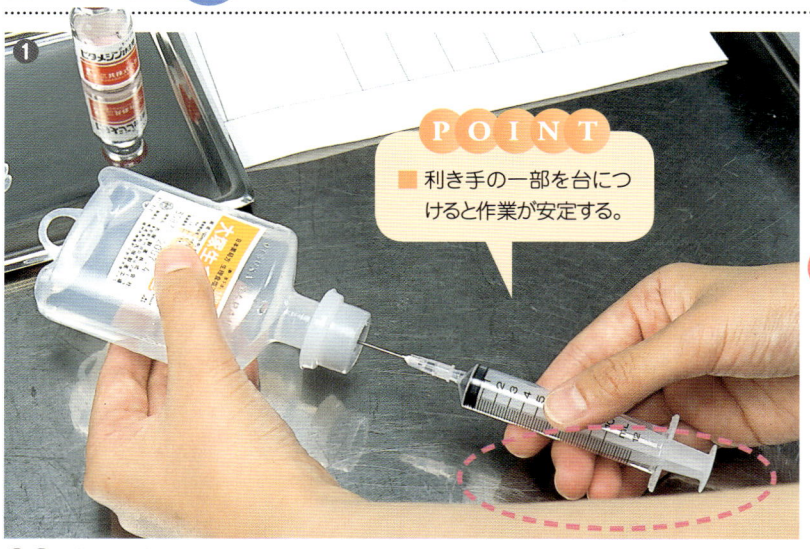

POINT
- 利き手の一部を台につけると作業が安定する。

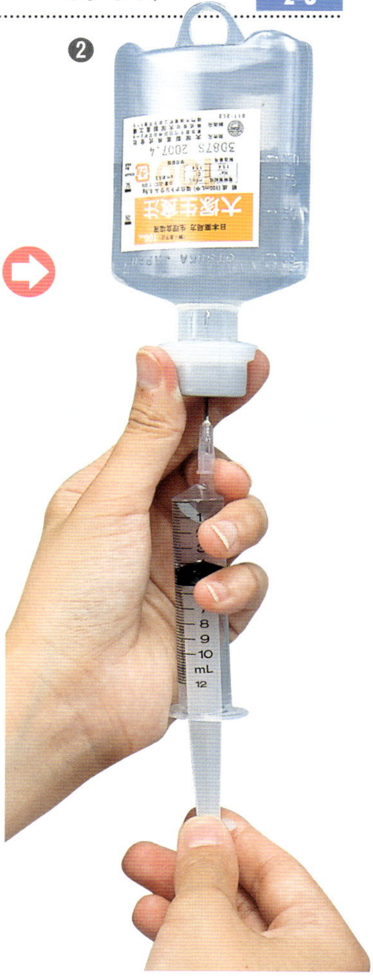

❶❷ 溶解液（生理食塩水）のゴム栓に注射針を刺し込む。溶解液を逆さにし、注射器に吸い取る。

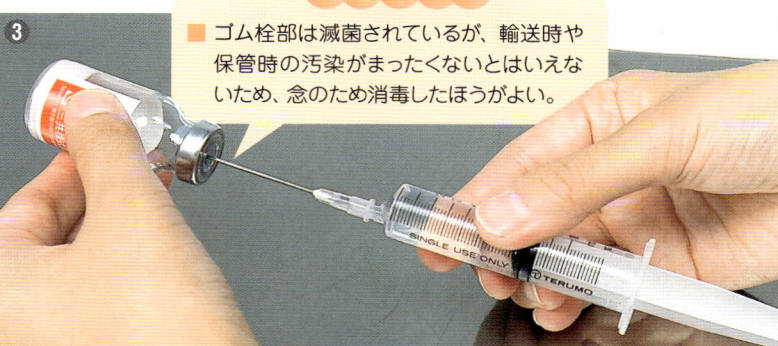

POINT
- ゴム栓部は滅菌されているが、輸送時や保管時の汚染がまったくないとはいえないため、念のため消毒したほうがよい。

❸ バイアルのゴム栓に注射針を刺し込んで、溶解液を注入する。

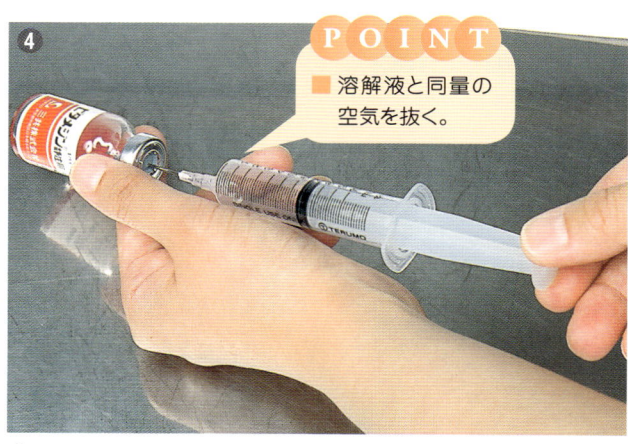

POINT
- 溶解液と同量の空気を抜く。

❹ 溶解液の注入で、バイアル内が陽圧になるため、同量の空気を抜く。

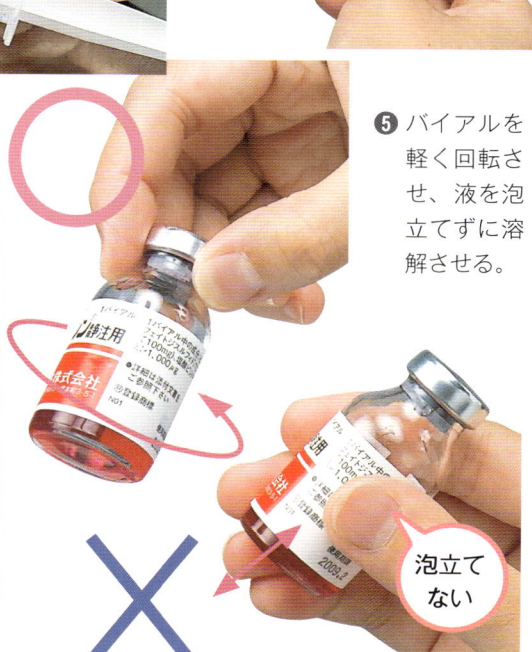

❺ バイアルを軽く回転させ、液を泡立てずに溶解させる。

泡立てない

注射法（皮内・皮下・筋肉）

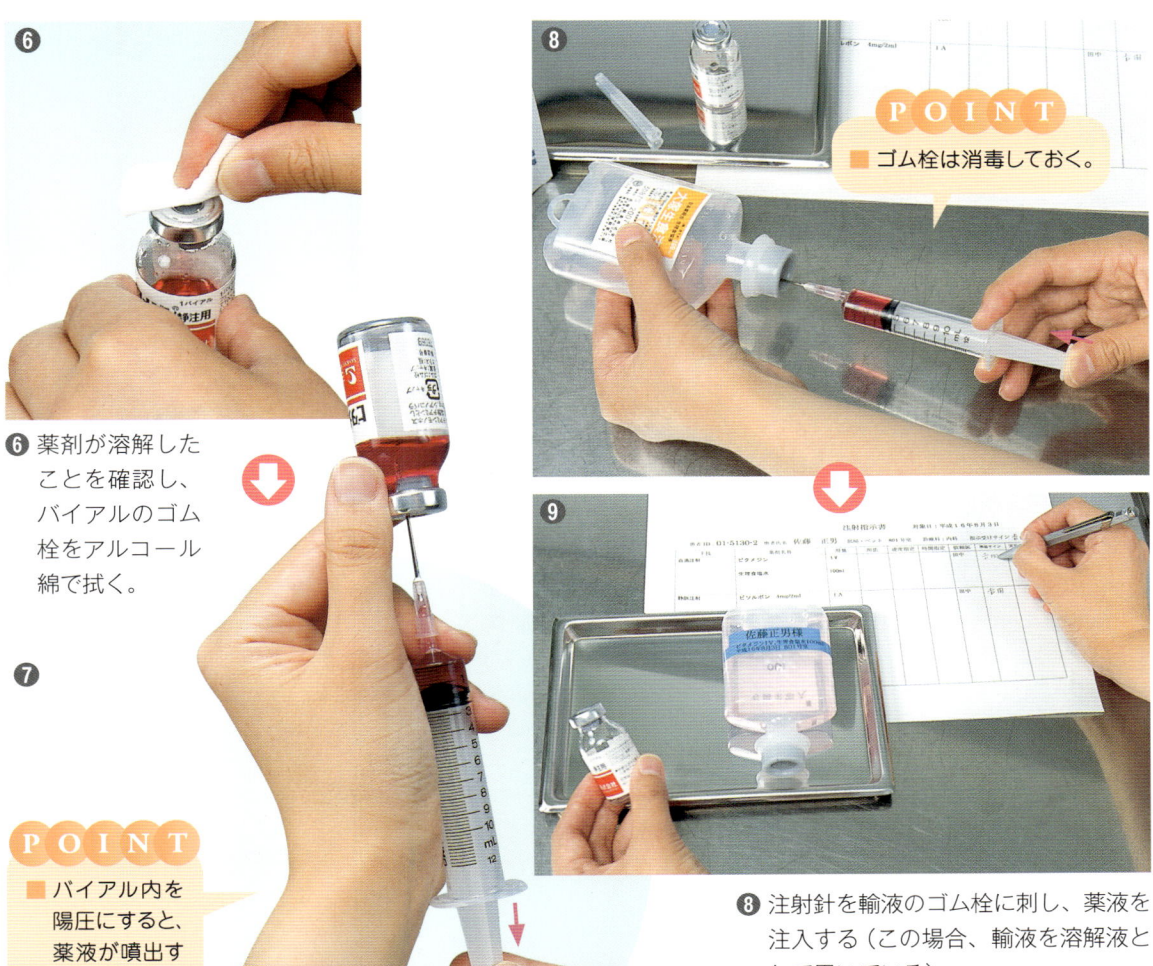

❻ 薬剤が溶解したことを確認し、バイアルのゴム栓をアルコール綿で拭く。

POINT
- ゴム栓は消毒しておく。

POINT
- バイアル内を陽圧にすると、薬液が噴出するので注意！

❼ バイアルを逆さにし、針先を液内に入れ、注射器の内筒を引いて薬液を吸う。

針先を液面から出し、少量の空気を入れる。

以上の作業を繰り返し、薬液を注射器に吸う。

❽ 注射針を輸液のゴム栓に刺し、薬液を注入する（この場合、輸液を溶解液として用いている）。

❾ 準備した薬剤と注射処方箋の内容を再度確認し、処方箋にサインをする。インスリンなど、少量で作用の強い薬剤は、必ず看護師2名でダブルチェックを行う。

CHECK!

必要な薬液量の計算

例えば、250mg/5mLと表記された注射薬を200mg与薬する場合は、次のように必要な薬液量を計算する。

① 250mg/5mLという表記は、注射薬250mgが薬液量5mLに相当するという意味である。まず、1mgあたりが何mLに相当するかを次のように計算する。

$$5 (mL) \div 250 = 0.02 (mL)$$

② 1mg＝0.02mLであり、200mgが必要であるから、

$$0.02 (mL) \times 200 = 4 mL$$

4mLの薬液を準備することになる。

CHAPTER 2

皮内注射

定 義　皮内（表皮と真皮の間）に注射器を用いて薬液を注入すること。
表皮は 0.1 〜 0.15mm と非常に薄い。真皮は 2.0 〜 4.0mm で、毛細血管網や神経の末端が分布している。注射部位は皮膚が柔らかく、血管・神経の分布が少ない、衣類などによる摩擦が少ない、色素沈着がなくアレルギー反応を観察しやすいなどの理由により選ばれる。前腕内側が多く使われる。

適 応　皮膚反応試験としてツベルクリン反応などを調べるために実施する。

■注射用抗生物質製剤および合成抗菌剤の皮膚反応試験について

薬物による副作用のうちもっとも早期に発症し、重症の転帰をとるものにアナフィラキシー・ショックがある。アナフィラキシー・ショックは、血中のIgEが関与する反応であり、これまでは事前に薬剤を皮内注射し、その皮膚反応により予知可能であるとされ、実施されてきた。しかし、現在、アナフィラキシー・ショックの予知目的で行われる皮膚反応試験は、実施の有用性に関するエビデンスがあるとはいいがたい。平成16年10月、上記に関して公益社団法人日本化学療法学会からの提言を受け、厚生労働省医薬食品局安全対策課は従来の皮膚反応試験の実施を中止し、ショックなどへの対応の徹底がより重要とする結論をまとめた。これに伴い、同学会作成のガイドラインに沿い、安全対策を講じるよう指示した。

※日本化学療法学会.抗菌薬投与に関連するアナフィラキシー対策について(2004年版概要)より抜粋

1	抗菌薬によるショック、アナフィラキシー様症状の発生を確実に予知できる方法がないので、右の措置をとること。	1) 事前に既往歴等について十分な問診を行うこと。なお、抗生物質等によるアレルギー歴を必ず確認すること。 2) 投与に際しては、必ずショック等に対する救急処置のとれる準備をしておくこと。 3) 投与開始から投与終了後まで、患者を安静の状態に保たせ、十分な観察を行うこと。特に、投与開始直後は注意深く観察すること。
2	アナフィラキシー・ショックの発現予防のために行わなければならないこと。	1) 患者の薬剤投与歴およびアレルギー歴に関する問診を十分に行う。 2) 抗菌薬に関連するアレルギー歴がある患者の場合 　(1) 抗菌薬にショックの既往がある患者については、以下のように判断する。 　　① 当該抗菌薬の投与は、禁忌とする。 　　② 類似抗菌薬の投与は原則禁忌とするが、同じβ-ラクタム系薬でも系統が異なる抗菌薬の皮膚反応試験陰性を確認したうえで、慎重に投与することが許容される。ただし、アナフィラキシー発現のリスクが大きいことを認識して対処する。 　(2) 抗菌薬にショック以外の過敏症の既往のある患者については、次のように判断する。 　　① 当該抗菌薬の投与は原則禁忌とするが、皮膚反応試験陰性を確認したうえで、慎重に投与することが許容される。ただし、アナフィラキシー発現のリスクがあることを認識して対処する。 　　② 類似の抗菌薬については慎重な投与を行う。

注射法（皮内・皮下・筋肉）

PROCESS ❶ 必要物品の準備

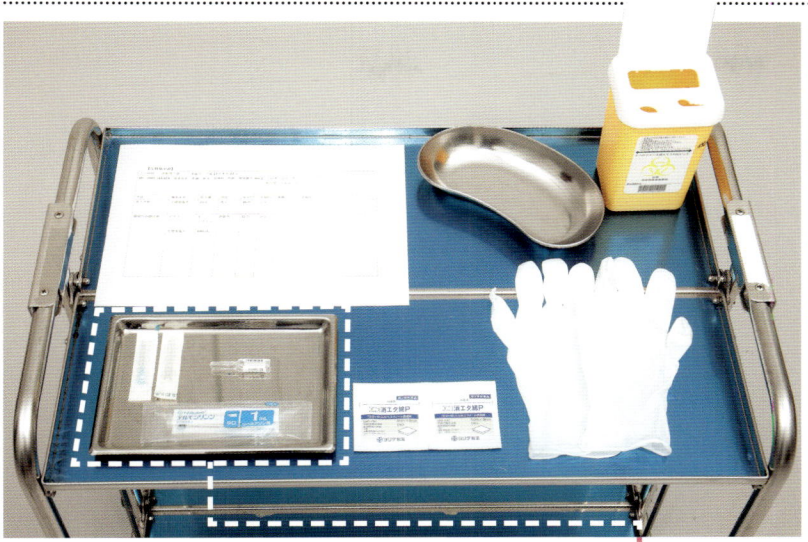

❶ シリンジ
（0.01〜0.02mL単位の目盛りのもの）
❷ 対照液（生理食塩水）
❸ 注射針（26〜27G）
❹ 薬剤
❺ 注射処方箋
❻ アルコール綿
❼ 手袋
❽ トレー
❾ 膿盆
❿ 針捨容器

看護師は石けんで手を洗い、必要物品の準備、薬液の準備を行う。注射処方箋の患者氏名・部屋番号・薬品名・1回量・投与経路・投与日時を再確認する。

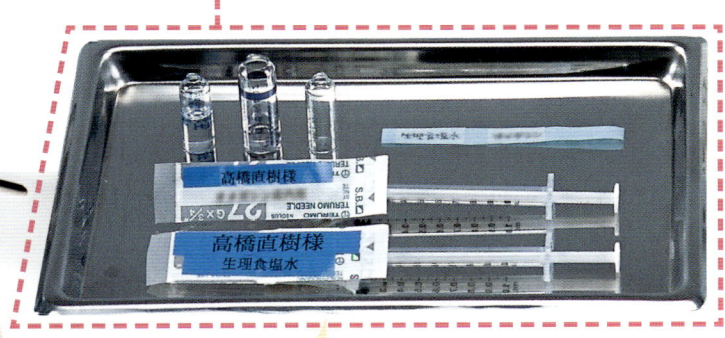

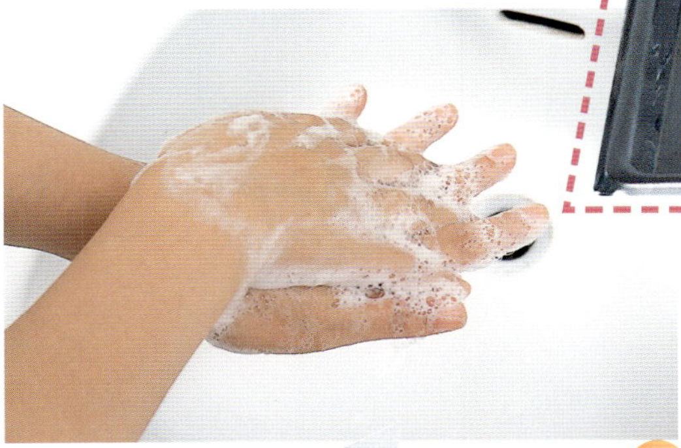

POINT
- 薬液の準備をあらかじめ行っておく。

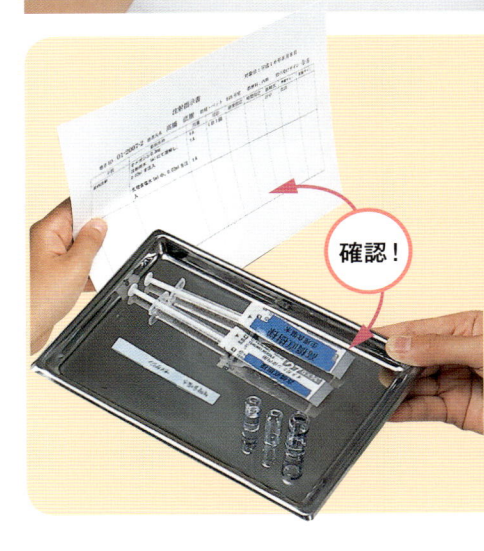

POINT
ミスを防ぐため、以下の点に注意！

- なぜ、この注射をこの患者に行うのか？
- 三原則で確認！
  1. 薬剤を取り出すとき
  2. 薬剤を注射器に吸い上げるとき
  3. 薬剤を吸い上げた後（空アンプル・バイアルも）
- 投与方法に注意。静脈内？ 皮下？ 持続点滴？
- 注射処方箋が読みにくい場合、不明瞭な場合は、指示した医師に確認。
- 転記や口頭指示によるミスが起こりやすい。
- 指示単位に注意。mg, g, mL？　インスリンなど少量で効力の大きい特殊な薬剤は、ほかの看護師とダブルチェック。
- 声を出し、指差し確認を行う。
- 作業を中断しない。

CHAPTER 2

PROCESS ② 患者への説明と同意

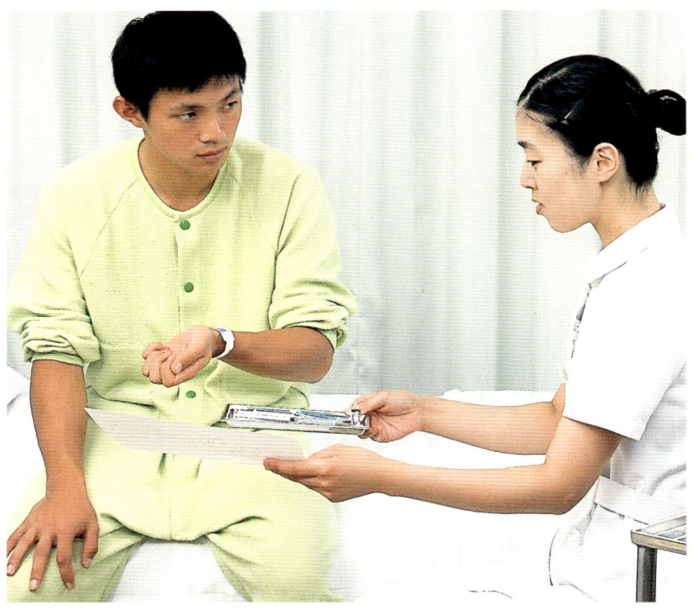

POINT
- 本人および家族のアレルギー既往の有無を確認する。
- アナフィラキシー・ショックを念頭におき、救急ワゴンの場所を確認する。

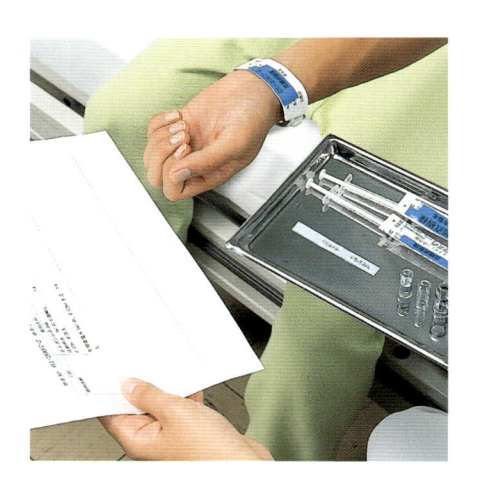

患者に、皮内注射を行うことを説明する。患者の氏名を確認し、注射処方箋をみせて、患者とともに処方箋とネームバンド、ベッドネームを確認する。さらに問診を行い、アレルギー既往、薬剤の副作用を確認する。

PROCESS ③ 皮内注射の実施

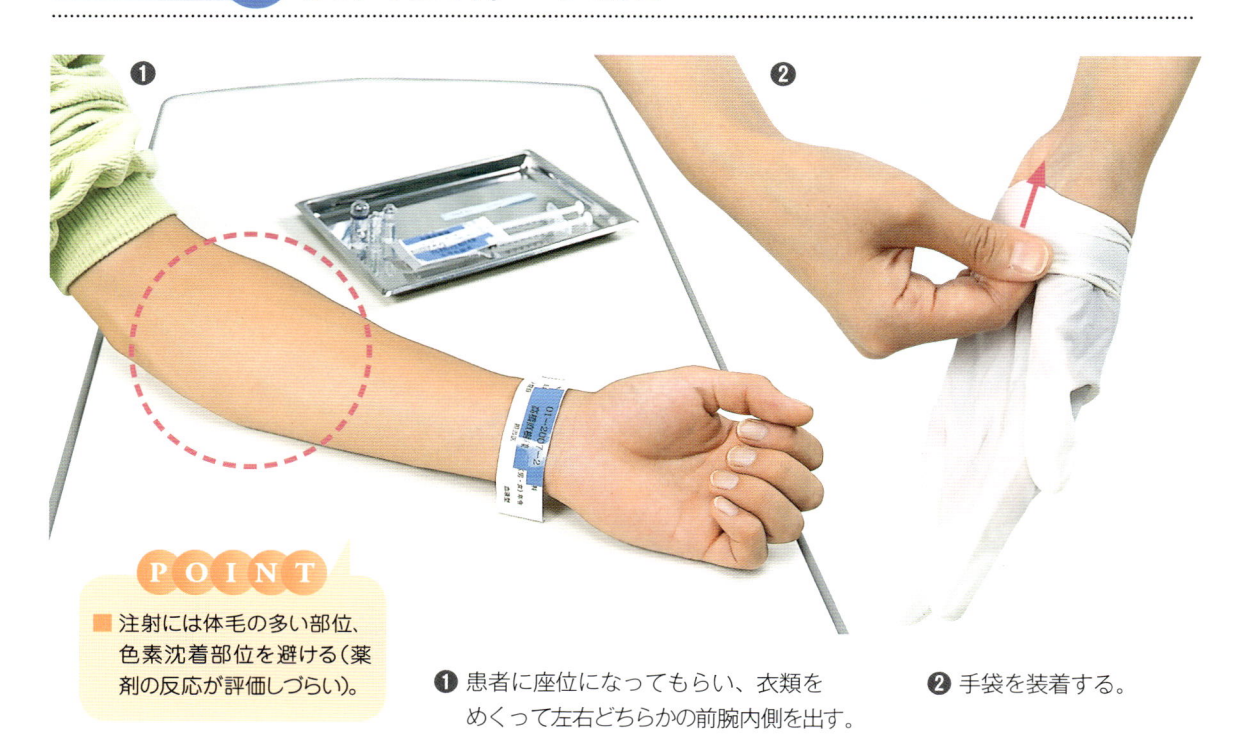

POINT
- 注射には体毛の多い部位、色素沈着部位を避ける（薬剤の反応が評価しづらい）。

❶ 患者に座位になってもらい、衣類をめくって左右どちらかの前腕内側を出す。

❷ 手袋を装着する。

注射法（皮内・皮下・筋肉）

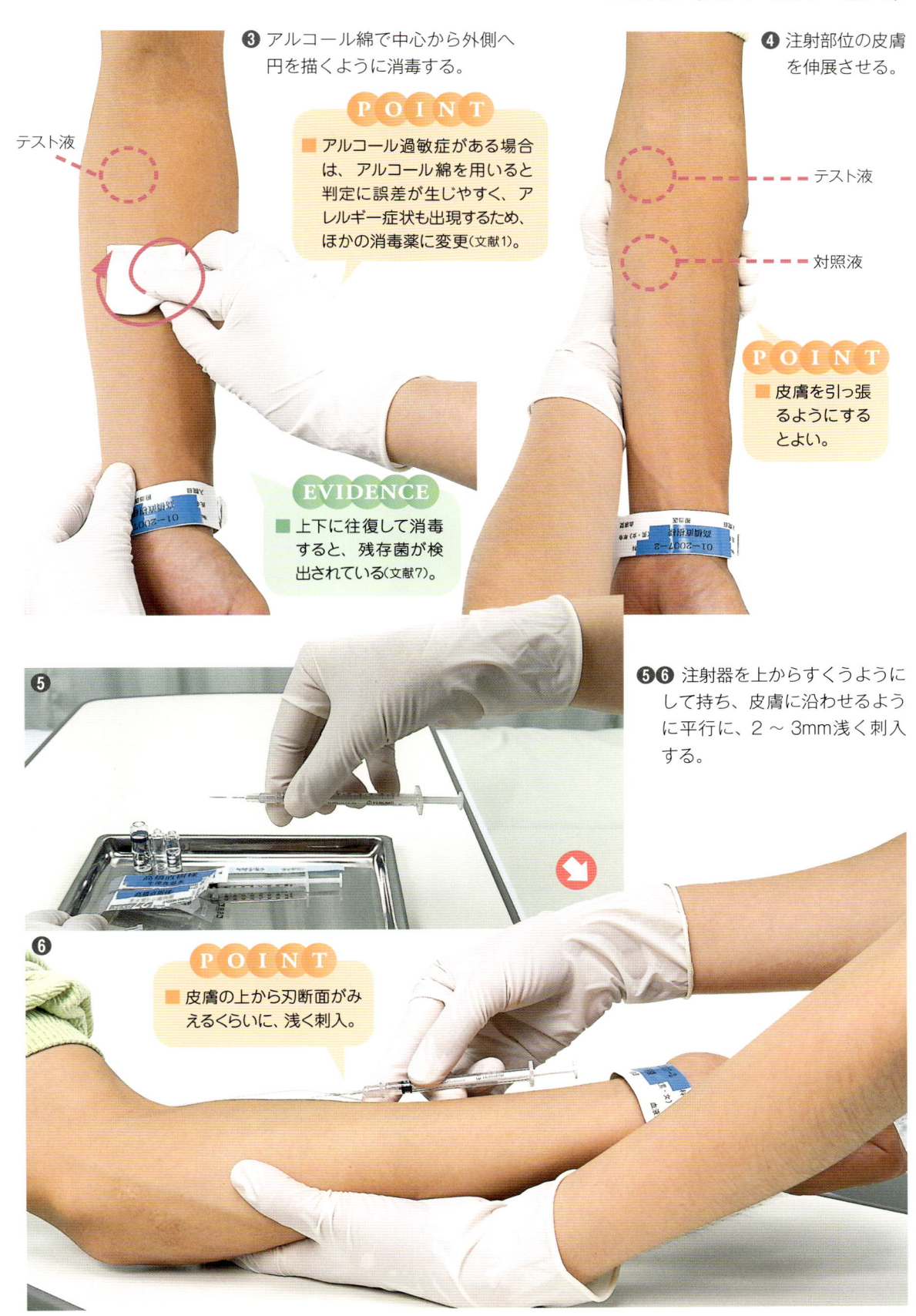

❸ アルコール綿で中心から外側へ円を描くように消毒する。

POINT
- アルコール過敏症がある場合は、アルコール綿を用いると判定に誤差が生じやすく、アレルギー症状も出現するため、ほかの消毒薬に変更(文献1)。

テスト液

EVIDENCE
- 上下に往復して消毒すると、残存菌が検出されている(文献7)。

❹ 注射部位の皮膚を伸展させる。

テスト液

対照液

POINT
- 皮膚を引っ張るようにするとよい。

❺❻ 注射器を上からすくうようにして持ち、皮膚に沿わせるように平行に、2〜3mm浅く刺入する。

POINT
- 皮膚の上から刃断面がみえるくらいに、浅く刺入。

CHAPTER 2

❼

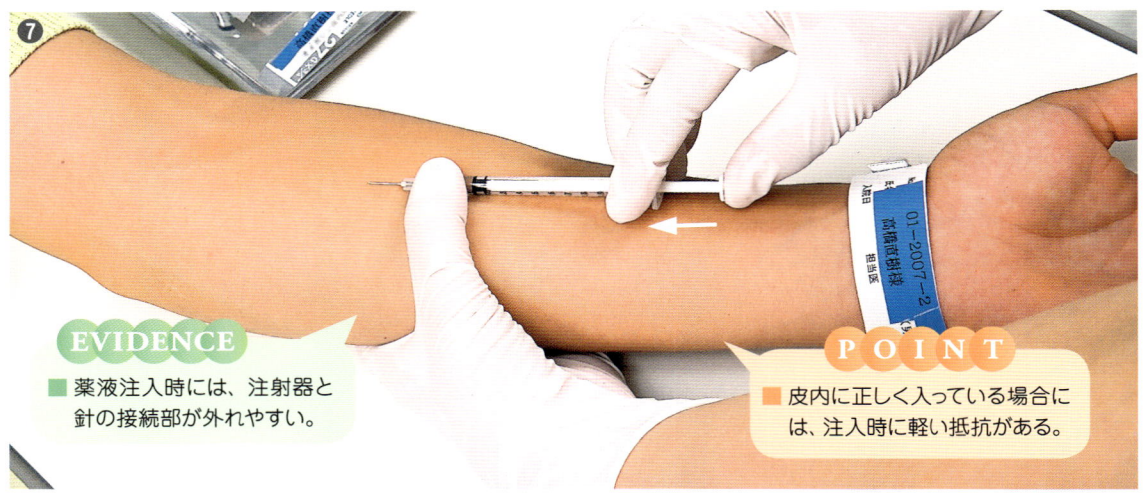

EVIDENCE
- 薬液注入時には、注射器と針の接続部が外れやすい。

POINT
- 皮内に正しく入っている場合には、注入時に軽い抵抗がある。

❼ 母指で針と注射器の接続部を押さえて、薬液を注入し、膨隆をつくる。

❽ 正面　横　テスト液　生理食塩水

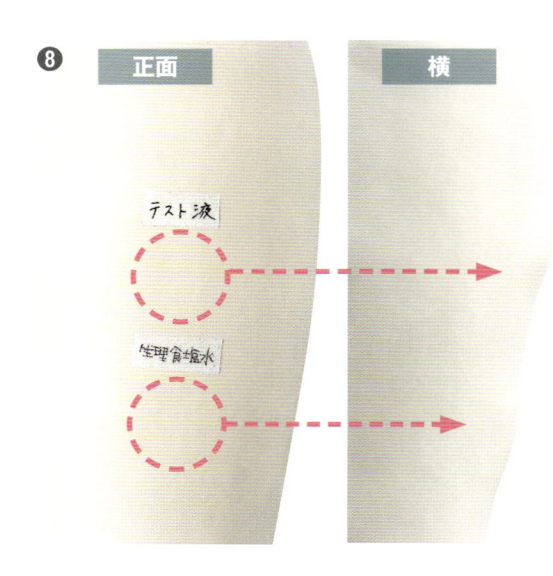

POINT
- 薬液が皮下組織に注入された場合には、膨隆部が小さく、輪郭が不明瞭になる。
- 注射部位の変化、全身状態の変化がないか、しばらく観察する。患者にも気分不快・呼吸困難などがあればすぐに知らせるよう伝える。
- 注射部位にはテープを貼らない。
- マッサージや止血をしない。
- 皮膚反応試験の結果判定は、医師が行う。

EVIDENCE
- 薬液注入直後でなく、10分以上、20分以上たってからアレルギー反応が生じる場合がある。
- マッサージをすると薬液が皮下に移行、吸収されてしまい、正確な反応が得られない。

❽❾ テスト液と生理食塩水（対照液）は、3cm離して注入する。テスト液と対照液を識別するシールを貼る。針を抜いたら、直ちに針捨容器に捨てる。
注射部位はマッサージしたり、衣類で擦れたり、強くこすったりしないよう説明する。
15～20分後に医師が判定を行うことを伝える。

うっかり！
- 「皮膚反応試験の結果をみておいて」と医師に頼まれ、了解してしまった！
  → 皮膚反応試験の判定は、医師の責任。

❾

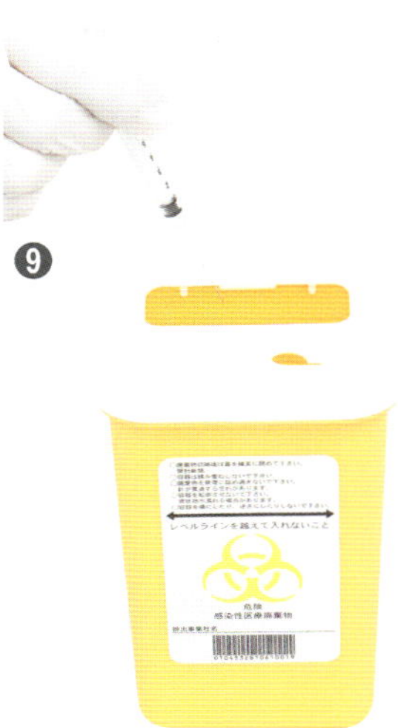

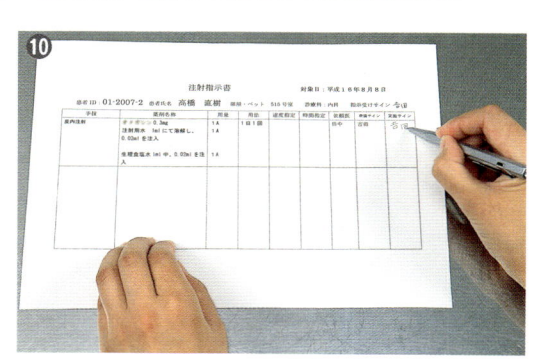

❿ 処方箋の内容を再度確認し、実施のサインをする。使用物品を片付け、医療廃棄物を廃棄する。

注射法（皮内・皮下・筋肉）

皮下注射

定義　皮下組織内（脂肪組織と結合組織）に、注射器を用いて薬液を注入すること。
皮下組織は血管が乏しい。末梢血管内、リンパに薬剤が吸収される。吸収速度は静脈注射の1/10、筋肉注射の1/2程度である。吸収可能な薬液量は2mLくらいまでである。

適応　皮下注射用に開発された薬剤で、緩徐な薬効を期待して実施する。

■皮下注射の部位

皮下注射部位は、血管・神経の分布が少なく、皮下結合組織が厚い部位を選ぶ。
吸収力を考慮すると、少なくとも5mm以上の皮脂厚が必要である（文献2）。

上腕三頭筋部位

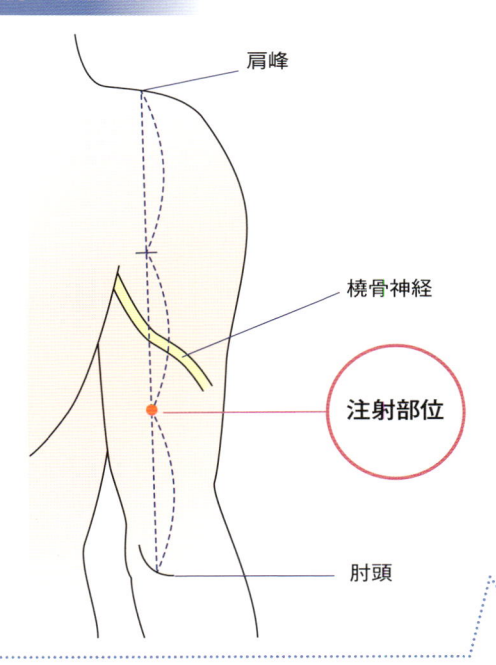

（図中ラベル：肩峰／橈骨神経／注射部位／肘頭）

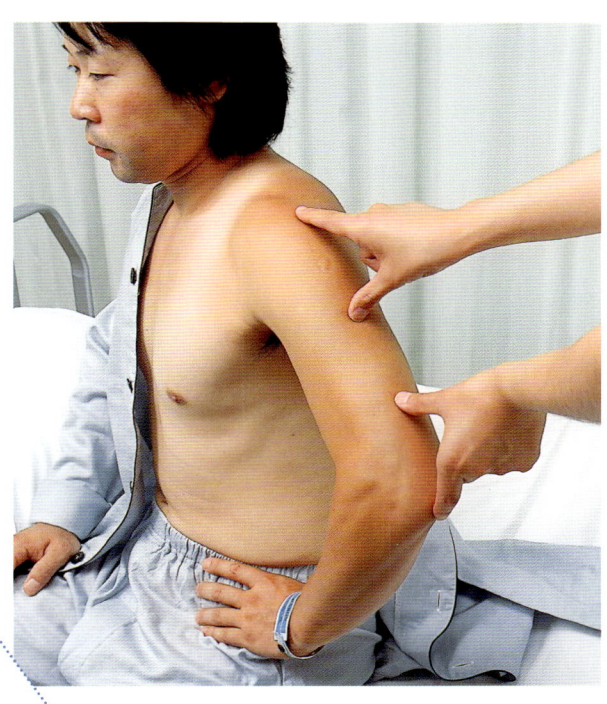

● 上腕三頭筋部位
上腕三頭筋部位は、上腕後面肘頭と肩峰を結ぶ線上の下方1/3点の部位である。上腕三頭筋の表層は、皮膚との間に比較的皮下脂肪の厚い層がある。しかし、上腕後面正中線より内側寄りでは、尺骨神経あるいは上腕動静脈に接近するおそれがあり、外側寄りでは橈骨神経本幹に近づくおそれがある（文献1）。

男性では肥満傾向の者でも、約80％が上腕後側部の皮脂厚5mm未満である。
一方、中殿筋部は高齢者できわめてやせた者でも、5mm以上の皮脂厚を有している。やせている場合は、中殿筋部を選択するのが望ましい（文献2）。

CHAPTER 2

PROCESS ① 必要物品の準備

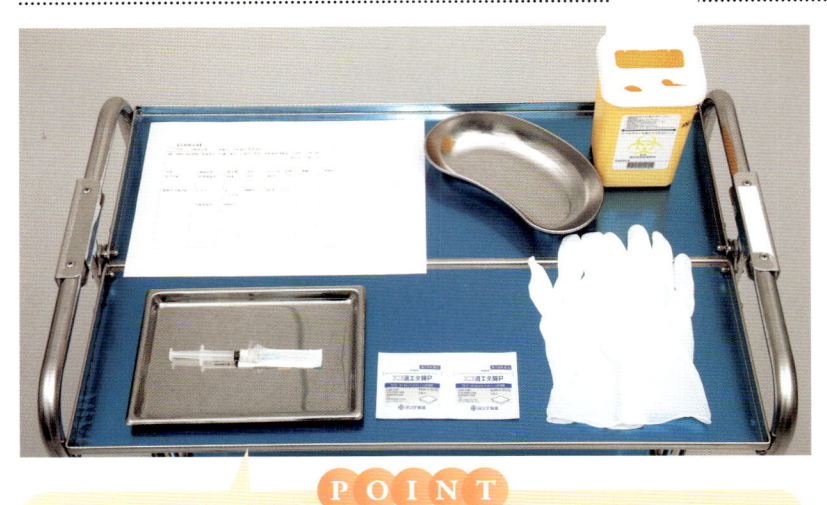

❶ シリンジ（1～5mL）
❷ 注射針（22～27G）
❸ 薬剤
❹ トレー
❺ 手袋
❻ 針捨容器
❼ 膿盆
❽ 注射処方箋
❾ アルコール綿

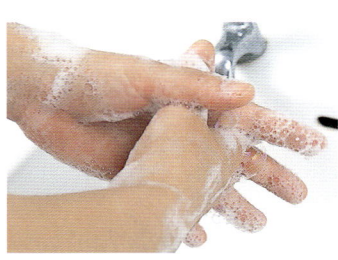

POINT
ミスを防ぐため、以下の点に注意！

- なぜ、この注射をこの患者に行うのか？
- 三原則で確認！
  1. 薬剤を取り出すとき
  2. 薬剤を注射器に吸い上げるとき
  3. 薬剤を吸い上げた後（空アンプル・バイアルも）
- 投与方法に注意。静脈内？皮下？持続点滴？
- 注射処方箋が読みにくい場合、不明瞭な場合は、指示した医師に確認。
- 転記や口頭指示によるミスが起こりやすい。
- 指示単位に注意。mg、g、mL？インスリンなど少量で効力の大きい特殊な薬剤は、ほかの看護師とダブルチェック。
- 声を出し、指差し確認を行う。
- 作業を中断しない。

看護師は石けんで手を洗い、必要物品の準備、薬液の準備を行う。注射処方箋の患者氏名・部屋番号・薬品名・1回量・投与経路・投与日時を再確認する。

PROCESS ② 患者への説明と同意

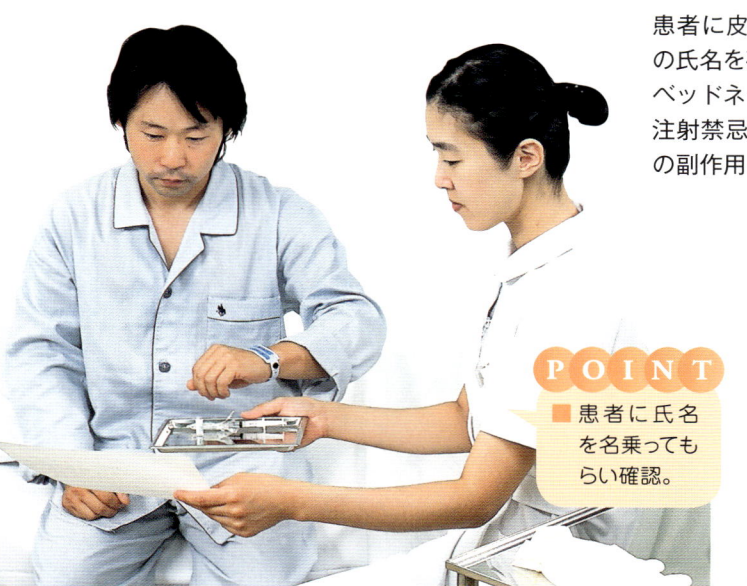

患者に皮下注射を行うことを説明する。患者の氏名を確認し、注射処方箋とネームバンド、ベッドネームを患者とともに確認する。体格、注射禁忌部位の有無、アレルギー既往、薬剤の副作用を確認する。

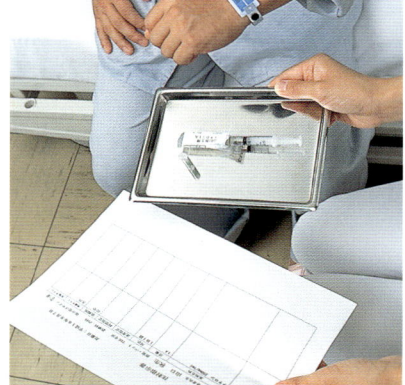

POINT
- 患者に氏名を名乗ってもらい確認。

注射法（皮内・皮下・筋肉）

PROCESS 3 注射部位の確認

CHECK!
皮下注射の部位を確認

- 注射禁忌部位を確認。例えば、乳房切除後の患肢（リンパ浮腫のある場合）、麻痺側、シャント造設肢、異常な皮膚組織（熱傷・瘢痕・炎症・ほくろ）など。
- 連続して同一部位に注射をした場合、硬結が生じることがある。前回注射部位を確認し、少なくとも3cm（2横指）は離れた部位を選ぶ（文献3）。
- 連続して同一部位に注射したことによって、リュープロレリン酢酸塩による腹部、殿部の紅斑、硬結、膿瘍、潰瘍、インターフェロンαによる両側腹部の板状硬、潰瘍、肉芽腫性変化、皮下脂肪壊死、線維化などが報告されているので注意する。

上腕三頭筋の場合

❶❷ 患者に座位になってもらい、衣類をとり、左右どちらかの上腕三頭筋部を露出する。肩峰と上腕後面肘頭を結ぶ線上の下方1/3点を注射部位とする。

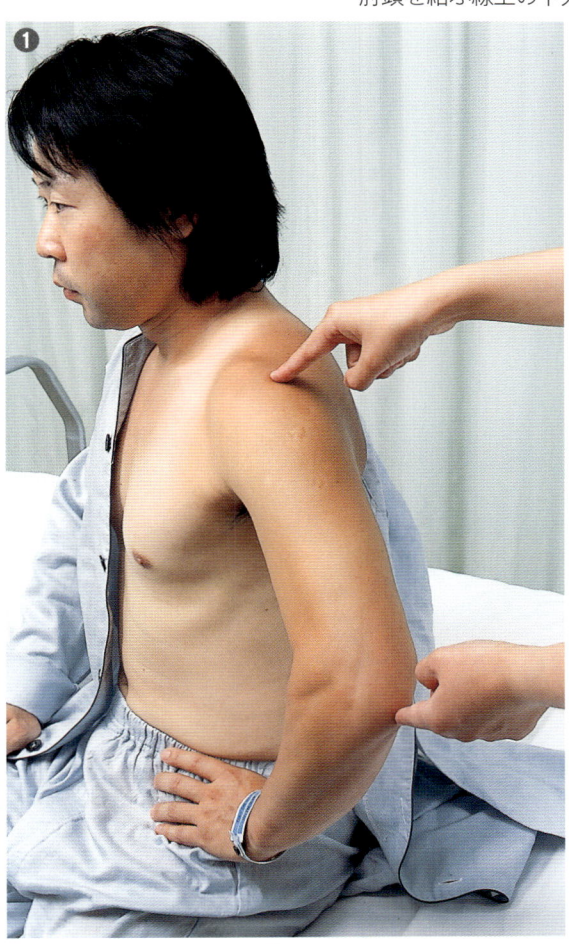

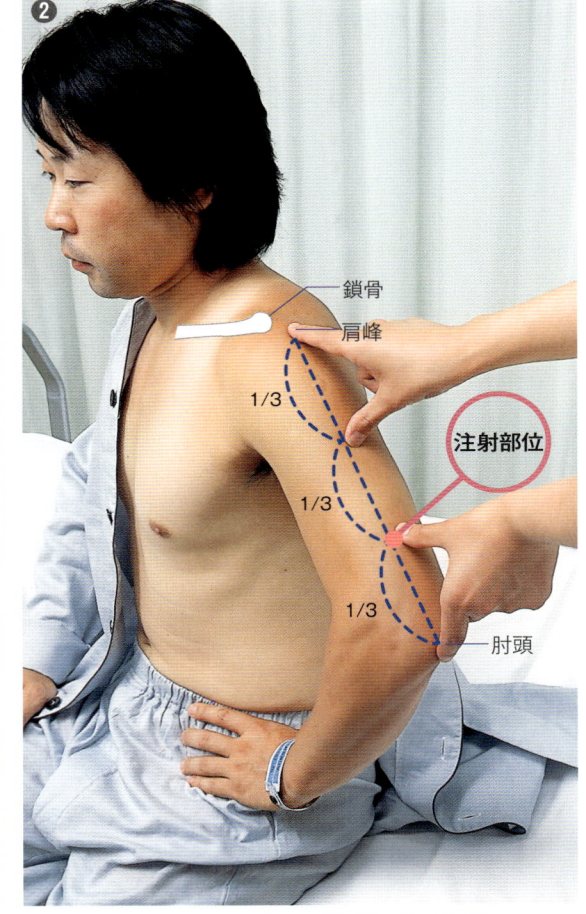

POINT
- 患者に腰に手を当ててもらい、上腕後面を出す。

POINT
- やせていて皮下脂肪が十分でない場合は、中殿筋部位を選ぶ。

CHAPTER 2

PROCESS ❹ 皮下注射の実施

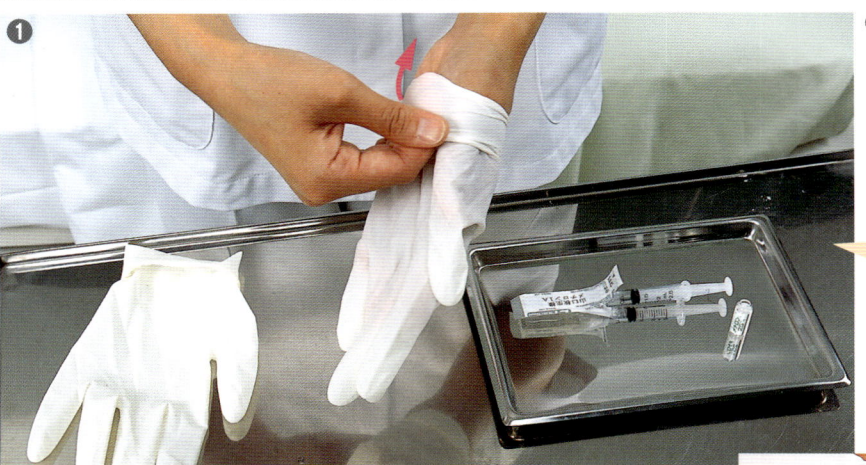

▶ 2-4

❶ 看護師は手袋を装着する。

POINT
- 手袋の端をあらかじめ折り返しておくとスムーズ。

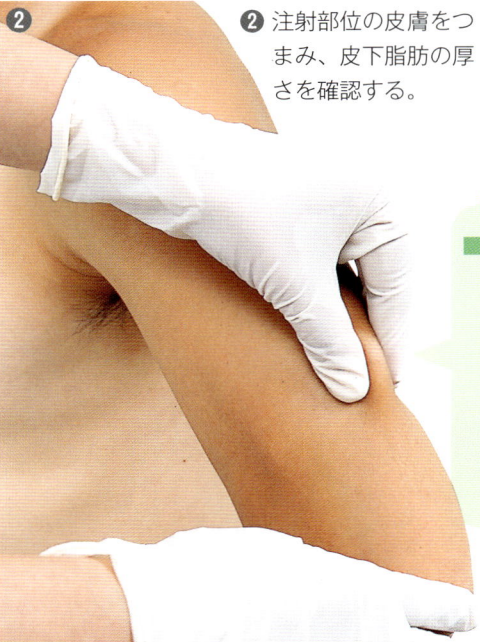

❷ 注射部位の皮膚をつまみ、皮下脂肪の厚さを確認する。

❸ 注射部位を伸展させ、アルコール綿で中心から外側へ円を描いて消毒する。

EVIDENCE
- 確実に皮下注射を行うためには、皮下脂肪の発達した部位を選ぶ必要がある。つまみ上げることができない場合は、皮下脂肪がよく発達している緊満状態のこともある(文献1)。

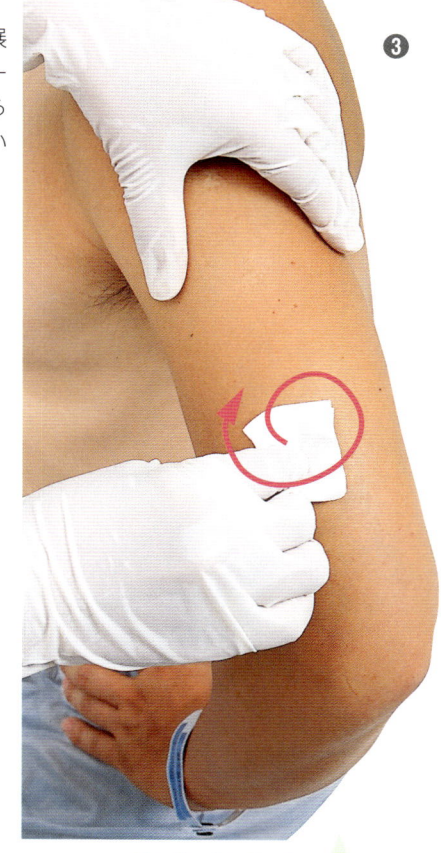

EVIDENCE
- 上下に往復して消毒した場合には、残存菌が検出されている(文献4)。

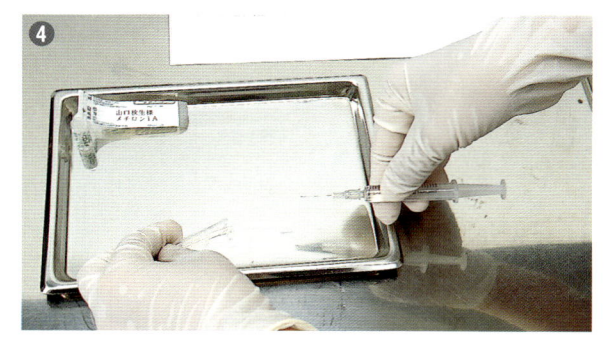

❹ 注射器のキャップを外し、注射器を持つ。

注射法（皮内・皮下・筋肉）

❺ 皮下組織をつまみ上げ、注射針を皮膚の表面に対して30度以下で平行に浅く刺入する。

POINT
- 皮下組織をつまみ上げ、注射針を平行に刺入すると確実に刺入できる（文献1）。

POINT
- 固定する。

声かけ
痛みやしびれはありませんか？

目で確認
血液の逆流がない

❻ 注射器を固定し、内筒をやや引きながら血液の逆流、痛みやしびれがないことを十分に確認する。

EVIDENCE
- 注射による神経麻痺の報告のうち、約半数が注射直後は無症状で、その後に麻痺が起こっている。二次的に神経以外の組織の増殖が起こり、神経圧迫による麻痺が生じる場合がある（文献1）。

POINT
- 注射部位の変化はないか？
- 全身状態の変化はないか？

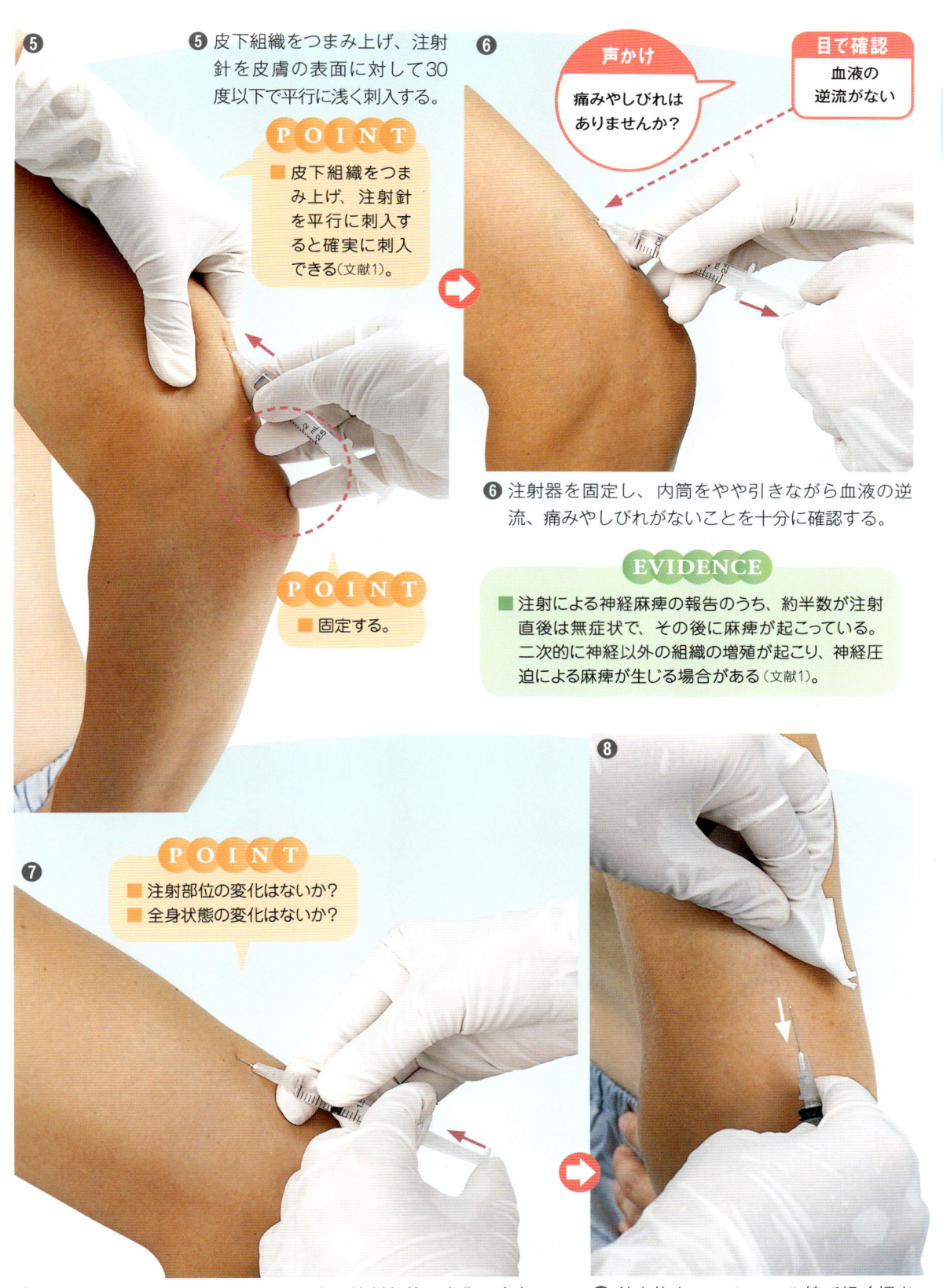

❼ 薬液をゆっくりと注入する。この際、注射部位の変化、全身状態の変化に注意する。

❽ 針を抜き、アルコール綿で軽く押さえて止血する。

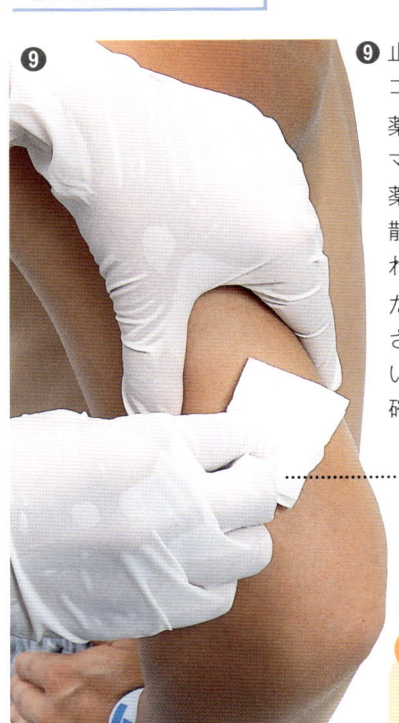

CHAPTER 2

❾ 止血を確認し、アルコール綿を外す。

薬液注入後に、軽くマッサージすると、薬液は皮下組織に拡散し、吸収が促進される。

ただし、徐々に吸収させることが適している薬液もあるため、確認が必要である。

止血を確認

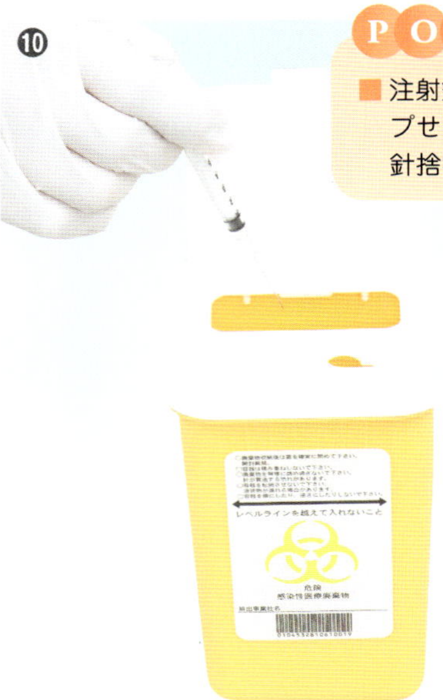

POINT
■ 注射針はリキャップせず、直ちに針捨容器へ。

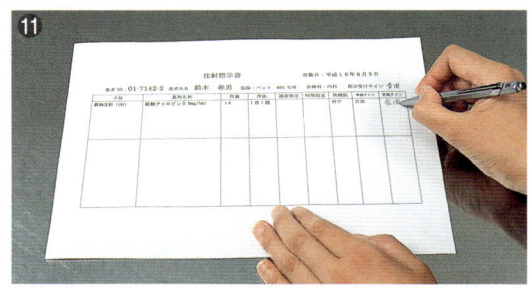

POINT
■ マッサージは薬液の吸収に影響するため、薬剤ごとに必要性を確認する！

❿⓫ 注射針を針捨容器に捨てる。注射処方箋を再度確認し、サインをする。使用物品を片付け、医療廃棄物を廃棄する。

ヒヤリ・ハット 事例から学ぼう！

事例1 注射禁忌側に、注射しそうになった！
→乳がん手術を受けた経験のある患者は、リンパ節を切除しており、感染やリンパ浮腫に注意する必要がある。したがって、リンパ節を切除した手術側に注射を行わないようにする。
患者自身が自覚し、医療者に伝える場合もあるが、既往歴などを確認することが大切である。

事例2 注射薬と外用薬を間違えそうになった！
→薬剤によっては、同じ薬剤名であっても、注射用と吸入用が存在する。誤って吸入薬の去痰剤を注射用に準備しそうになった事例も報告されている。
処方箋で投与経路を確認し、実際の薬品名・用法について2人のナースで確認することが大事である。

注射法―皮下注射― Q&A

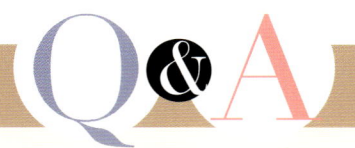

Q 皮下注射部位の皮下組織の厚さは？

A 上腕後側下 1/3 点の皮脂厚は以下の計算式で推定できる(文献2)。

男性：皮脂厚＝2.22×比体重－5.00
女性：皮脂厚＝4.57×比体重－7.64
　　　（比体重＝体重kg÷身長cm×10）

例：身長158cm、体重70kgの女性の場合
4.57×(70÷158×10)－7.64＝12.61 mm

安全かつ確実に皮下注射を実施するためには、神経の損傷を避けること、皮下組織が発達した部位を選定することが重要である。
半田ら(文献2)の報告によると、成人男女の上腕後側部の皮脂厚は、

男性：3.17±1.79mm
女性：8.20±3.27mm

であり、男女差が大きい。

皮脂厚と比体重の相関が大きく、比体重によって皮脂厚を推測することが可能であるといわれている。しかし、男性では比体重が4.0（肥満傾向）の者でも、約80％が上腕後側部の皮脂厚が5mm未満であった。一方、女性は比体重3.0（やせ傾向）の者でも、上腕後側部の皮脂厚が5mm未満の者は30％程度と報告されている(文献2)。
このことから、男性では多くの場合、上腕部は必ずしも皮下注射に適した部位とはいえず、女性の場合でもやせた者は避けるべきであるといわれている。上腕部は簡便な部位であるが、中殿筋部を選択するほうがよい。

いずれにしても、皮下注射を実施する前には、皮下組織の厚みを十分に確かめる必要がある。皮下組織は可動性があるため、皮下組織をつまみ上げて厚みを推測できる。

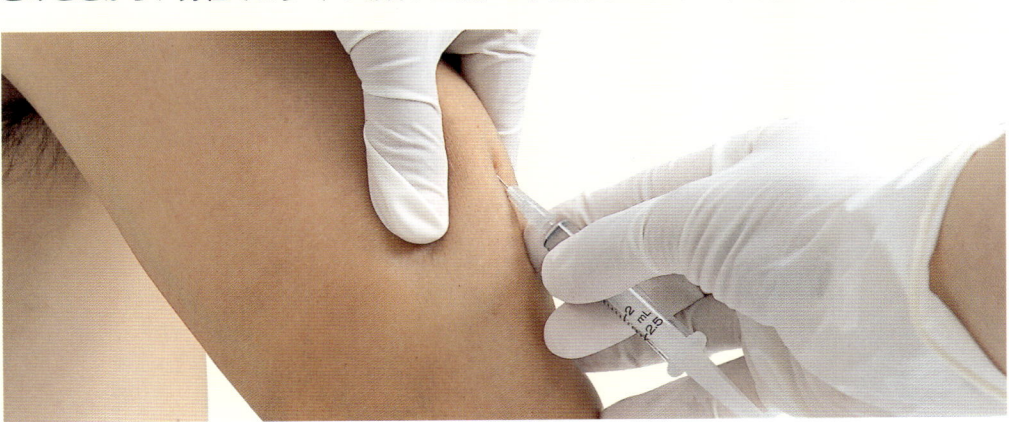

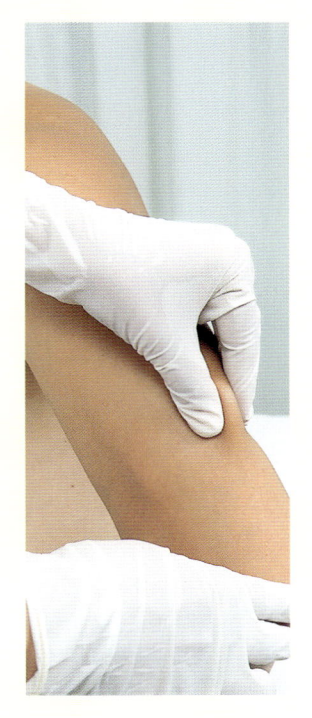

CHAPTER 2

筋肉注射

定義 筋層内に、注射器を用いて薬液を注入すること。
筋層は血管が豊富なため、容易に薬液が末梢血管内に移行し、吸収速度は静脈注射の 1/5、皮下注射の 2 倍である。吸収可能な薬液量は 5mL くらいまでである。

適応 静脈内への投与不可の薬剤、あるいは患者の状態によって、ほかの経路（経口・静脈内など）からの薬剤投与ができない場合に、実施する。

筋肉注射に使われる部位

- 大きな筋肉・血管・神経の分布の少ない部位を選ぶ。
- 上腕三角筋部位がもっとも多く使われてきたが、腋窩神経三角筋枝麻痺を生じる危険が高いため、中殿筋部に行う。
- 大腿前面部は、やむをえない場合を除いて使用しない。

※ 中殿筋・上腕三角筋注射部位の選定、針刺入深度などの安全性に関するエビデンスを積み重ね、テキスト記載を統一し、安全性の高い筋肉注射部位を選定することが求められる。
※ 筋肉注射手技の誤りにより、神経麻痺を生じた事例、軟部組織の壊死、皮膚潰瘍、腰部筋肉注射による腎被膜下血腫を起こした例が報告されている。昭和30年、41年には看護師がかかわり、医療過誤が認められた事例も生じている。

■中殿筋の筋肉注射部位：クラークの点

クラークの点は、上前腸骨棘と上後腸骨棘を結ぶ線の外前1/3の部位である。わが国の臨床現場においては、4分3分法の部位がもっとも多く選択されているが、米国のテキストには記載がない。坐骨神経が大殿筋下を走行するため、4分3分法による部位は、避ける必要がある。

注射法（皮内・皮下・筋肉）

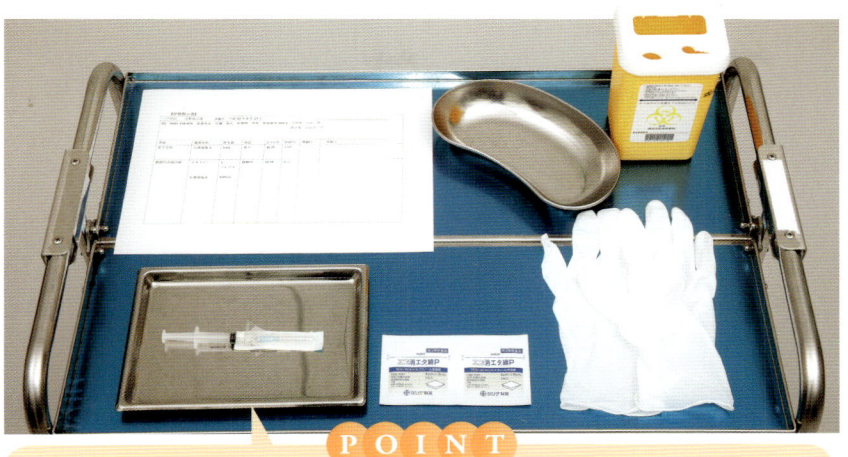

PROCESS ① 必要物品の準備

❶ シリンジ（2〜5mL）
❷ 注射針（22〜23G）
❸ 薬剤
❹ 注射処方箋
❺ アルコール綿
❻ トレー
❼ 手袋
❽ 針捨容器
❾ 膿盆

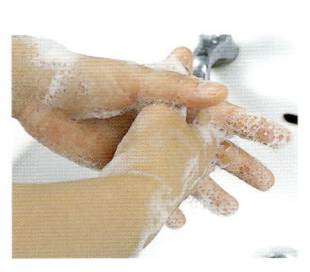

看護師は石けんで手を洗い、必要物品の準備、薬液の準備を行う。注射処方箋を再確認する。

POINT
ミスを防ぐため、以下の点に注意！

- なぜ、この注射をこの患者に行うのか？
- 三原則で確認！
  1. 薬剤を取り出すとき
  2. 薬剤を注射器に吸い上げるとき
  3. 薬剤を吸い上げた後（空アンプル・バイアルも）
- 投与方法に注意。静脈内？ 皮下？ 持続点滴？
- 注射処方箋が読みにくい場合、不明瞭な場合は、指示した医師に確認。
- 転記や口頭指示によるミスが起こりやすい。
- 指示単位に注意。mg, g, mL？ インスリンなど少量で効力の大きい特殊な薬剤は、ほかの看護師とダブルチェック。
- 声を出し、指差し確認を行う。
- 作業を中断しない。

PROCESS ② 患者への説明と同意

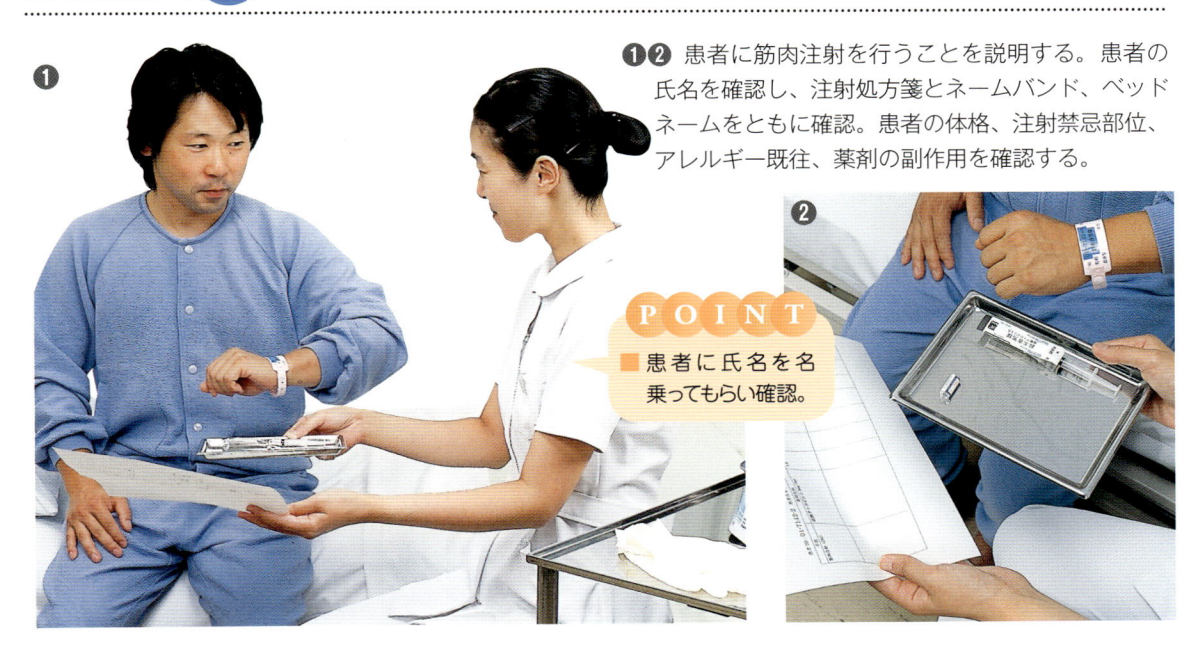

❶❷ 患者に筋肉注射を行うことを説明する。患者の氏名を確認し、注射処方箋とネームバンド、ベッドネームをともに確認。患者の体格、注射禁忌部位、アレルギー既往、薬剤の副作用を確認する。

POINT
- 患者に氏名を名乗ってもらい確認。

CHAPTER 2

PROCESS 3 注射部位の確認

2-5

CHECK!
筋肉注射の部位を確認

- 注射禁忌部位を確認。例えば、乳房切除後の患肢（リンパ浮腫のある場合）、麻痺側、シャント造設肢、異常な皮膚組織（熱傷・瘢痕・炎症・ほくろ）など。
- 連続して同一部位に注射をした場合、硬結が生じることがある。前回注射部位を確認し、少なくとも3cm（2横指）は離れた部位を選ぶ（文献11）。

中殿筋部位の場合

❶ 患者に腹臥位になってもらい、衣類・下着を下ろし、中殿筋部を露出する。

POINT
- タオルで覆い、不必要な露出を避ける。

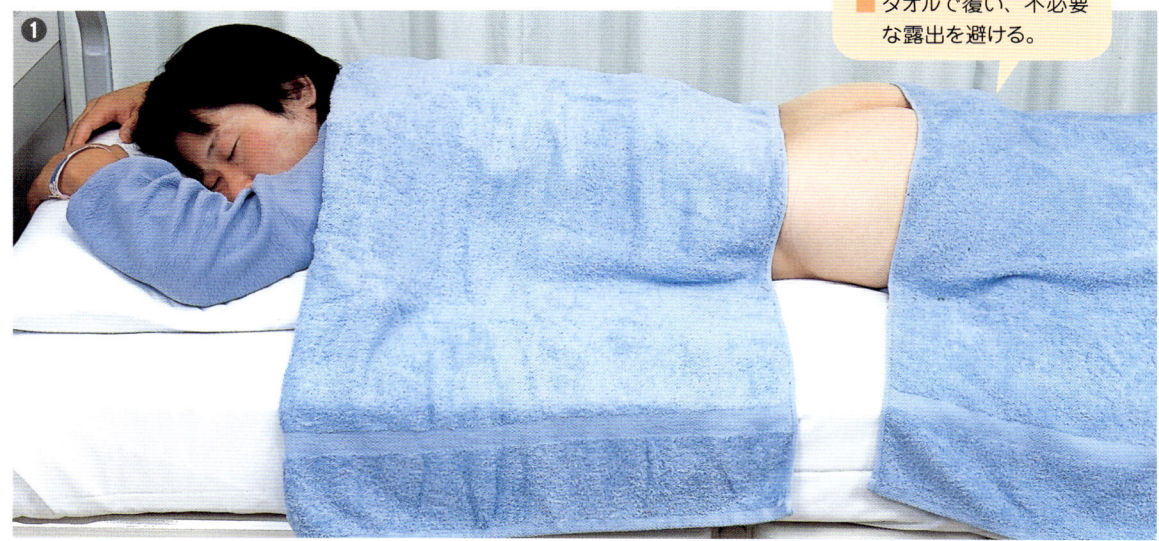

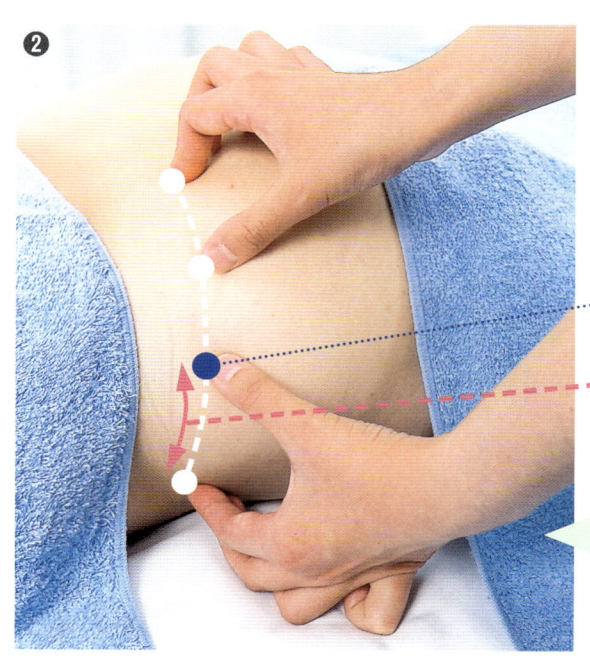

❷ 上前腸骨棘と上後腸骨棘を探し、両棘を結ぶ線の外前1/3の点（クラークの点）を決定する。

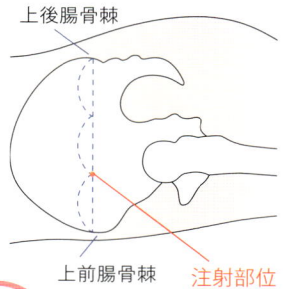

上後腸骨棘
上前腸骨棘
注射部位

注射部位
1/3

EVIDENCE
- 大殿筋下には坐骨神経が走行しており、避ける。
- わが国のテキストには4分3分法の部位が多く記載されているが、クラークの点のほうがより安全である。

PROCESS ❹ 筋肉注射の実施

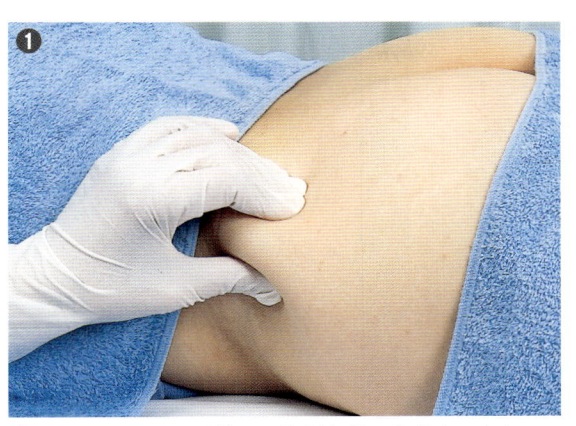

❶ 看護師は手袋を装着し、注射部位の皮膚をつまんで、皮下脂肪の厚さを確認する。

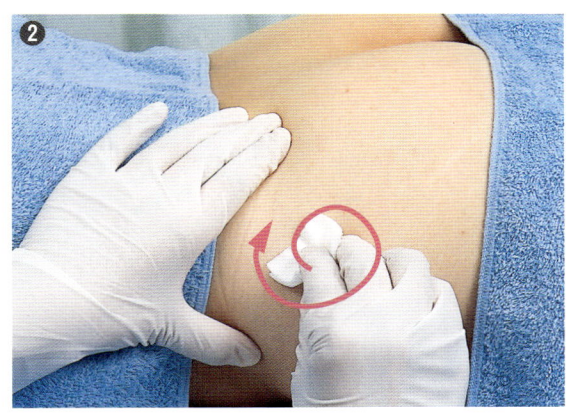

❷ 注射部位を伸展させ、アルコール綿で中心から外側に円を描くように消毒する。

EVIDENCE
- 上下に往復して消毒した場合には、残存菌が検出されている（文献17）。

POINT
- 皮膚を張るようにして、伸展させる。

❸❹ 注射器のキャップを外し、鉛筆のように持ち、手の側面を殿部に固定する。注射部位の皮膚を伸展し、針を直角にして刺入する。

殿部に手を固定

POINT
- 確実に筋肉内に刺入するには、皮下脂肪＋αの刺入深度が必要である。

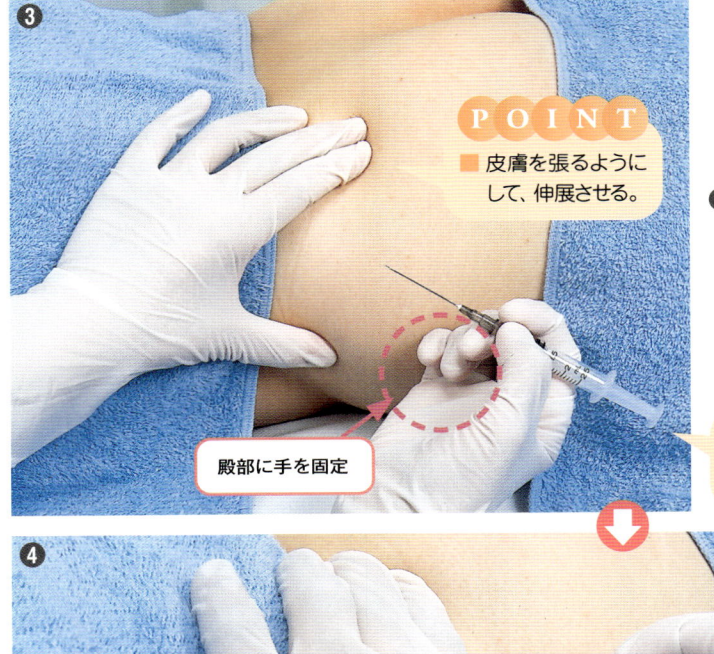

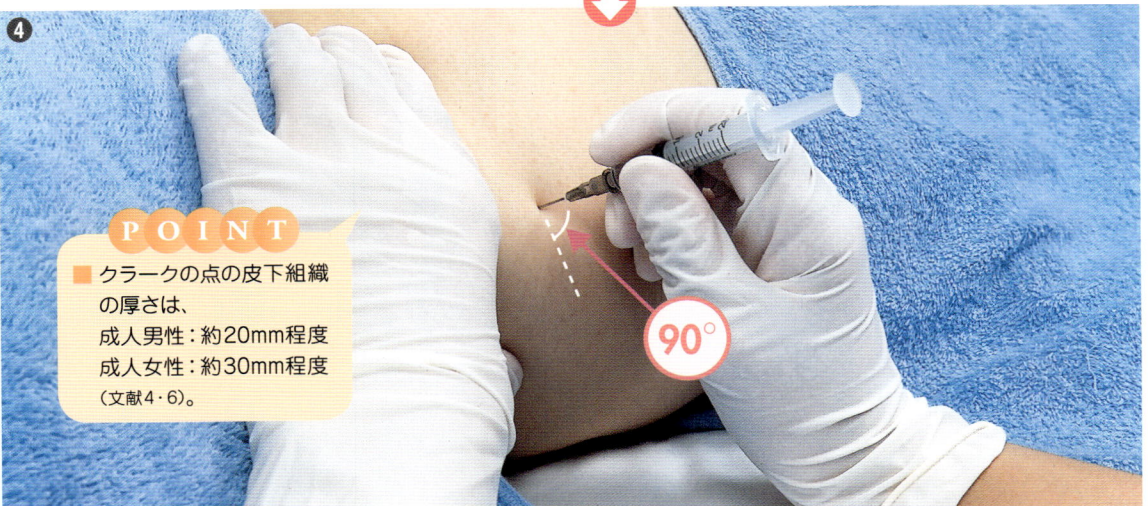

POINT
- クラークの点の皮下組織の厚さは、
  成人男性：約20mm程度
  成人女性：約30mm程度
  （文献4・6）。

90°

CHAPTER 2

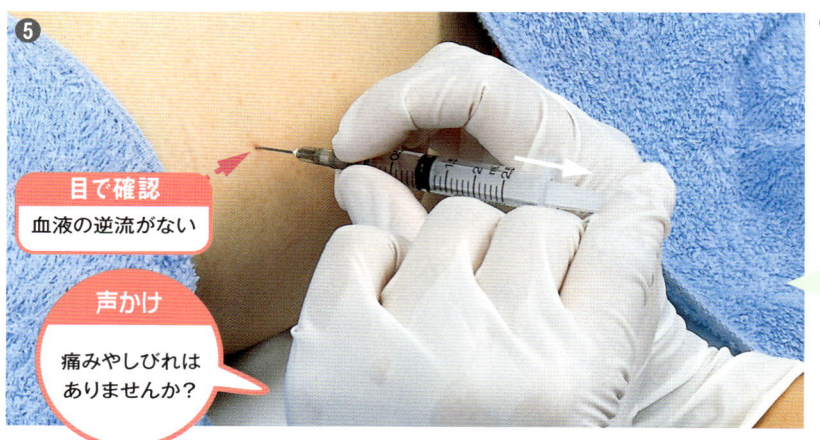

❺ 注射器を固定し、内筒をやや引きながら血液の逆流、痛みやしびれがないことを十分に確認する。

目で確認
血液の逆流がない

声かけ
痛みやしびれはありませんか？

EVIDENCE

■ 注射による神経麻痺の報告のうち、約半数が注射直後は無症状で、その後に麻痺が起こっている。二次的に神経以外の組織の増殖が起こり、神経圧迫による麻痺が生じる場合がある（文献1）。

❻ 薬液をゆっくりと注入する。この際、注射部位の変化、全身状態の変化に注意する。

POINT

■ 注射器のつばの部分を支えて、内筒を進める。

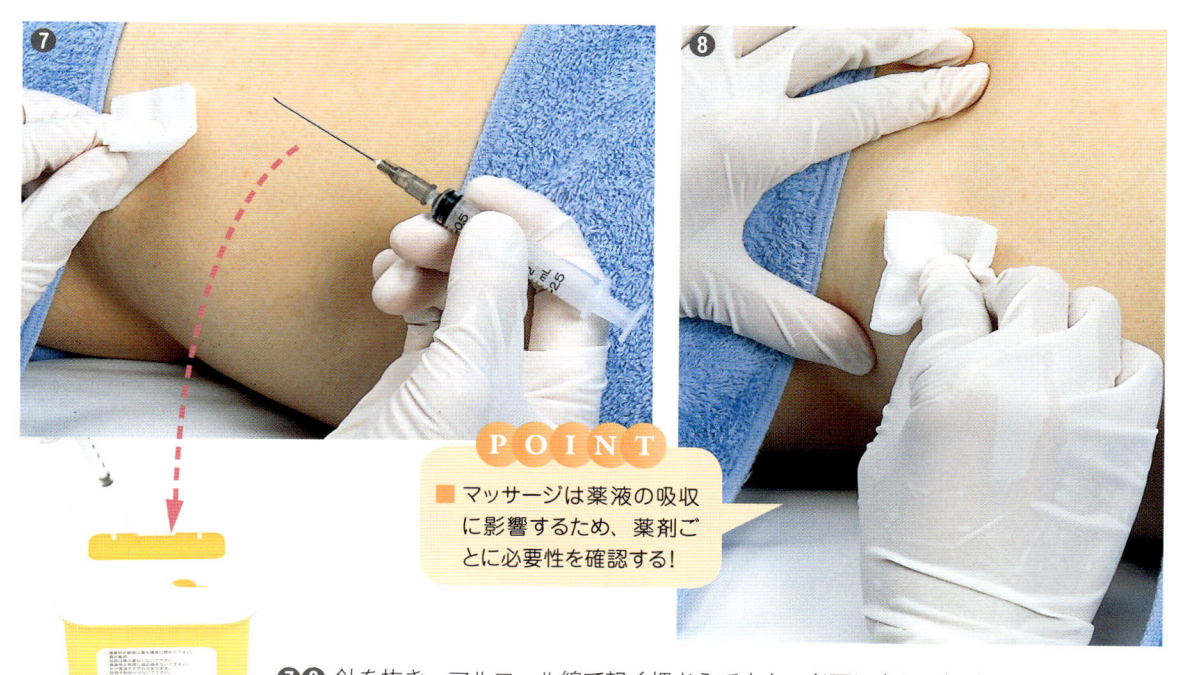

POINT

■ マッサージは薬液の吸収に影響するため、薬剤ごとに必要性を確認する！

❼❽ 針を抜き、アルコール綿で軽く押さえて止血。必要に応じて軽くマッサージする。注射針はリキャップせず、針捨容器に捨てる。患者の衣類を整え、注射処方箋を再度確認し、サインを行う。使用物品を片付け、医療廃棄物を廃棄する。

注射法（皮内・皮下・筋肉）

上腕三角筋部位の場合

中殿筋部位（クラークの点）に注射ができない場合は、やむをえず、上腕三角筋部位に行う。

上腕三角筋の注射部位

- 肩峰の約3横指下の三角筋部位を選ぶ。
- 肩峰から腋窩神経までの最短距離が5cmといわれる。このため、注射針の刺入角度を皮膚面に対して90度以下とし、神経を避ける。
- 肩峰から4cmより中枢側で、かつ後ろ寄りが安全とする説、三角筋中央部より前方部位が安全とする説もある。適切な部位について、今後、検討していく必要がある。

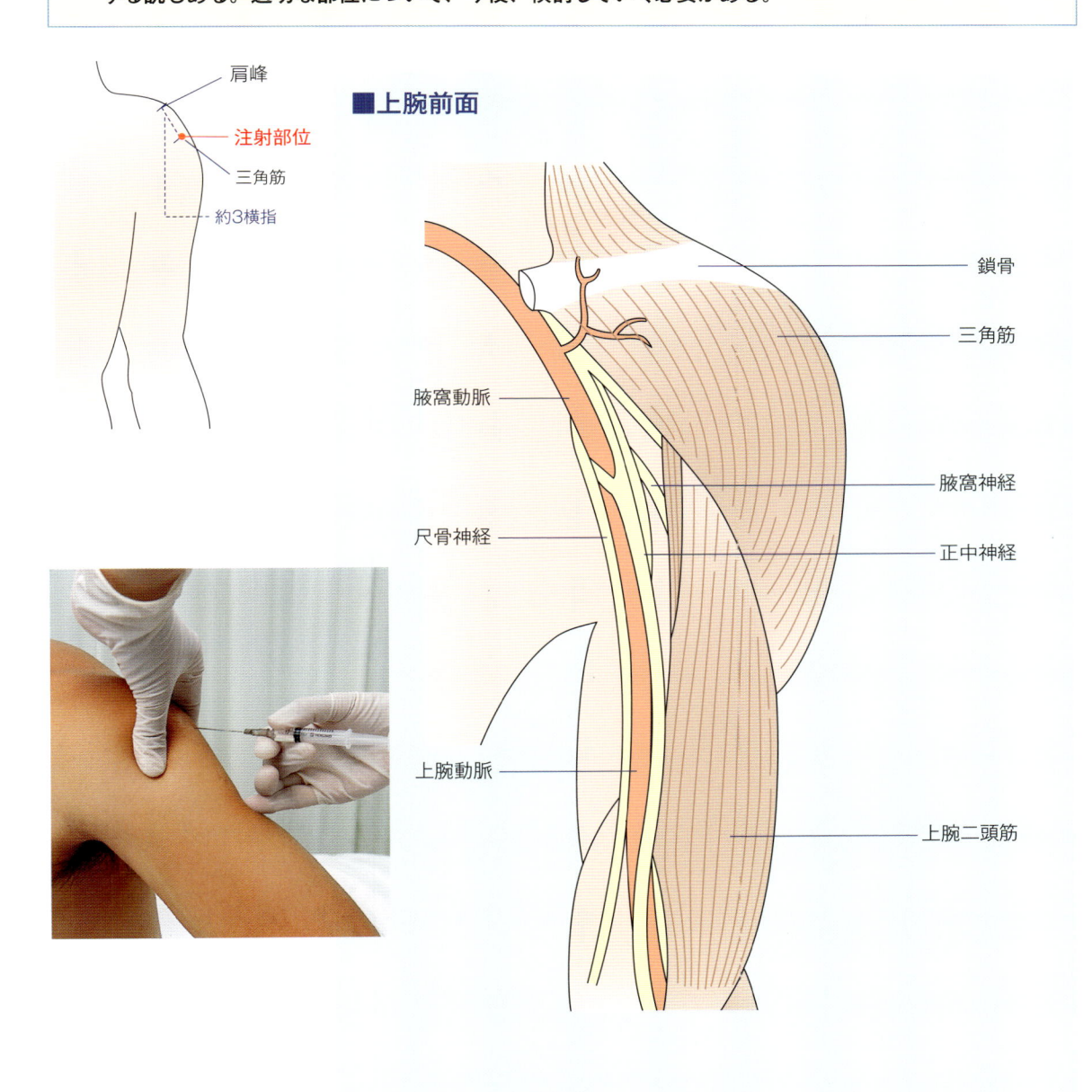

■上腕前面

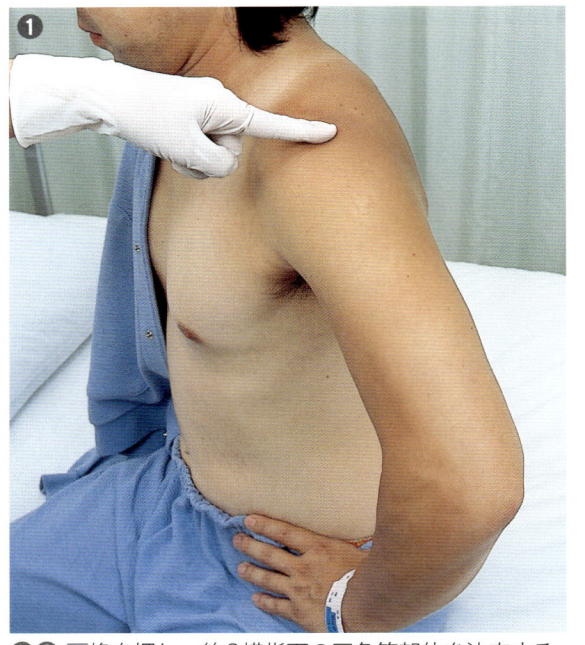

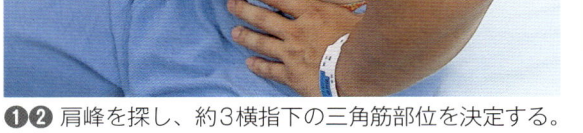

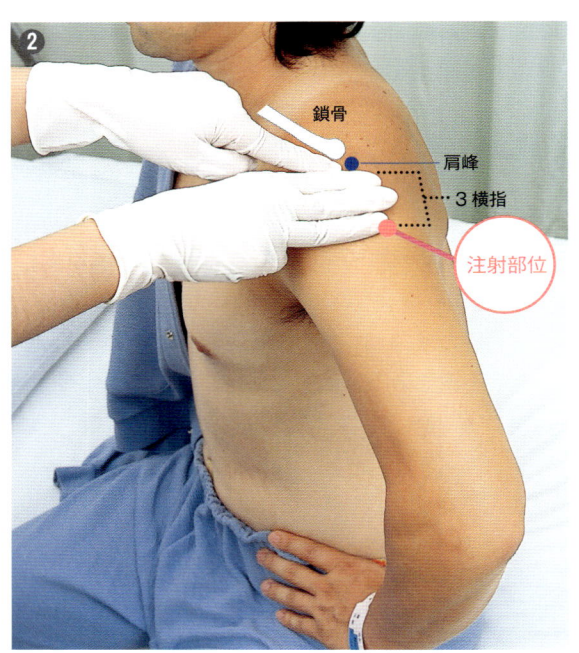

CHAPTER 2

❶❷ 肩峰を探し、約3横指下の三角筋部位を決定する。

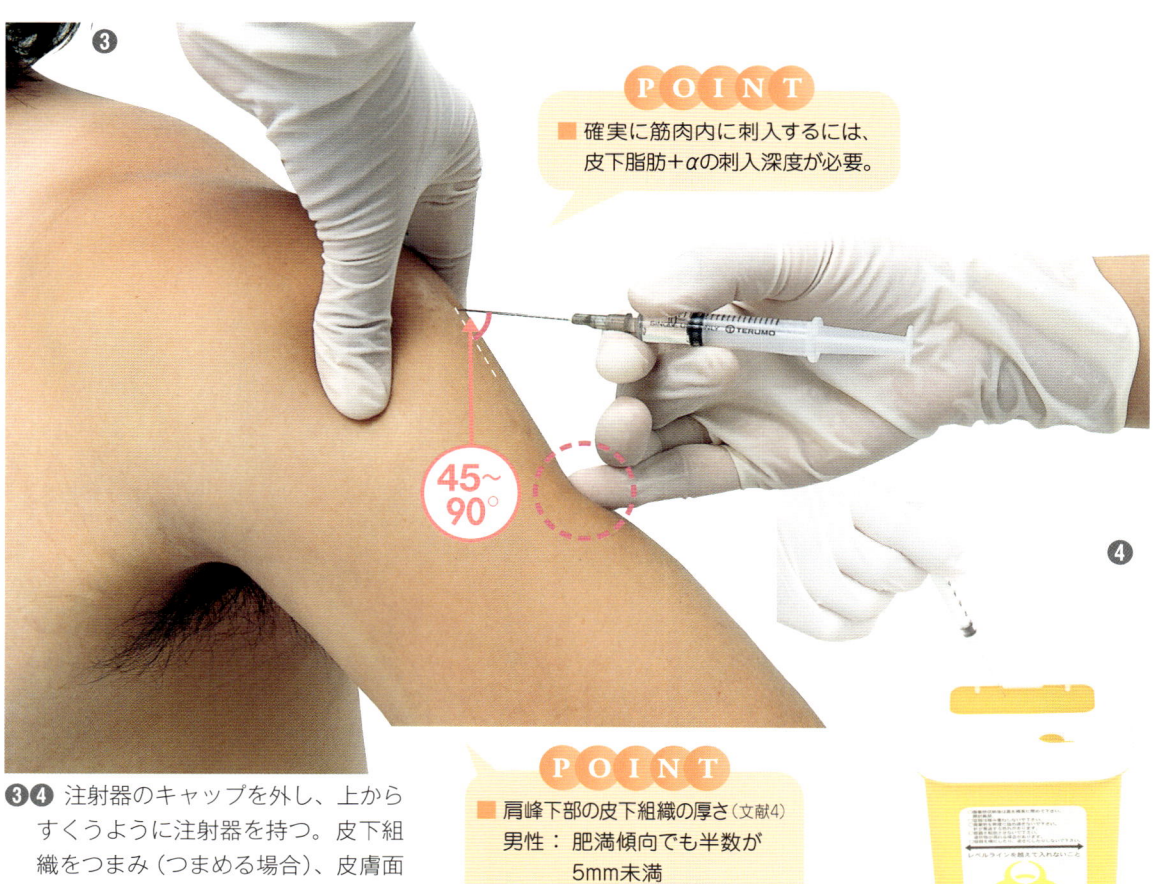

（写真内ラベル）鎖骨／肩峰／3横指／注射部位

POINT
■ 確実に筋肉内に刺入するには、皮下脂肪＋αの刺入深度が必要。

45〜90°

❸❹ 注射器のキャップを外し、上からすくうように注射器を持つ。皮下組織をつまみ（つまめる場合）、皮膚面に対して45〜90度以下で注射針を刺入する。針はリキャップせずに、針捨容器に捨てる。

POINT
■ 肩峰下部の皮下組織の厚さ（文献4）
男性：肥満傾向でも半数が
　　　5mm未満
女性：やせ傾向の20%以下が
　　　5mm未満

注射法（皮内・皮下・筋肉）

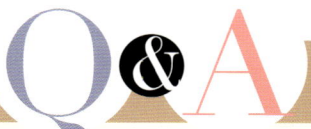

注射法—筋肉注射— Q&A

Q 筋肉注射が必要な薬剤には、どのようなものがある？

A 静脈内に注射した場合に薬効の発現が急速で、副作用が発現しやすい薬剤、血栓を生じる薬剤などは、静脈への注入は禁忌であり、筋肉注射などにより投与される。

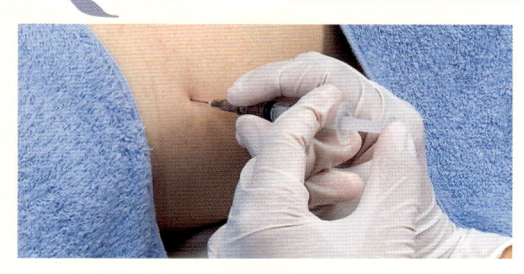

Q 注射薬の準備・換算は、どのようにする？

A 薬剤を注射する場合、1アンプル・1バイアルをすべて使うとは限らない。処方箋に基づき、必要量を換算し、投与量のみ準備する。

小児の場合は、体格や年齢によって投与量の調整が必要なことが多く、また抗がん薬についても、投与量が細やかに調整され、換算して準備することが多い。

練習問題　1アンプル0.5mg／2mLの薬剤Aを0.2mg準備するには？
X＝（0.2mg÷0.5mg）×2mL
X＝0.8mL
したがって、0.8mLを準備する。

練習問題　1アンプル250mg／5mLの薬剤Bを800mg準備するには？
X＝（800mg÷250mg）×5mL
X＝16mL
1アンプル5mLなので、16÷5＝3.2
したがって、アンプル3本と、5mL×0.2＝1mLを準備する。

練習問題　1バイアル2gの粉末状の薬剤Cを500mg準備するには？
2gは2000mg。500mgは、2000mgの4分の1。
バイアルから4分の1量の粉末薬剤を取り出せばよい。
したがって4mLの溶解液でとかし、そのうちの1mLを準備する。

Q 筋肉注射部位の皮下組織の厚さは何mm？

A 筋肉注射部位の皮下組織の厚さは、次のようなものである(文献4)。

- 肩峰下部　男性：4.48±1.93mm
　　　　　　女性：7.74±2.91mm
- 殿部　　　男性：21.82mm（平均値）
　　　　　　女性：26.33mm（平均値）

現在、筋肉注射に用いられる注射針の長さは、3.8cmである。肥満者の場合、針を垂直に全部刺入したとしても、届かないおそれがある。

確実に薬剤を筋肉組織に注入するには、注射針の刺入深度を簡便に求めることができるアセスメント方法の開発を積み重ねる必要がある。

CHAPTER 2

Q 筋肉注射でよく使用される薬剤の種類と副作用は？

A 高橋有里,他（2003,文献9）によると、日常実施している筋肉注射で使用している薬剤の中で多かったのが、ブスコパン®、ペンタジン®、エルシトニン®、アタラックスP®、アトロピン硫酸塩®であった。精神科領域では、ハロマンス®、フルデカシン®など向精神薬が筋肉注射のみの適用であるものが多く、静脈が確保されていない患者にホリゾン®などの鎮静薬を緊急に使用する機会が多かった。

薬剤名	商品名（一般名）	適応	副作用
消化性潰瘍治療薬（抗コリン剤）	ブスコパン（ブチルスコポラミン臭化物）	◎胃十二指腸潰瘍 ◎胃炎 ◎消化管のX線・内視鏡検査の前処置　など	眼調節機能障害、悪心・嘔吐、口渇、排尿障害、頭痛、心悸亢進など ＊禁忌：緑内障、前立腺肥大による排尿障害
消化性潰瘍治療薬（ベラドンナアルカロイド）	アトロピン硫酸塩（アトロピン硫酸塩水和物）	◎胃腸の痙攣性疼痛 ◎麻酔前投薬	口渇、皮膚発赤、心悸亢進、瞳孔散大など ＊禁忌：緑内障、前立腺肥大による排尿障害、麻痺性イレウス
非麻薬性鎮痛薬（オピオイド）	ソセゴン・ペンタジン（ペンタゾシン）	◎鎮痛 ◎麻酔前投薬・麻酔補助	傾眠、意識障害、悪心・嘔吐、重篤な場合は呼吸障害など ＊禁忌：頭蓋内圧上昇・重篤な呼吸抑制患者など
抗ヒスタミン薬	アタラックスP（ヒドロキシジンパモ酸塩）	◎術前術後の悪心・嘔吐防止、麻酔前投薬 ◎神経症による不安・緊張・抑うつ	不安、眠気、倦怠感、悪心、口渇など ＊禁忌：本剤過敏症
骨・カルシウム代謝薬	エルシトニン（エルカトニン）	◎骨粗鬆症における疼痛	過敏症、顔面紅潮、悪心・嘔吐、食欲不振、めまい、頭痛など

Q 「殿部は恥ずかしい」と言われた場合は？

A 筋肉注射を行うために、患者に殿部を出してほしいと説明すると、「恥ずかしいから腕にしてほしい」と言われる場合がある。筋肉注射は上腕三角筋に実施することもできるが、やせた高齢者の場合などでは、皮下組織が発達していないため、中殿筋部を選択するほうが安全である。
患者に安全な注射部位について説明し、タオルなどで不必要な露出を防ぎ、プライバシーを守りながら行う。

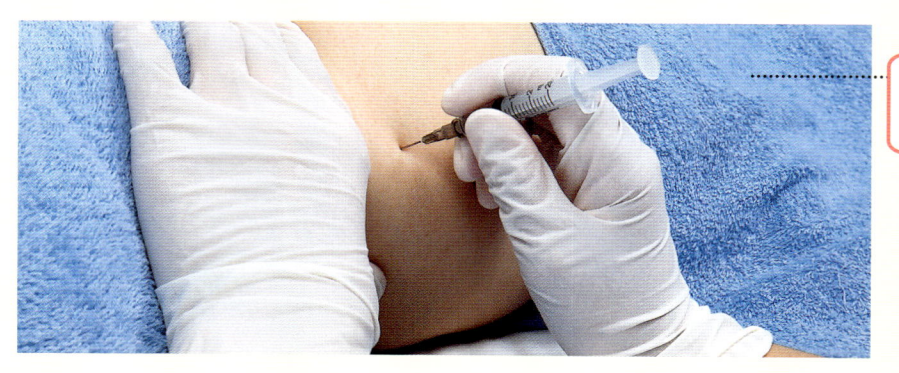

タオルで不必要な露出を防ぐ

CHAPTER 3 静脈注射 －ワンショット－

静脈注射は静脈内に直接、薬剤を注入する方法である。
一般に、100mL以下の薬剤をシリンジで注入する。
全身に薬物が行き渡るまでに要する時間は5～10分である。
それだけ副作用やショックの出現も早いので、対応の手順を決めて周知徹底しておく必要がある。また、注射手技による合併症（末梢神経障害、空気塞栓）なども理解し、慎重に実施する。

目 的 静脈内に直接、薬剤を注入する。

■静脈注射の種類

静脈注射は、「ワンショット」と「点滴」に分けることができる。ワンショットはさらに、1回性の静脈針を穿刺して行う注射、側管からの注射、点滴をしていない留置針からの注射に分かれる。点滴には、点滴静脈注射（末梢静脈）、中心静脈注射がある。

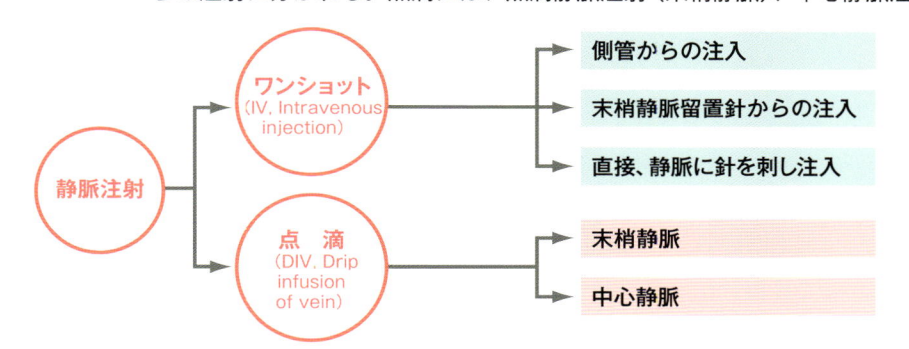

静脈注射
- ワンショット（IV, Intravenous injection）
  - 側管からの注入
  - 末梢静脈留置針からの注入
  - 直接、静脈に針を刺し注入
- 点 滴（DIV, Drip infusion of vein）
  - 末梢静脈
  - 中心静脈

■静脈注射に使われる血管

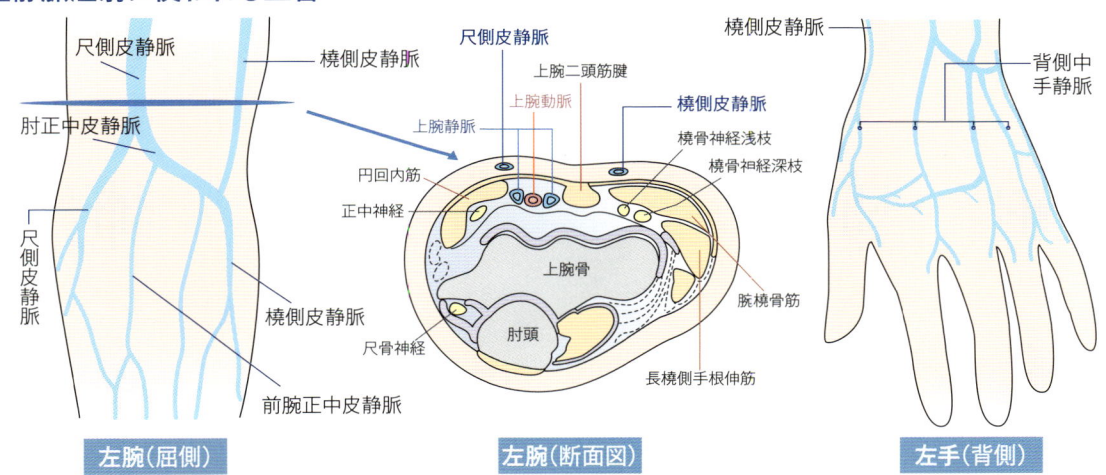

左腕（屈側）：尺側皮静脈、橈側皮静脈、肘正中皮静脈、尺側皮静脈、橈側皮静脈、前腕正中皮静脈

左腕（断面図）：尺側皮静脈、上腕二頭筋腱、上腕動脈、橈側皮静脈、上腕静脈、橈骨神経浅枝、橈骨神経深枝、円回内筋、正中神経、上腕骨、腕橈骨筋、尺骨神経、肘頭、長橈側手根伸筋

左手（背側）：橈側皮静脈、背側中手静脈

CHAPTER 3

PROCESS ❶ 必要物品の準備

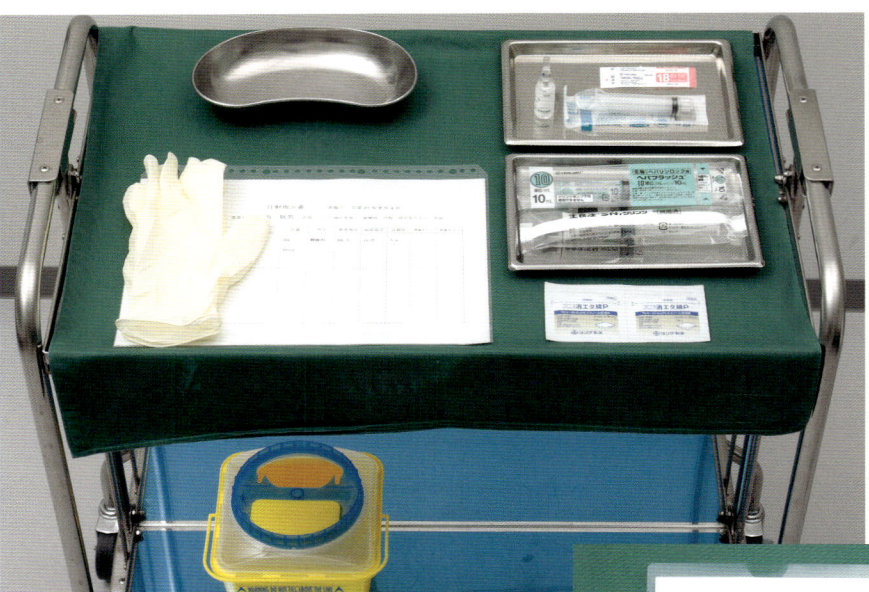

❶ 注射処方箋
❷ 指示された薬剤
❸ ロック式シリンジ・注射針（18G）
❹ 注射用トレー
❺ 生理食塩水（必要時）
❻ ヘパリン生食
❼ アルコール綿
❽ 膿盆
❾ 針捨容器・手袋

POINT
薬剤混注の注意点

■ シリンジに吸い上げた薬剤は、薬剤名がわかりにくくなり、誤薬の原因となる。薬剤準備では、以下の原則を守る。
　① 施行する者が準備する。
　② 施行する直前に準備する。
　③ 1人の患者、1つの薬剤につき、1枚のトレーにのせる。
■ シリンジに、患者氏名・薬剤名・用量を記載するとよい。
■ 吸い上げた空のアンプルをシリンジといっしょに置いておく。また、注射処方箋とともにしておく。

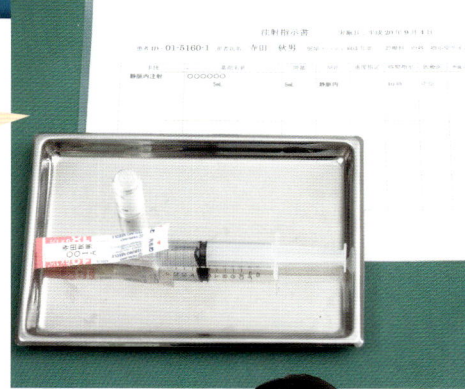

PROCESS ❷ 側管注の場合（点滴中の注入）

▶ 3-1

❶ 必要物品をトレーにのせて、患者のもとに向かう。

患者の前で、注射処方箋と薬剤とネームバンドの照合を行う。
可能な限り、患者自身にフルネームを言ってもらう。

確認！

POINT
■ 患者・薬剤の取り違えを防ぐため、確実に照合を行う。

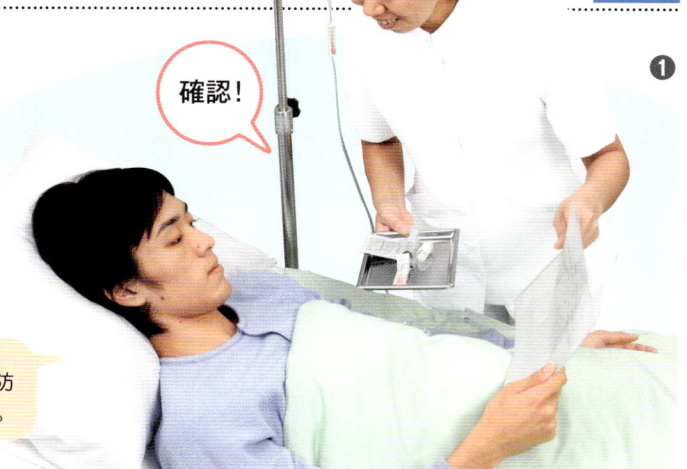

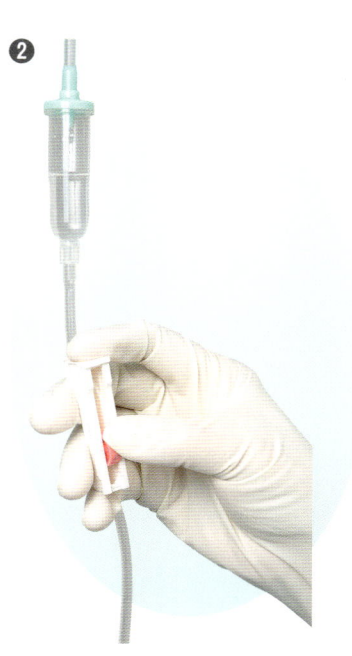

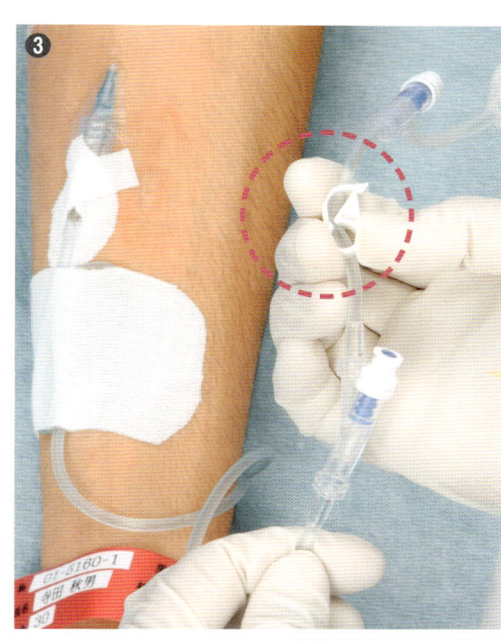

静脈注射―ワンショット―

❷

❸

❷ クレンメを閉じ、滴下を止める。

❸ ライン上部（点滴側）のワンタッチクレンメを注入口のすぐ上で止める。

POINT
- 薬剤注入前に、点滴側のワンタッチクレンメを閉じる。

❹ 注入口をアルコール綿で念入りに消毒する。

❺ 注入口にシリンジをぐっと押し込んで接続し、少し回して固定する。

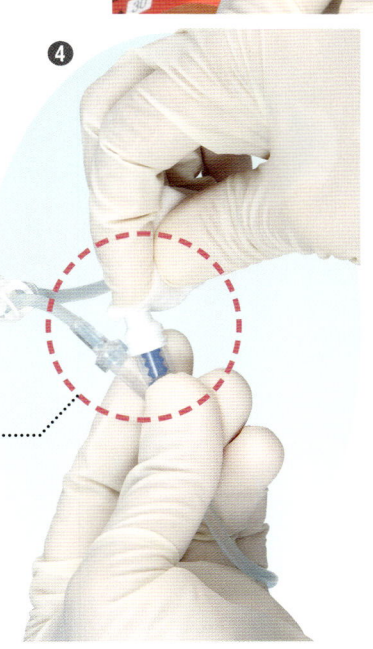

❹

注入口をアルコール綿で消毒

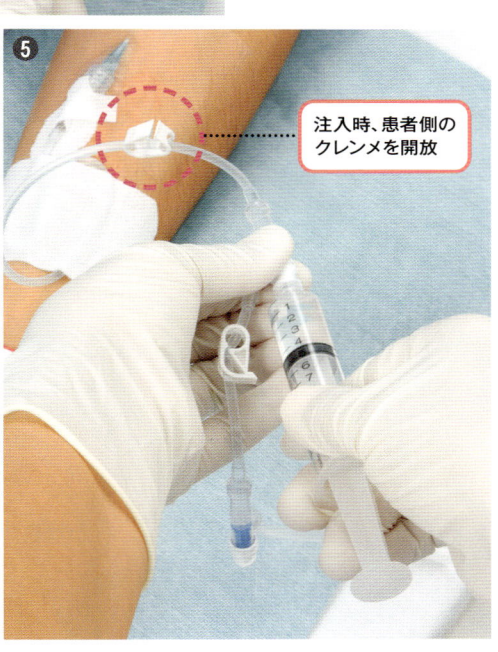

❺

注入時、患者側のクレンメを開放

CHAPTER 3　静脈注射―ワンショット―

COLUMN

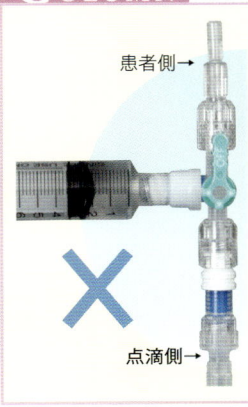

三方活栓について

患者側→
点滴側→

使用されている輸液セットによっては、三方活栓がついているものもある。三方活栓は、向きを間違えると薬剤が輸液バッグ側に注入されてしまう。点滴を再開すれば体内に入るが、本来の即効性が失われるため、注意が必要である。

ラインに個別につける三方活栓は、下の2種類のタイプがある。それぞれ注入される方向が違うので、構造をよく理解しておく必要がある。

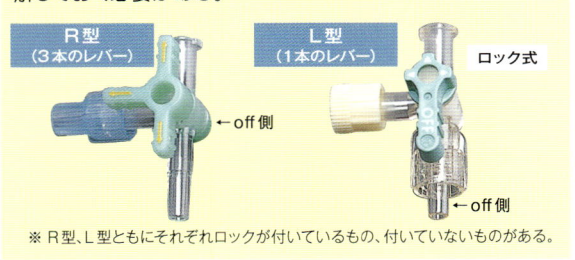

R型（3本のレバー）　←off側

L型（1本のレバー）　ロック式　←off側

※ R型、L型ともにそれぞれロックが付いているもの、付いていないものがある。

67

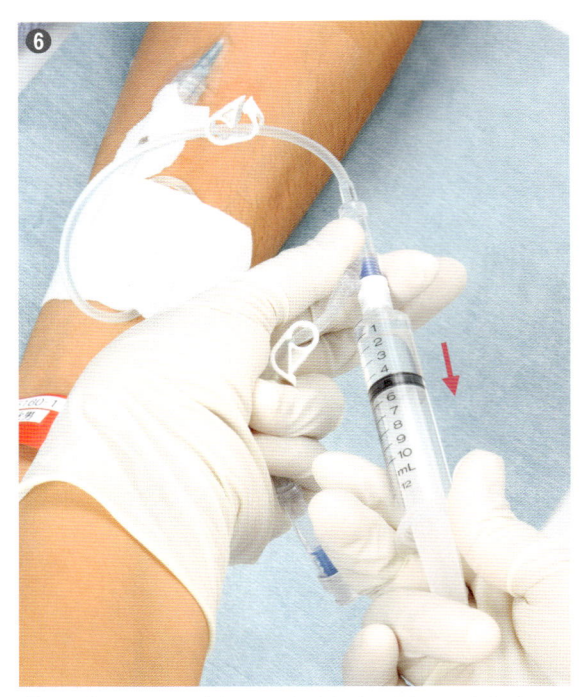

CHAPTER 3

❻ まず、シリンジをゆっくりと少し引いて空気を抜くとともに、血液逆流を確認する。

POINT
- プラグ内に残っている空気を抜く。
- 血管内に針が留置されていることを確認。

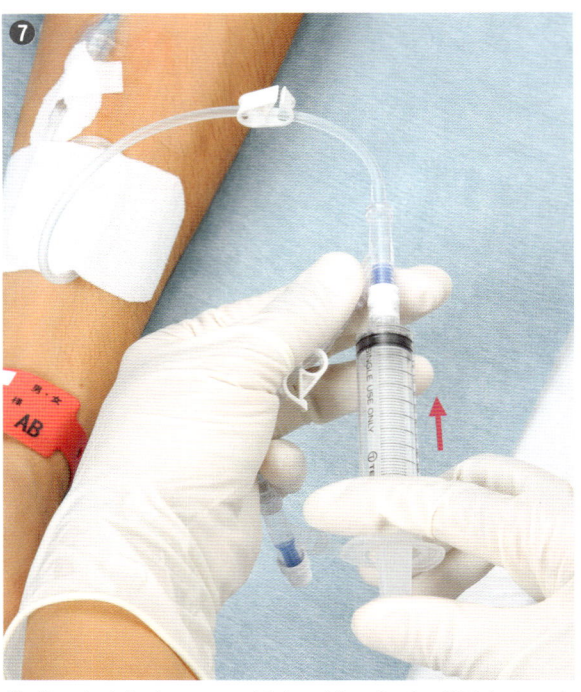

❼ 抜いた空気をシリンジ上部に追い上げ、薬液をゆっくりと注入する。シリンジ先端を見ながら、抜いた空気が入る直前で注入をやめる。

POINT
- 薬剤に合った注入速度を守る。
- 混濁や結晶成分が出現していないことを確認。
- 万一、混濁が認められたら、ゆっくりとシリンジを引き、混濁した部分を回収してから、注入を中止する。
- 2種類以上の薬剤を注入する際は、特に注意！(Q&A参照)

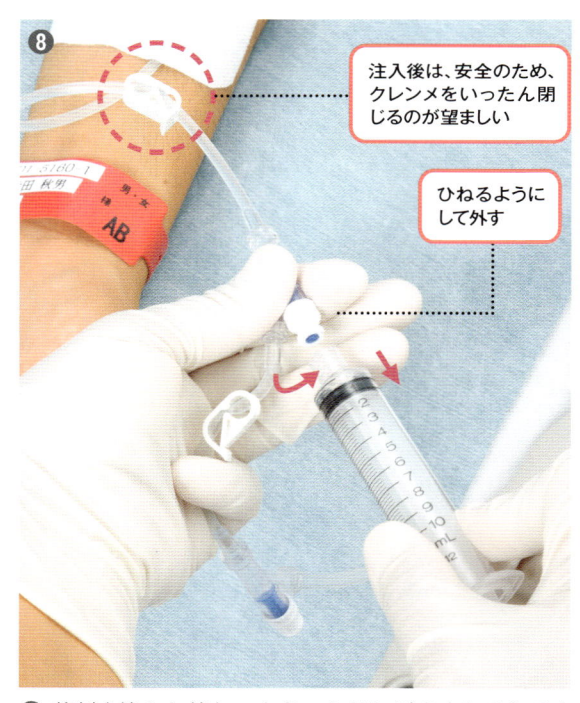

注入後は、安全のため、クレンメをいったん閉じるのが望ましい

ひねるようにして外す

❽ 薬剤を注入し終わったら、シリンジを少しひねるようにして、取り外す。

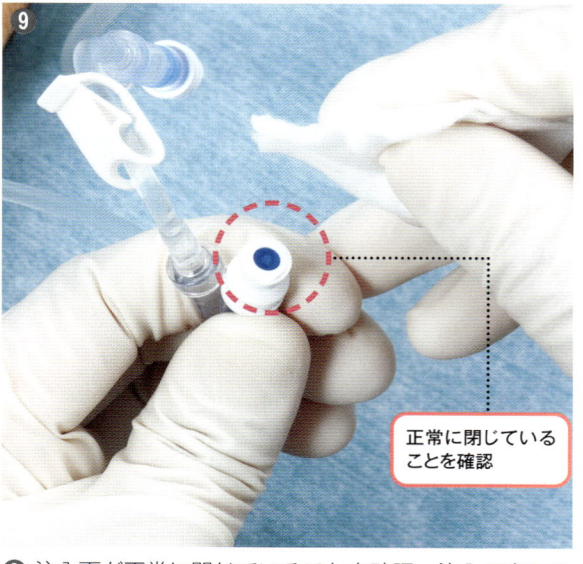

正常に閉じていることを確認

❾ 注入面が正常に閉じていることを確認。注入口をアルコール綿で消毒する。

――静脈注射―ワンショット―

❿ ❿ 輸液セットのクレンメを開放し、滴下数を調節する。

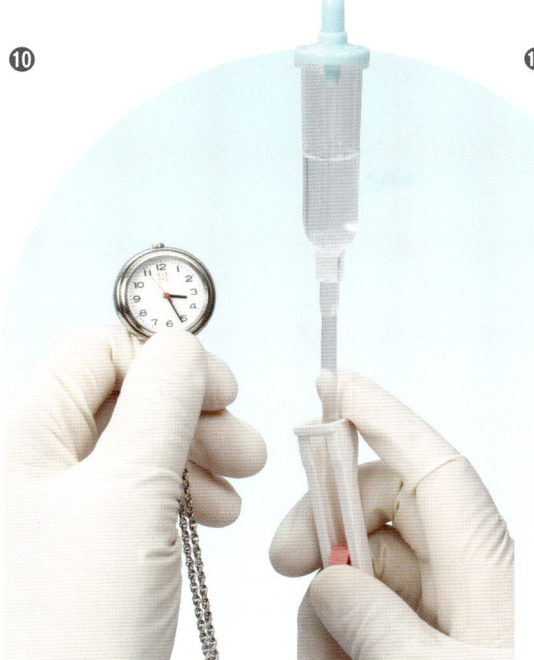

POINT
ワンショット後の確認ポイント

■ 患者のそばを離れる前に、輸液バッグから刺入部まで、以下の点を指差し確認する。
① 滴下速度は適正か？
② 刺入部に漏れなどはないか？
③ ラインにねじれ、屈曲はないか？
④ アンプル・薬剤処方箋・患者名を再確認。

■ ワンタッチクレンメの開放を忘れずに！

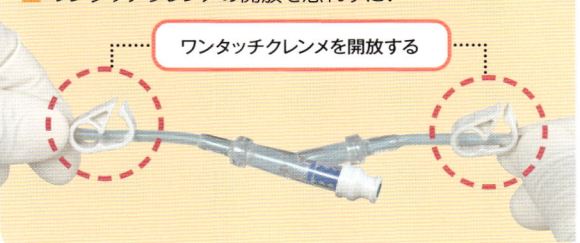

ワンタッチクレンメを開放する

PROCESS 3 末梢静脈留置針からの場合（末梢静脈留置針がヘパリンロックされている状況）

3-2

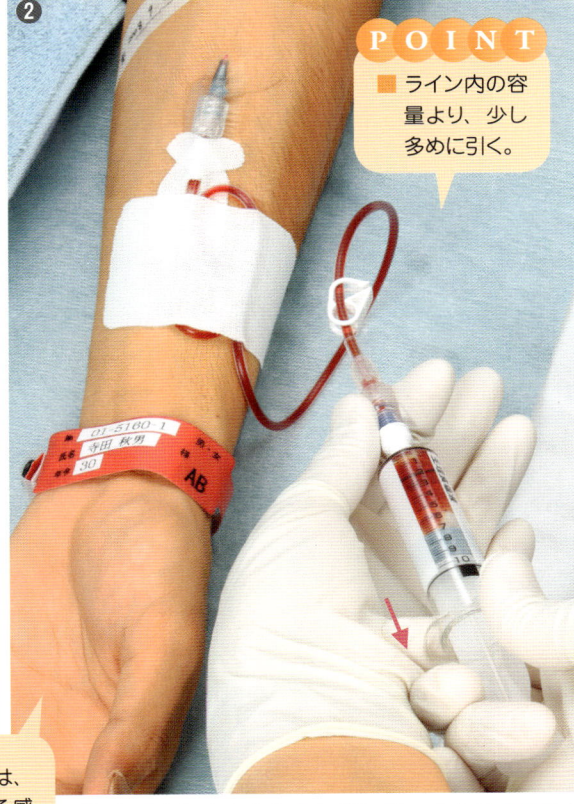

POINT
■ ライン内の容量より、少し多めに引く。

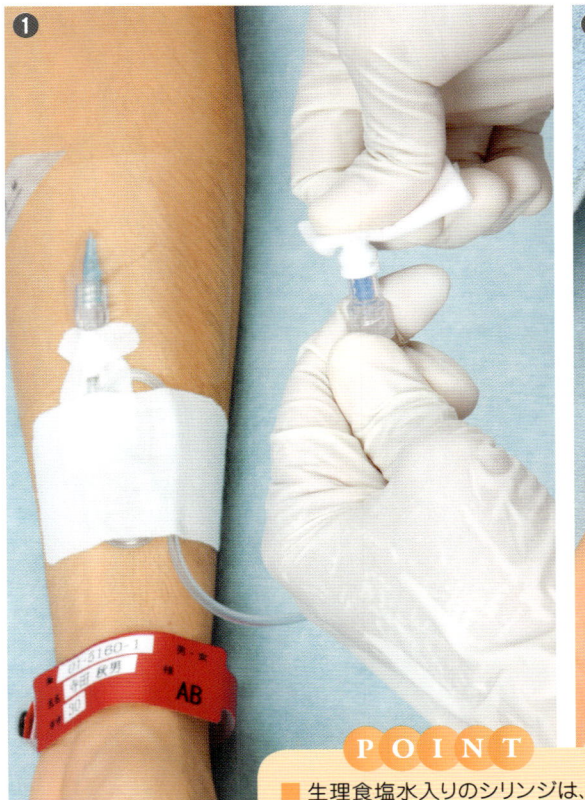

❶ 注入口を念入りにアルコール綿で消毒する。

POINT
■ 生理食塩水入りのシリンジは、吸引のしやすさ、手に伝わる感触から閉塞がわかりやすいなど、経験知により用いられている。

❷ 生理食塩水を入れたシリンジ、または空のシリンジを接続し、ゆっくりと内筒を引いて、ライン内に充填されているヘパリン生食を抜く。

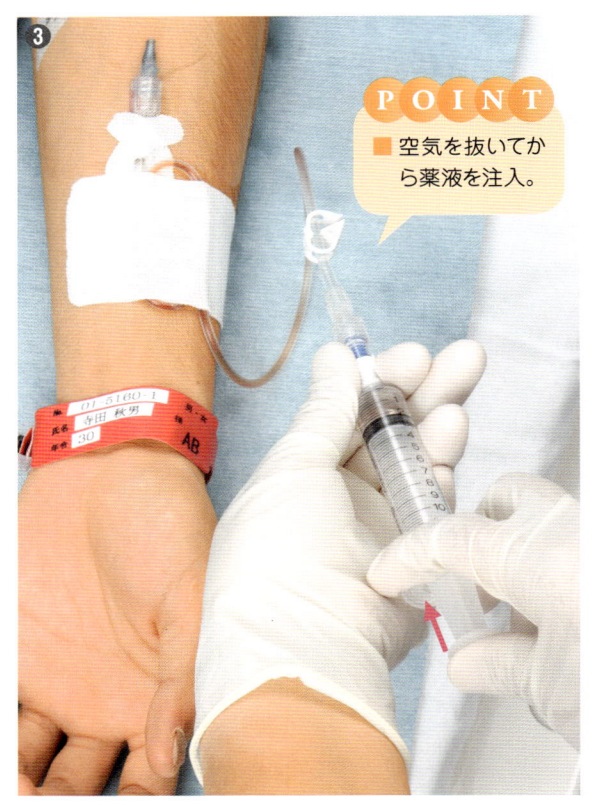

CHAPTER 3

❸

POINT
■ 空気を抜いてから薬液を注入。

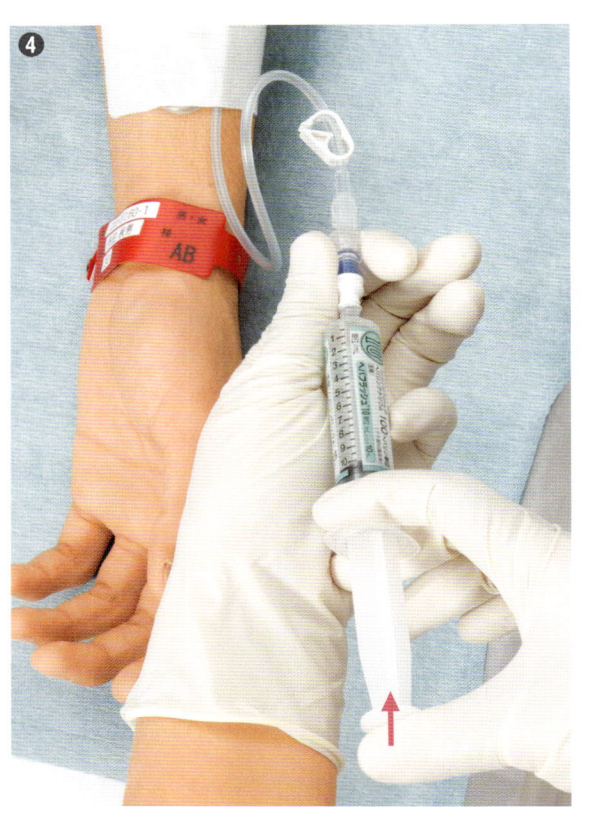

❹

❸ 薬液の入ったシリンジをつける。少し引いて残っている空気を抜き、ゆっくりと薬液を注入する。抜いた空気が入る直前で、注入をやめる。必要に応じて、最後に生理食塩水を注入し、ライン内の薬液を入れきる。

❹ ヘパリン生食入りのシリンジを接続する。ヘパリン生食を注入し、ライン内を充填する（CHAPTER6参照）。

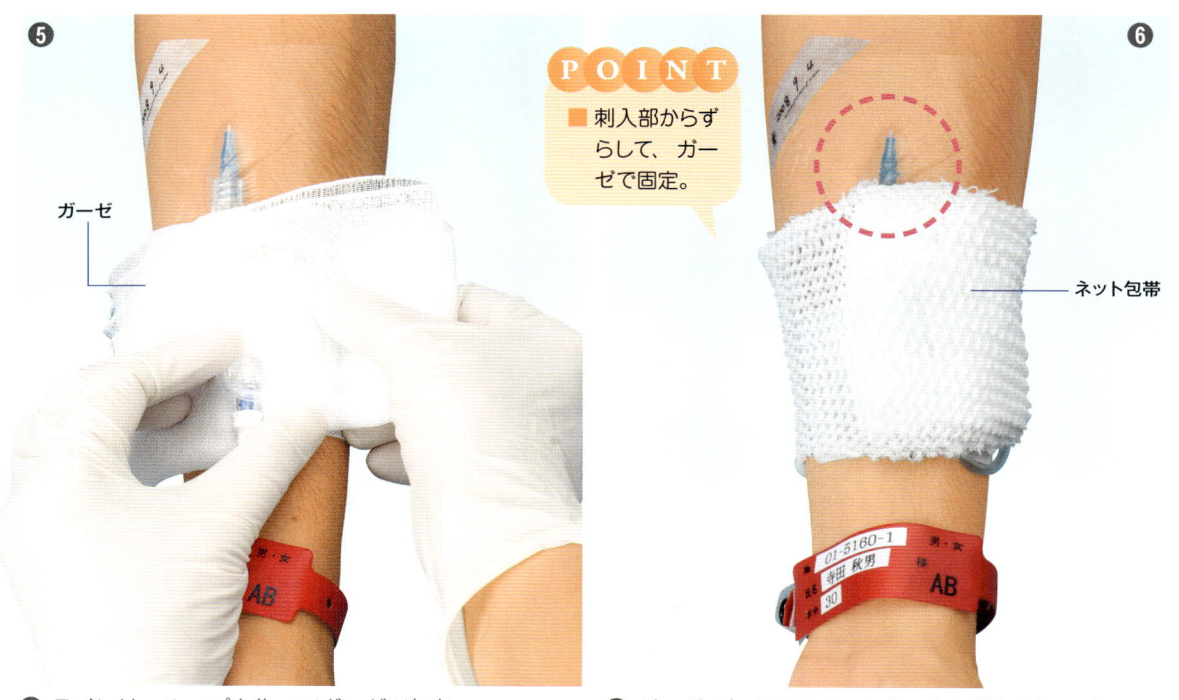

❺

ガーゼ

❻

POINT
■ 刺入部からずらして、ガーゼで固定。

ネット包帯

❺ ラインは、ループを作ってガーゼで包む。

❻ ガーゼで包んだラインをネット包帯などで固定する。

静脈注射―ワンショット―

PROCESS ④ 翼状針によるワンショットの場合（直接、静脈に穿刺し、注入する）

3-3

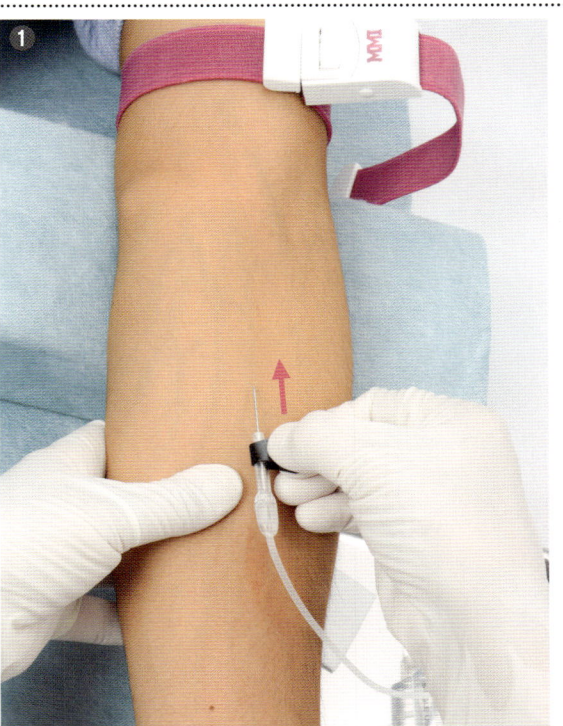

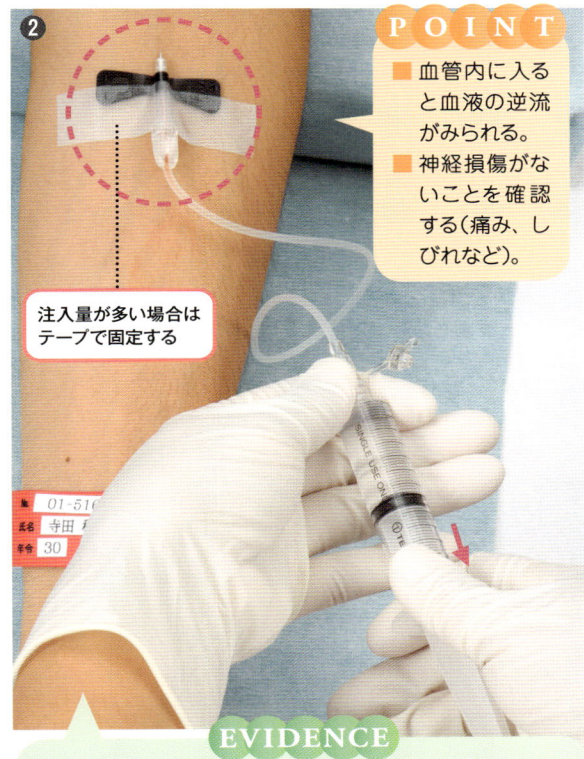

POINT
- 血管内に入ると血液の逆流がみられる。
- 神経損傷がないことを確認する（痛み、しびれなど）。

注入量が多い場合はテープで固定する

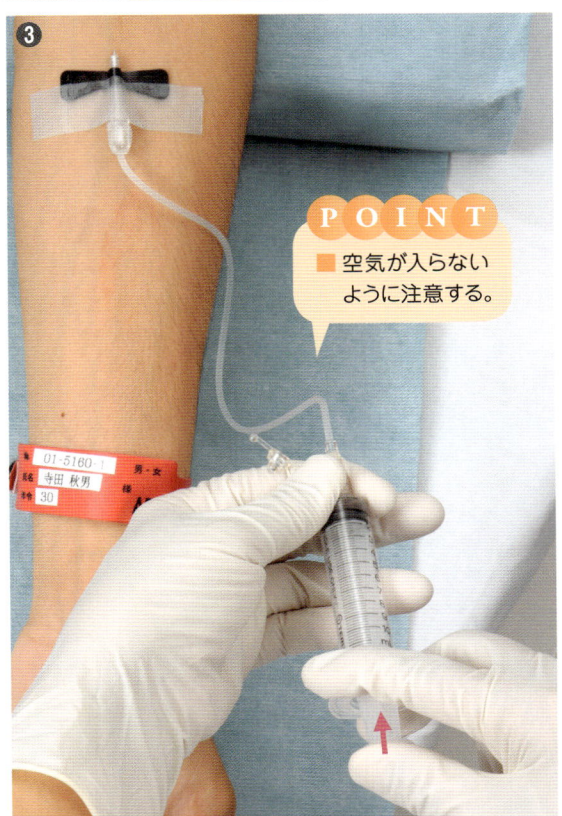

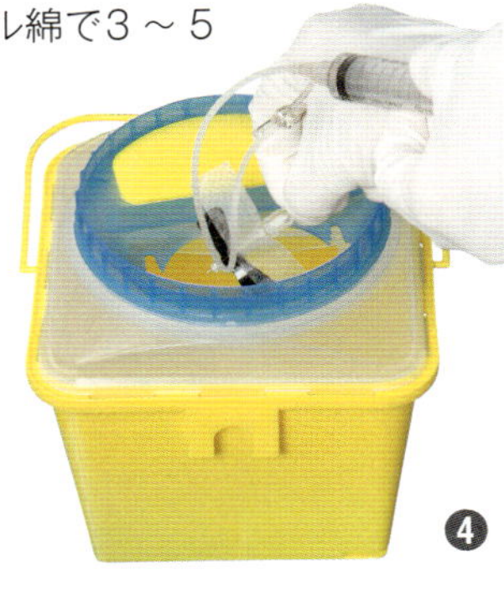

EVIDENCE
- 拍動性の血液逆流がみられたら、動脈に穿刺している可能性がある。すぐに針を抜き、5分以上、圧迫止血する。

POINT
- 空気が入らないように注意する。

❶ 手洗いをし、手袋を装着。翼状針の先端まで薬液を満たす。穿刺部位より中枢側に、駆血帯を巻く。患者に母指を中にして手を握ってもらい、穿刺部位を中心から外側に円を描くように消毒する。
皮膚を伸展させ、翼状針を15～20度の角度で穿刺する。

❷ シリンジを引いて、血液の逆流を確認。駆血帯を外し、患者に握った手を緩めるように説明する。

❸ 薬剤をゆっくり注入する。針を抜去し、刺入部をアルコール綿で3～5分押さえて止血する。（生理食塩水でライン内をフラッシュする場合もある。）

❹ 翼状針・シリンジは、そのまま針捨容器に廃棄する。

CHAPTER 3

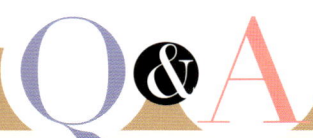

静脈注射 Q&A

Q シリンジポンプがつながっている場合、どこから静脈注射をする？

A 麻薬・鎮静薬・降圧薬など、時間指定で微量に注入される輸液がつながっている場合は、側管からの静脈注射は、原則として施行しない。

なぜならば、静脈注射をすることで、微量に入るべき薬剤が一気に体内へ入ってしまうからである（静注部位から刺入部までのライン内容量）。

微量輸液は別ラインで血管を確保し、常に輸液量が一定になるようにする。

POINT
- シリンジポンプにつながるラインは、微量でも身体への影響が大きい薬剤を投与している。原則として、ワンショットは行わない。

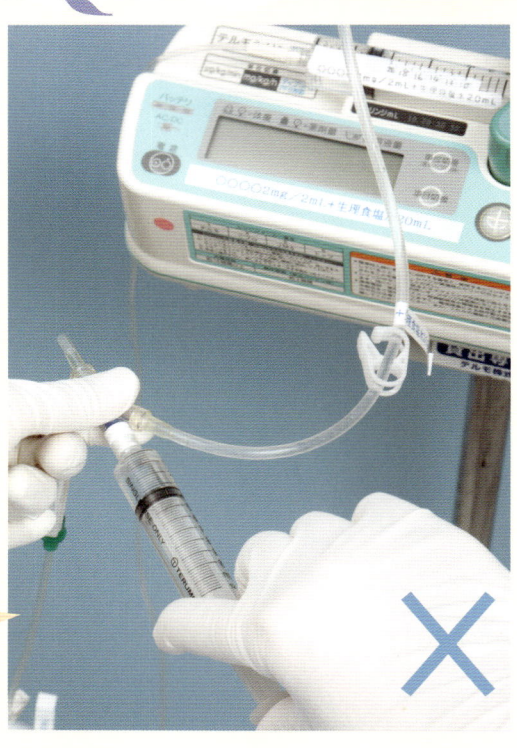

Q 混濁する薬剤は？

A 注射薬は単独使用時の安全性、有効性などを考慮して製剤設計されているが、臨床で使用する際には他の薬剤と混合されることが多い。

注射薬にはさまざまな添加剤が含まれていることが多く、主薬と添加剤、添加剤どうしの配合変化など、物理・化学反応を考慮する必要がある。

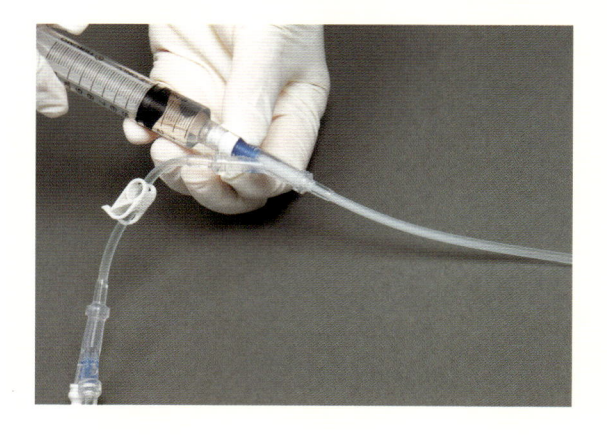

例えば、pH値の変動、混濁、分解、着色析出などの配合変化が起こり、そのまま投与すると薬効が期待できないだけでなく、配合により生成した物質が人体に悪影響を及ぼす可能性もある（文献10）。

（例）

配合変化を起こすもの	対　応
ネオフィリン® （アミノフィリン水和物）	●着色や沈殿物、混濁がみられたら放置せず、すぐに中止する。
ビソルボン® （ブロムヘキシン塩酸塩）	●病棟でよく使用される薬剤については、添付文書の「配合不可」「配合注意」などの記載を確認するなど、よく理解しておく。
ホリゾン® （ジアゼパム）	
ソルダクトン® （カンレノ酸カリウム）	●薬剤部との連携も大切である。

CHAPTER 4 点滴静脈注射

点滴静脈注射は体液管理や栄養補給、薬剤の静脈内への
持続的注入のために、臨床の場で日常的に行われる処置である。
薬剤の取り違えなどのような確認ミスを防止すること、
確実な手技で安全に施行することが重要である。
また、カテーテル由来の血流感染のリスクがあるため、
無菌操作やカテーテル管理が大切である。

目的

1. 栄養、水分、薬剤を静脈内に持続的に注入する。
2. 持続的に、大量の薬剤を静脈内に注入する。あるいは内服困難な場合に施行。
3. 血管確保をする。（ショック症状の場合など）

■静脈注射に使われる血管

左腕（屈側）
- 尺側皮静脈
- 肘正中皮静脈
- 橈側皮静脈
- 尺側皮静脈
- 橈側皮静脈
- 前腕正中皮静脈

左腕（断面図）
- 尺側皮静脈
- 上腕二頭筋腱
- 上腕動脈
- 橈側皮静脈
- 上腕静脈
- 橈骨神経浅枝
- 橈骨神経深枝
- 円回内筋
- 正中神経
- 上腕骨
- 肘頭
- 尺骨神経
- 腕橈骨筋
- 長橈側手根伸筋

左手（背側）
- 橈側皮静脈
- 背側中手静脈

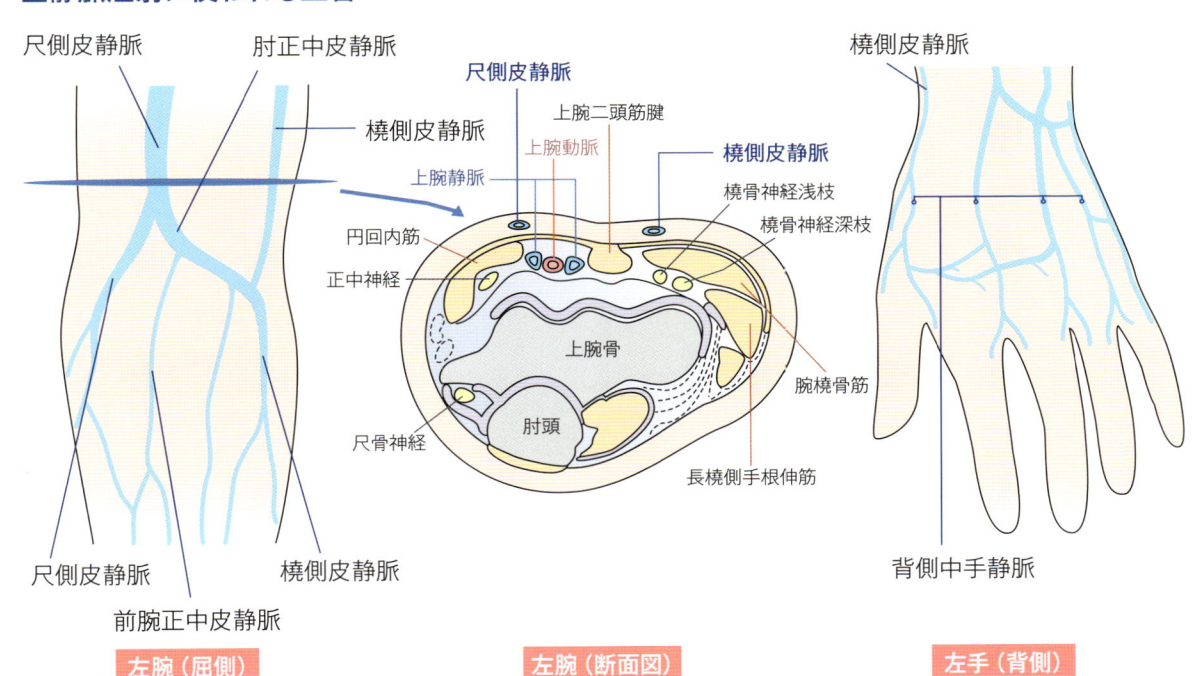

CHAPTER 4

PROCESS ❶ 必要物品の準備

❶ 注射処方箋
❷ 指示された薬剤
❸ 注射針（18G）／シリンジ（ミキシング用）
　ロック式シリンジ（閉鎖式輸液セットのエア抜き用）
　翼状針あるいは静脈留置針（安全装置付きのもの）
❹ 輸液セット
❺ アルコール綿
❻ 駆血帯／肘枕
❼ 防水シーツ
❽ 固定用ドレッシング材／固定用テープ／はさみ
❾ 点滴スタンド
❿ トレー
⓫ 手袋
⓬ 延長チューブ
⓭ 針捨容器
⓮ 膿盆

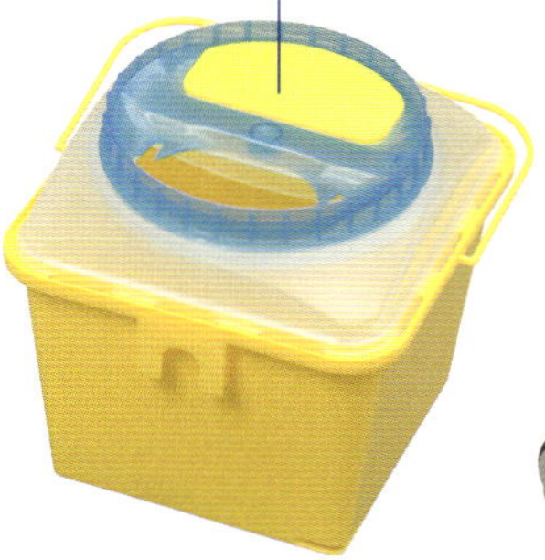

針捨容器

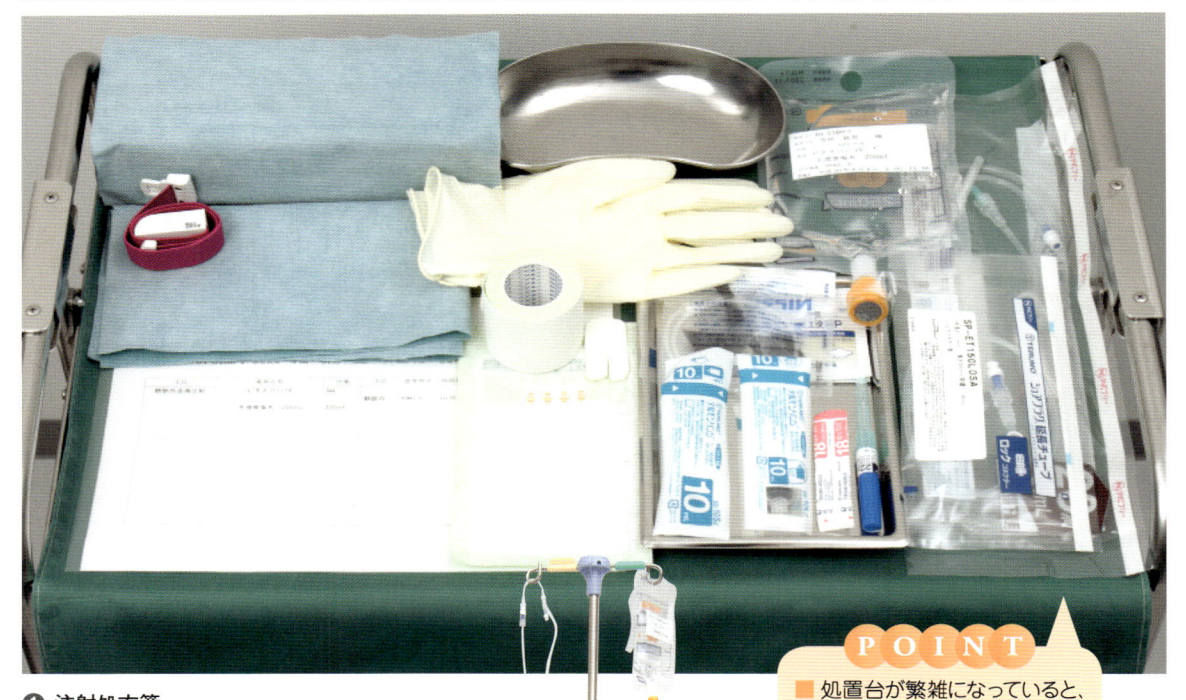

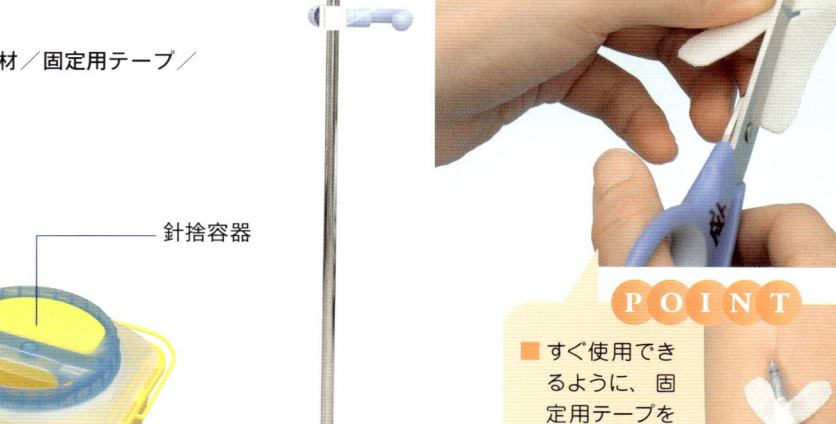

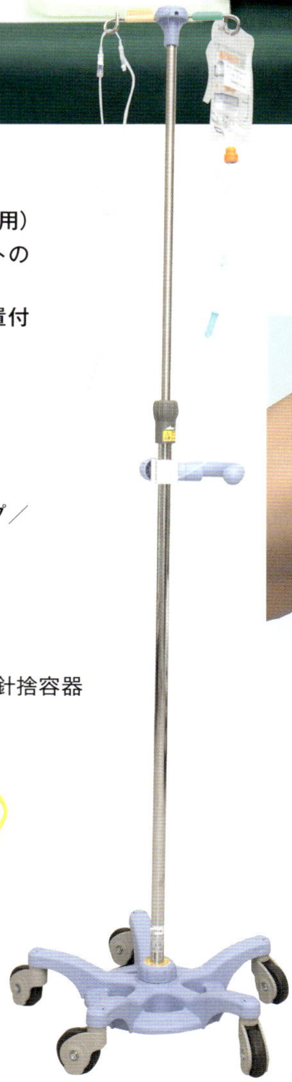

POINT
■ 処置台が繁雑になっていると、間違いの原因になる。必ず、整理整頓を行う。

POINT
■ すぐ使用できるように、固定用テープをあらかじめカットしておく。

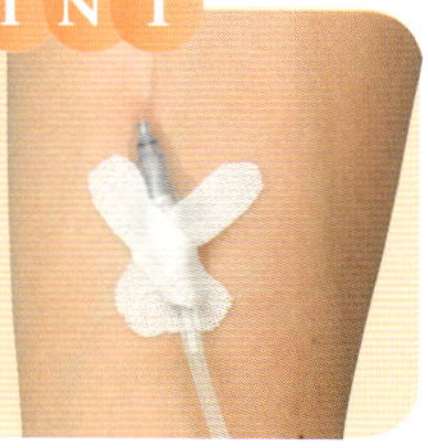

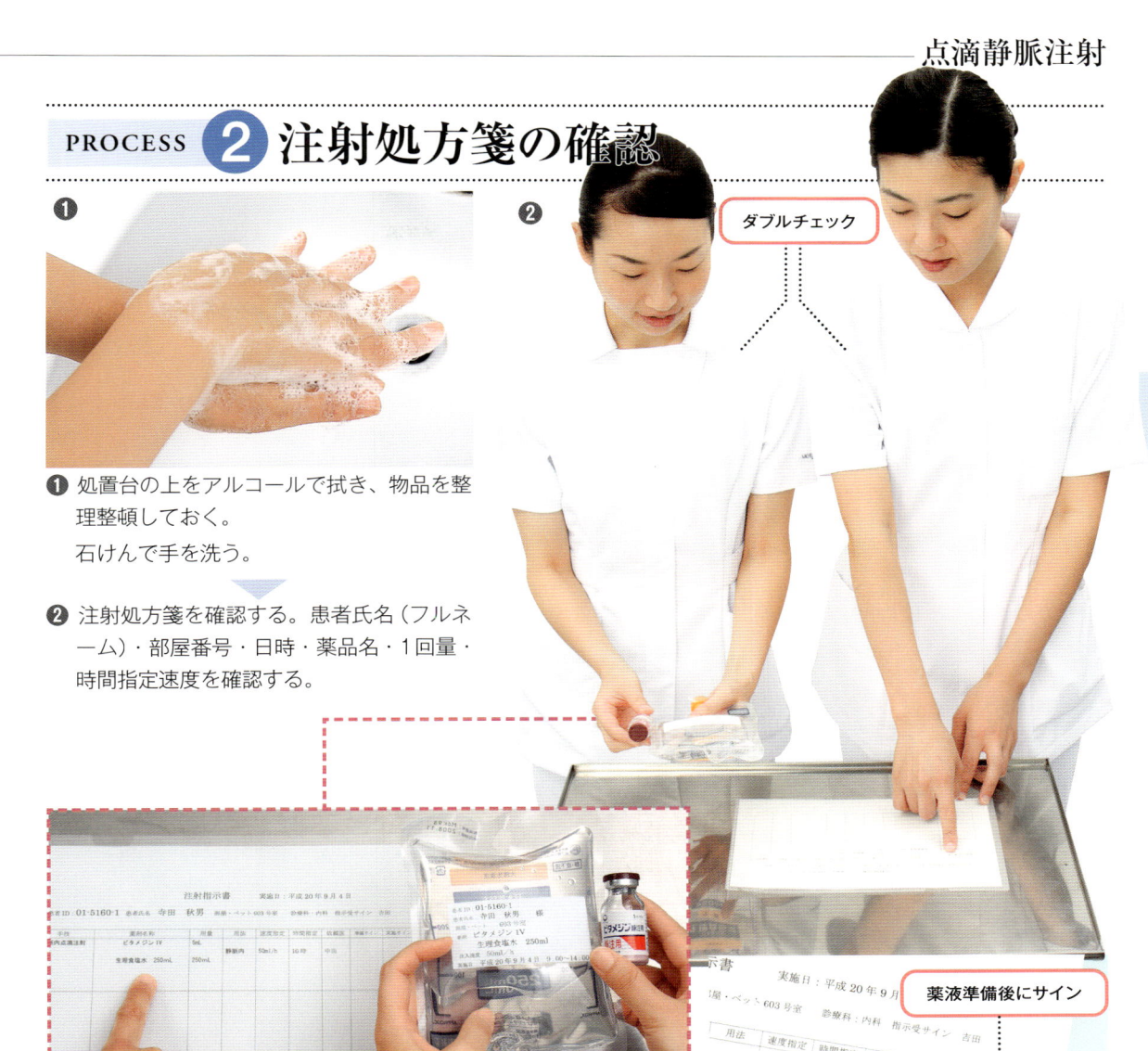

点滴静脈注射

PROCESS ❷ 注射処方箋の確認

❶ 処置台の上をアルコールで拭き、物品を整理整頓しておく。
石けんで手を洗う。

❷ 注射処方箋を確認する。患者氏名（フルネーム）・部屋番号・日時・薬品名・1回量・時間指定速度を確認する。

ダブルチェック

薬液準備後にサイン

POINT

ミスを防ぐため、以下の点に注意！

- なぜ、この点滴をこの患者に施行するのか、根拠を知っておく。
- 転記や口頭指示（指示受け）により、ミスが起こりやすいので注意する。
- 3原則で確認 → 1. 薬剤を準備するとき
　　　　　　　　2. 薬剤を詰めるとき
　　　　　　　　3. 薬剤を詰めた後
- 指示量の単位に注意。mg？ g？ mL？ μg？ A（アンプル）？ V（バイアル）？

- ほかの看護師とともに患者氏名・部屋番号・日時・薬品名・1回量・時間指定速度をダブルチェックする。
- 薬剤の投与方法に注意。静脈注射（iv）？ 皮下注射（sc）？ 筋肉注射（im）？ 持続点滴？
- 声を出し、指差し確認を行う。
- 点滴混注時、コールや電話で呼ばれても、すぐに作業を中断しない。必ず、区切りのよいところで中断して対応する。並行して行うと、その間にほかのナースが薬剤を扱い、混注ミス、薬剤取り違えにつながる場合がある。

CHAPTER 4

PROCESS 3 輸液バッグ・輸液セットの準備

※ 不潔な操作が患者の感染につながるため、無菌操作を徹底する

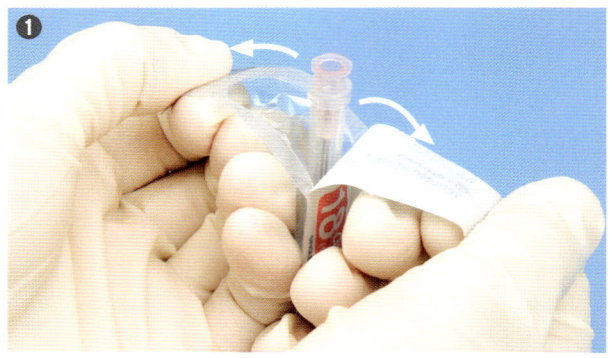

❶ 手袋をし、注射針は無菌操作で包装の端を左右に開く（シリンジも同様にし、包装から取り出す）。

❷ 利き手でシリンジ、もう片方の手で注射針を持って、シリンジに針を接続する。注射針とシリンジを直角に合わせ、次にまっすぐに差し込むと操作が安定し、無菌操作が効果的に行える。

POINT
- シリンジと針は、まっすぐに、しっかりと接続する。

POINT
- 利き手の小指をつけると操作が安定する。

❸ バイアルのゴム栓をアルコール綿で消毒し、溶解液を注入する。この際、シリンジを少し引き、バイアル内を陰圧に保つと自然に溶解液が流入する。

POINT
- まず、シリンジを少し引き、バイアル内を陰圧に保つ。

泡立てない

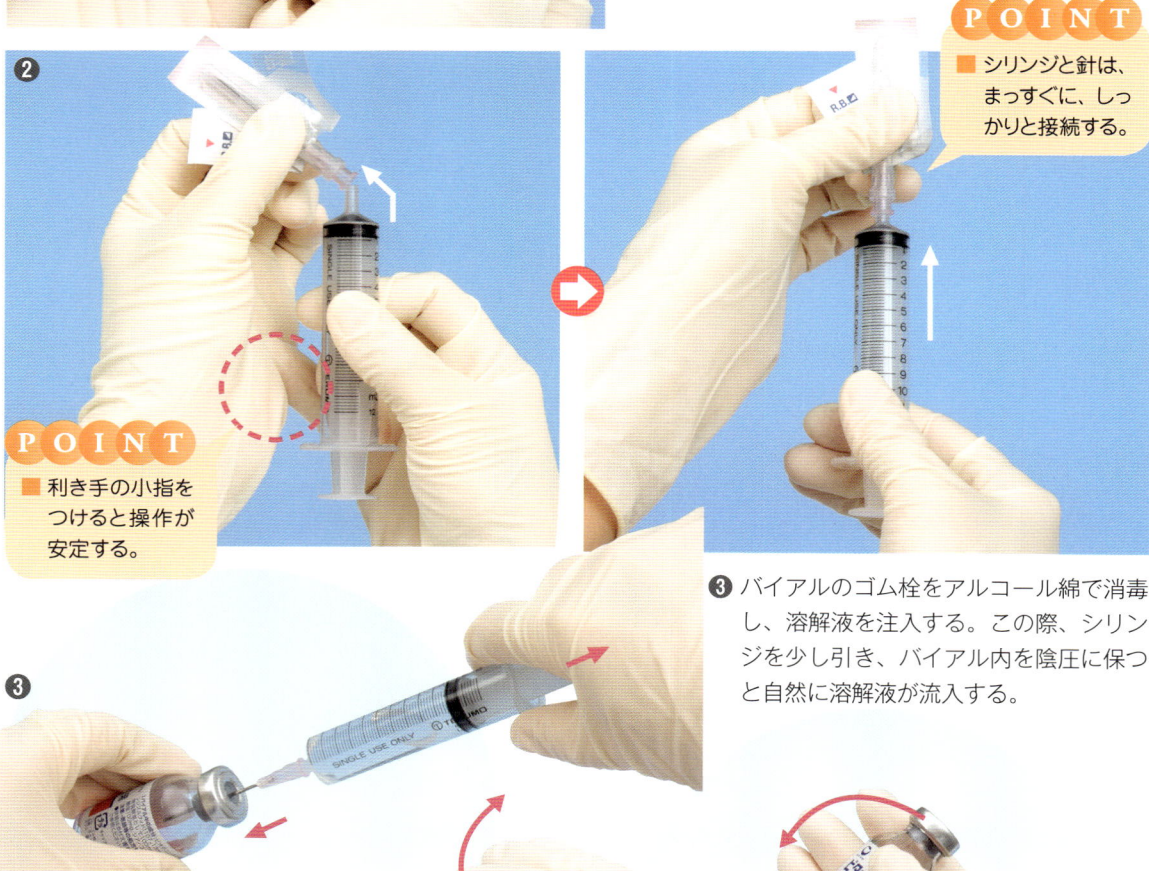

❹ 溶解液を注入した薬液は、上下に大きくゆっくりと振り、泡立てないよう気を付けて混和する。

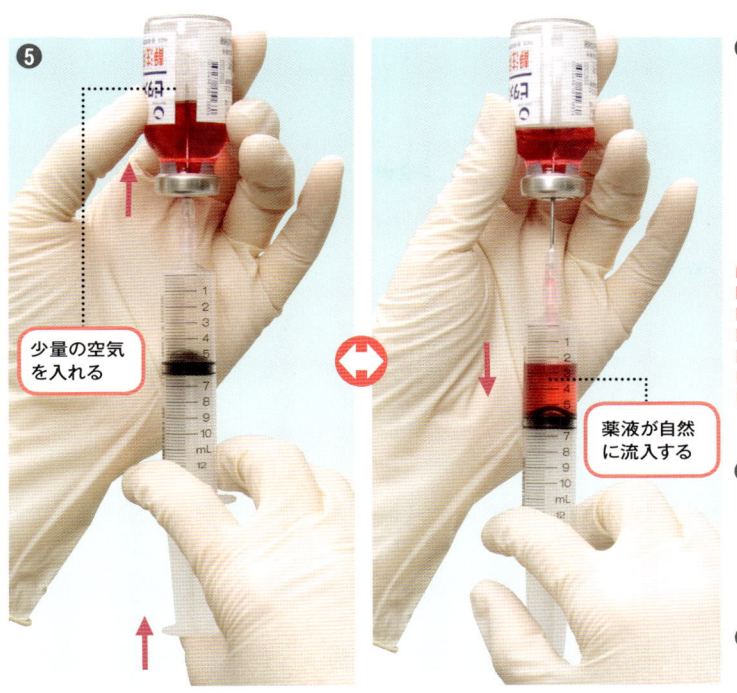

点滴静脈注射

❺ 少量の空気を入れる

薬液が自然に流入する

❺ バイアルのゴム栓に注射針を垂直に刺し、少量の空気を入れる。シリンジを引くと薬液が自然に流入する。「シリンジを少し引く→薬液が流入する」を繰り返す。

注意！
空気を多く入れ、バイアル内を陽圧にすると、薬液が霧状に噴出することがあるので注意！

❻ 注射針をまっすぐに挿入し、薬液を輸液バッグに注入する。この際、利き手の一部を台につけると、操作が安定する。

❼ 薬液を詰め終わったところで、注射処方箋にサインをする。

❻ 利き手の一部を台につける

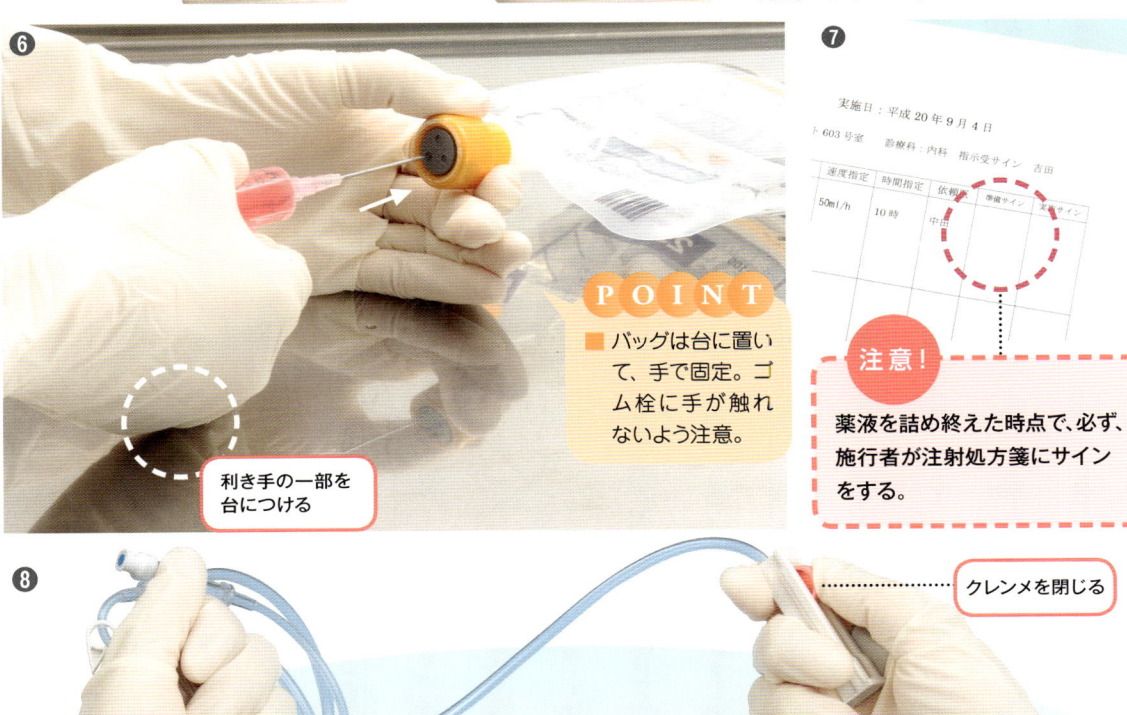

POINT
バッグは台に置いて、手で固定。ゴム栓に手が触れないよう注意。

注意！
薬液を詰め終えた時点で、必ず、施行者が注射処方箋にサインをする。

❽ クレンメを閉じる

ラインは小さく折り返して、まとめて持つ

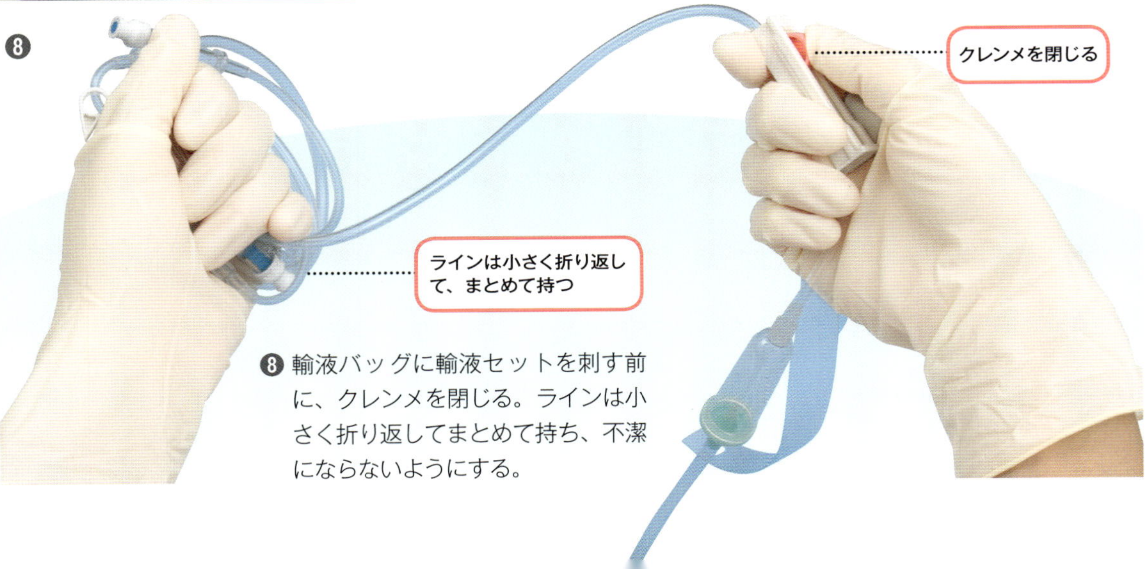

❽ 輸液バッグに輸液セットを刺す前に、クレンメを閉じる。ラインは小さく折り返してまとめて持ち、不潔にならないようにする。

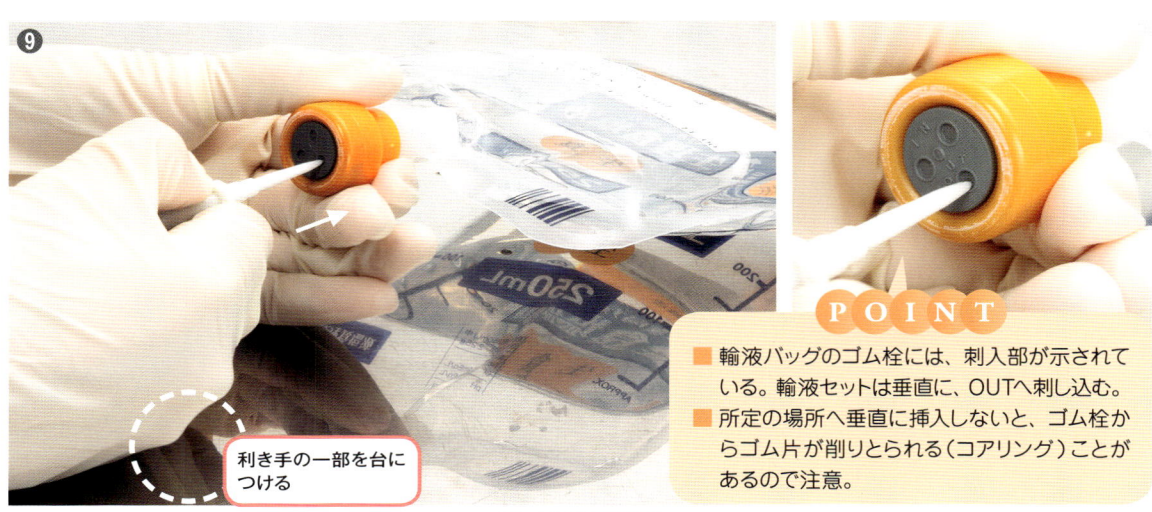

CHAPTER 4

❾

利き手の一部を台につける

> **POINT**
> ■ 輸液バッグのゴム栓には、刺入部が示されている。輸液セットは垂直に、OUTへ刺し込む。
> ■ 所定の場所へ垂直に挿入しないと、ゴム栓からゴム片が削りとられる（コアリング）ことがあるので注意。

❾ 輸液バッグへ、輸液セットをまっすぐに挿入する。

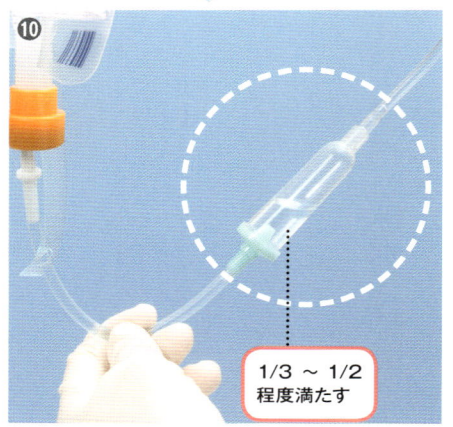

❿

1/3 ～ 1/2 程度満たす

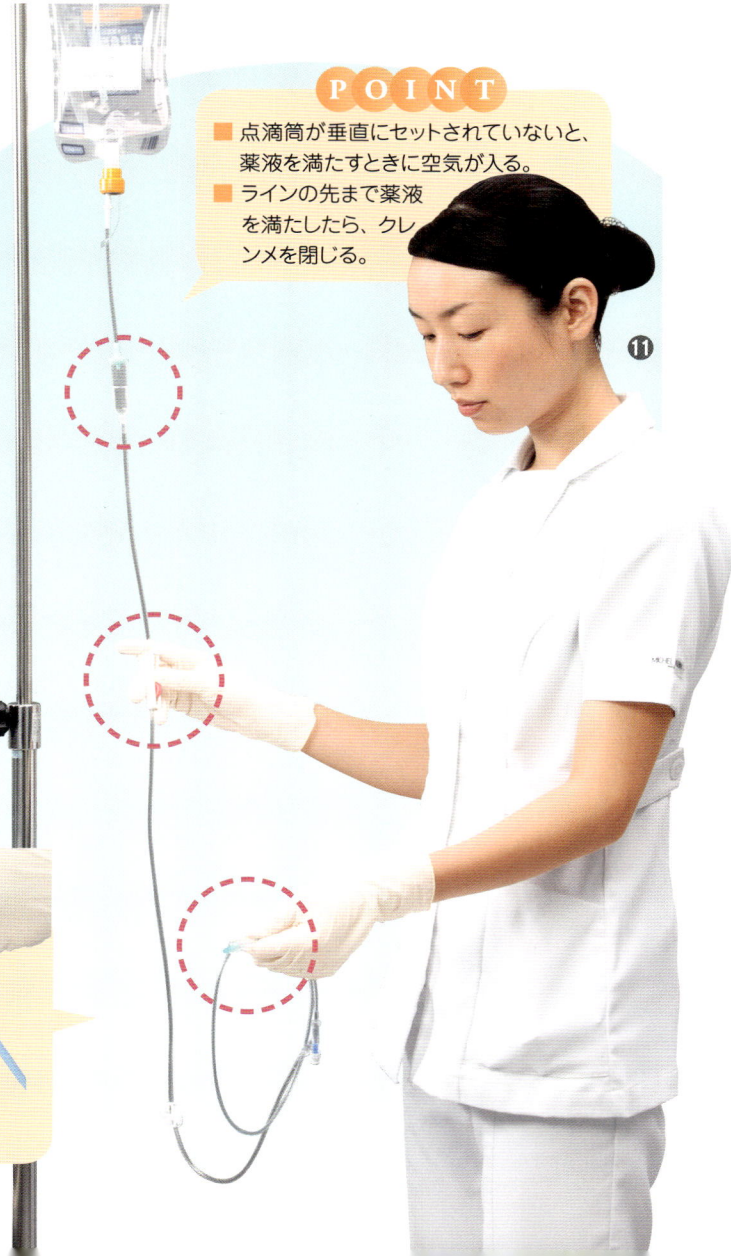

> **POINT**
> ■ 点滴筒が垂直にセットされていないと、薬液を満たすときに空気が入る。
> ■ ラインの先まで薬液を満たしたら、クレンメを閉じる。

⓫

❿ 輸液バッグを点滴スタンドにかけ、点滴筒に薬液を1/3 ～ 1/2満たす（薬液を満たしすぎると、滴下の様子が観察できなくなる）。この際、点滴筒を逆さにし、クレンメをゆっくり緩める。

⓫ 点滴筒を満たし終えたらクレンメを閉め、点滴筒の向きを元に戻す。再びクレンメを開け、ラインの先まで薬液を満たしたところでクレンメを閉じる。

> **POINT**
> ■ 閉鎖式輸液セットを使用している場合は、ロック式シリンジを用い、側管部分の空気を抜く。
>
> 空気を抜く

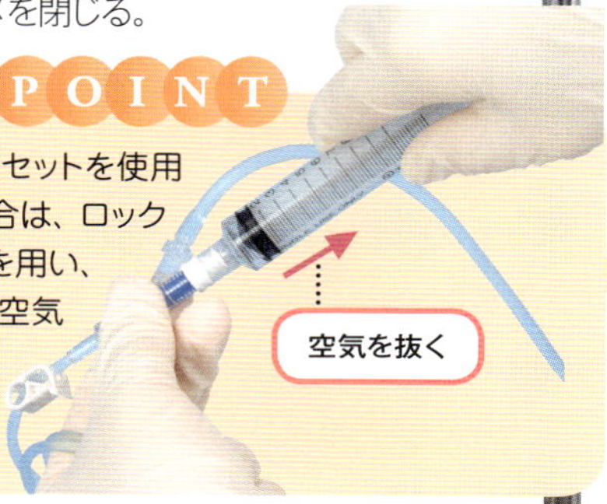

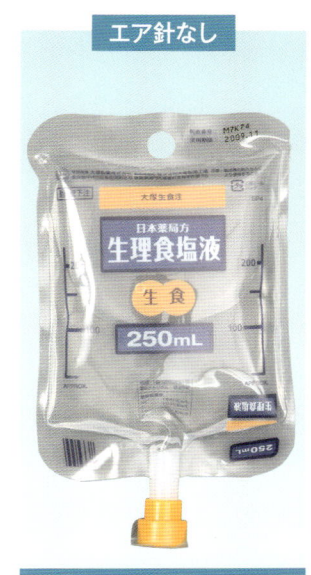

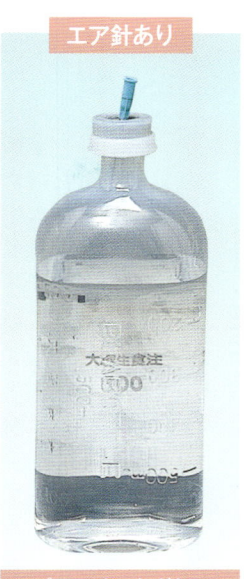

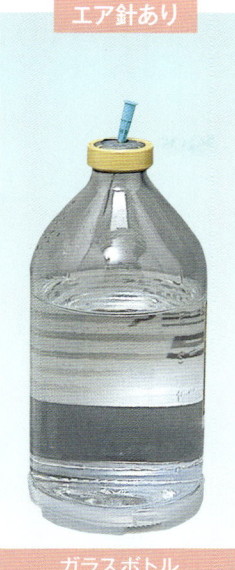

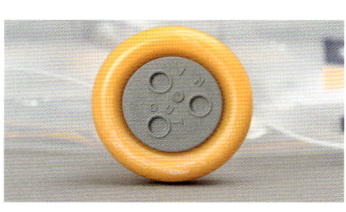

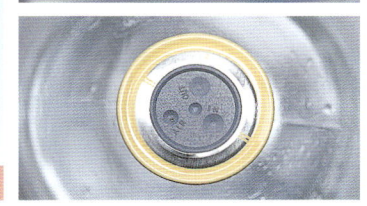

点滴静脈注射

エア針なし	エア針あり	エア針あり
ソフトバッグ	プラスチックボトル	ガラスボトル

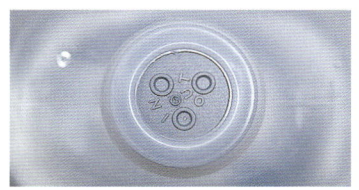

ガラス製のボトル、プラスチックボトルは、滴下して内容量が少なくなると、ボトル内が陰圧となり、滴下しにくくなる。このため、エア針を挿入する。写真左の容器のような内容量が減るとへこむソフトバッグタイプは、エア針なしで使用できる。

各種輸液バッグ・ボトルのゴム栓には、上の写真のようにIN、OUT、エア針の刺入口が示されている。
※エア針の刺入口が示されていない場合は、INの刺入口とする。ゴムがしっかりとしているのでコアリングが軽減できる

PROCESS 4 患者確認と説明

患者に点滴静脈注射を行うことを話し、排尿を済ませてもらう。

注射処方箋をベッドサイドに持参し、患者の前で注射処方箋と輸液バッグ、ネームバンドとの照合を行う。

POINT
- 話ができる患者には名前をいってもらう。
- 必ず、フルネームで確認する。
- 患者の前で氏名を読み上げ、患者とともに点滴ラベルを確認するとよい。

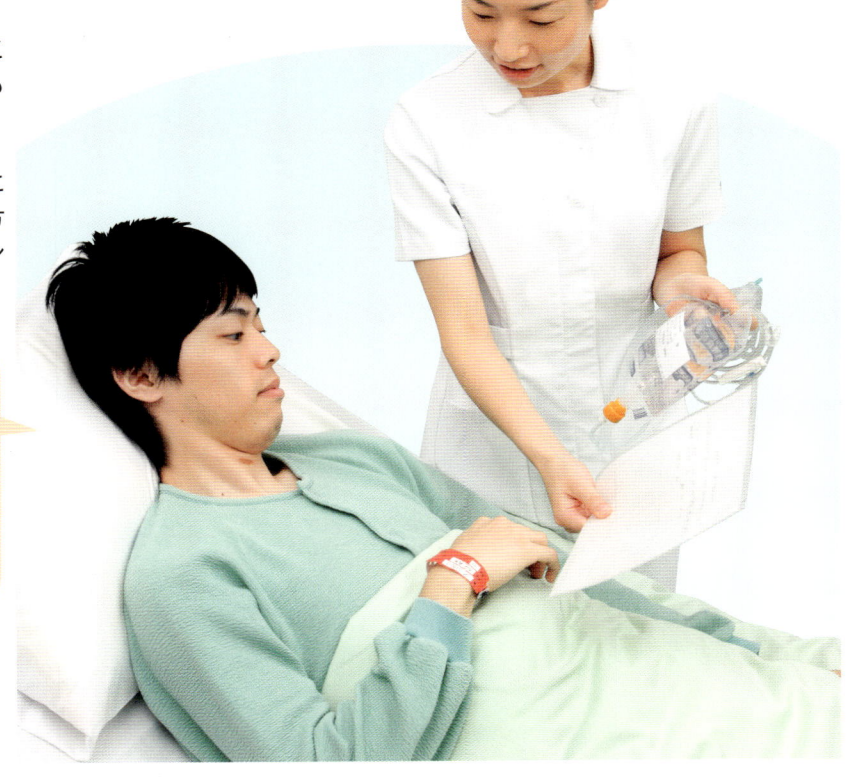

CHAPTER 4

PROCESS ❺ 静脈穿刺部位の確認

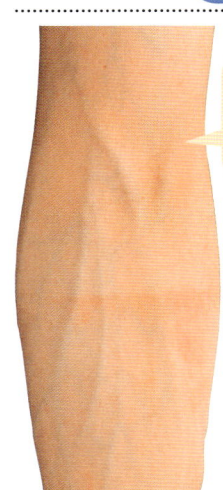

POINT
- 利き腕は日常生活でよく使われるため、反対側の上肢で、かつ安定のはかれる部位に穿刺する。

POINT
- 下肢に穿刺した場合は、活動による自然抜去を防ぐため、念入りな固定と観察が必要である。掛け物や衣服で、目が届きにくいので注意する。上肢より静脈炎や血栓症の可能性が高い。

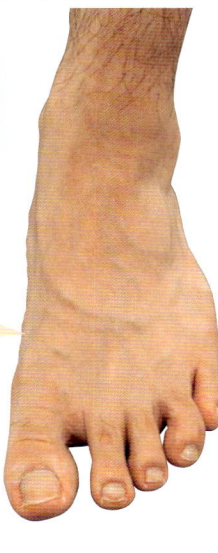

穿刺部位は、できるだけ安定のはかれる部位を選ぶ（下肢よりなるべく上肢に）。固定がしやすければ、それだけ血管外漏出を防ぎ、確実な薬剤投与を行うことができる。

以下の点に注意して、穿刺部位を選ぶ。
① 麻痺側は血液循環が悪いため、避ける。
② シャント部位のあるほうは避ける。
③ 関節部は屈曲し、固定しにくく、安定しないため避ける。

PROCESS ❻ 注射部位の駆血と消毒　4-1

❶ 手袋をつける。（スタンダードプリコーション）

❷ 静脈注射部位を露出し、中枢側を駆血する。このとき、強く締めすぎないようにする。患者に、母指を中にして手を握るよう説明する。
静脈が出にくい場合に、強く叩くなどの方法は禁物である。
注射部位をタオルで温めてもよい。

❸ アルコール綿で中心から外側へ円を描くように、注射部位の皮膚を消毒する。

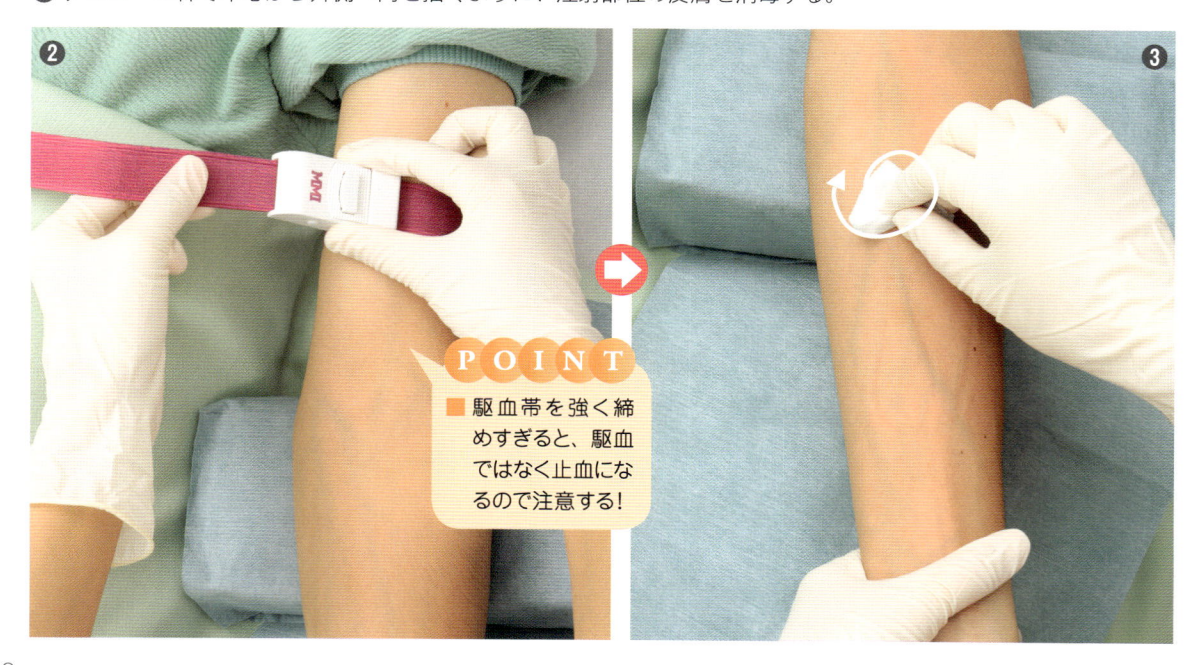

POINT
- 駆血帯を強く締めすぎると、駆血ではなく止血になるので注意する！

点滴静脈注射

PROCESS 7 静脈留置針の場合

4-1

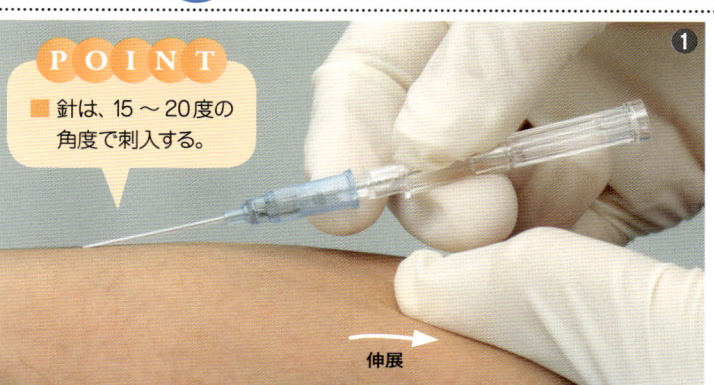

POINT
- 針は、15〜20度の角度で刺入する。

伸展

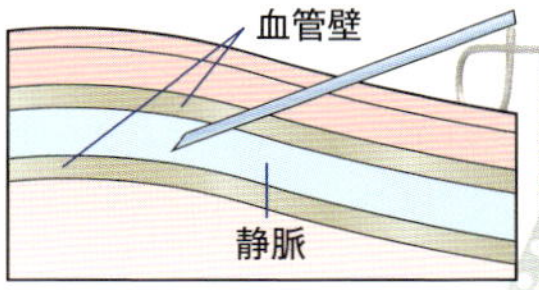

血管壁
静脈

❶ 静脈を伸展させ、15〜20度の角度で針を刺入。静脈内に針が入る際には、針先にまず血管壁の抵抗を感じ、その後抵抗の緩みが感じられる。

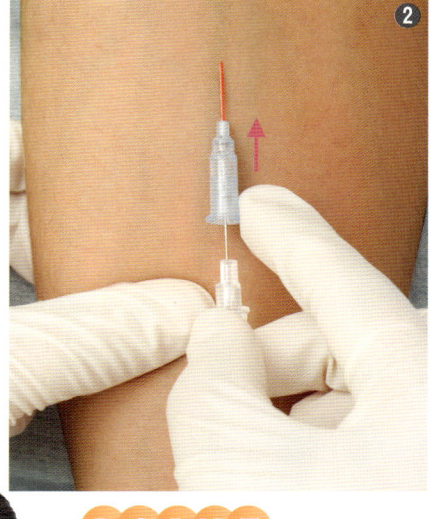

❷ 穿刺針に血液逆流を確認したら、針の深さを変えないようにして、外筒を進める。

❸ 駆血帯を外し、患者に握った手を緩めてもらう。留置針を挿入した静脈の中枢側を圧迫して血液逆流を防ぎ、内筒針を抜去する。

POINT
- 針はリキャップせず、直ちに針捨容器へ。
- 針の処理を怠ると、針刺し事故の原因になる。

❹ 抜去した針は、速やかに針捨容器に廃棄する。

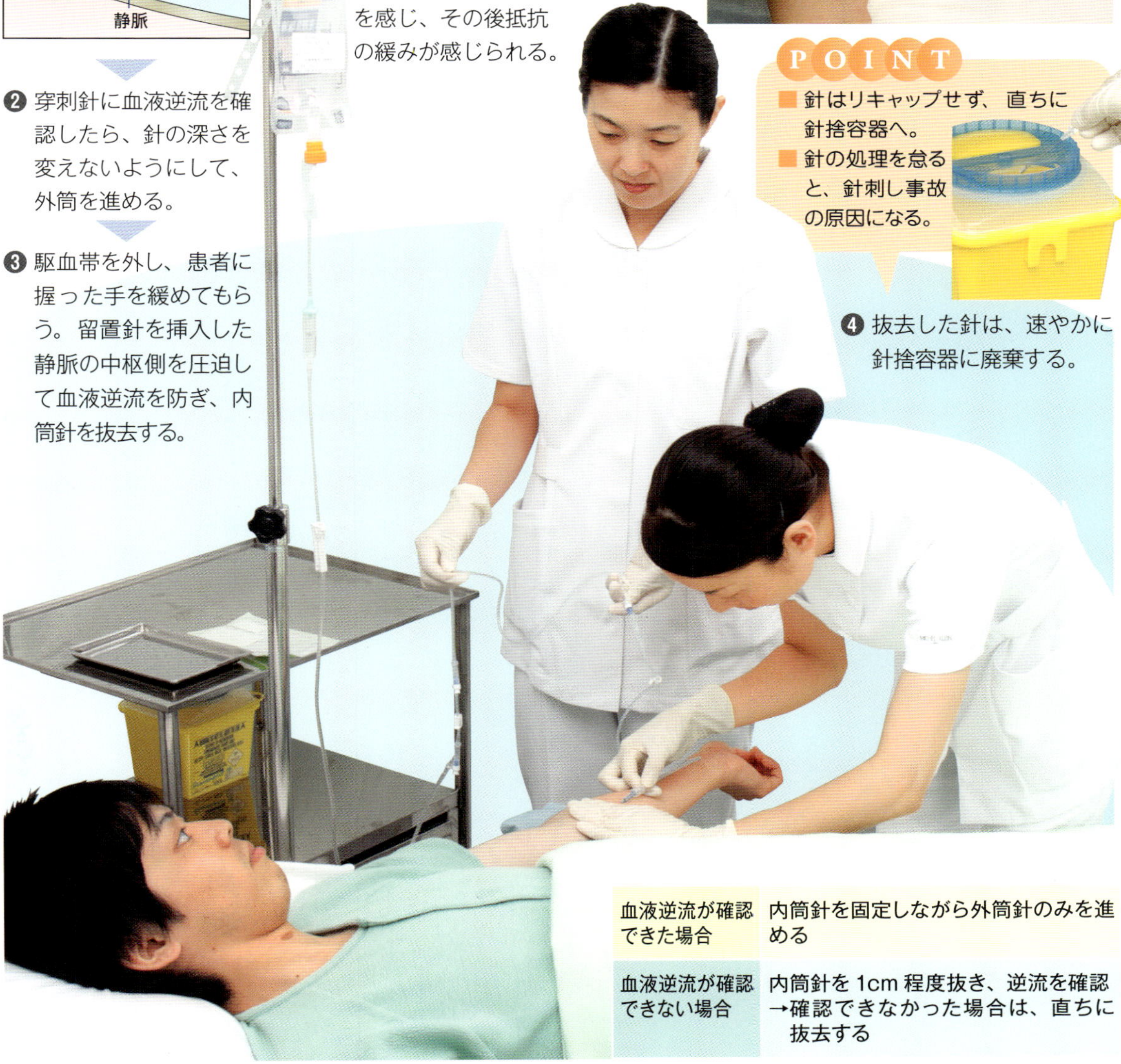

血液逆流が確認できた場合	内筒針を固定しながら外筒針のみを進める
血液逆流が確認できない場合	内筒針を1cm程度抜き、逆流を確認→確認できなかった場合は、直ちに抜去する

CHAPTER 4 点滴静脈注射

CHAPTER 4

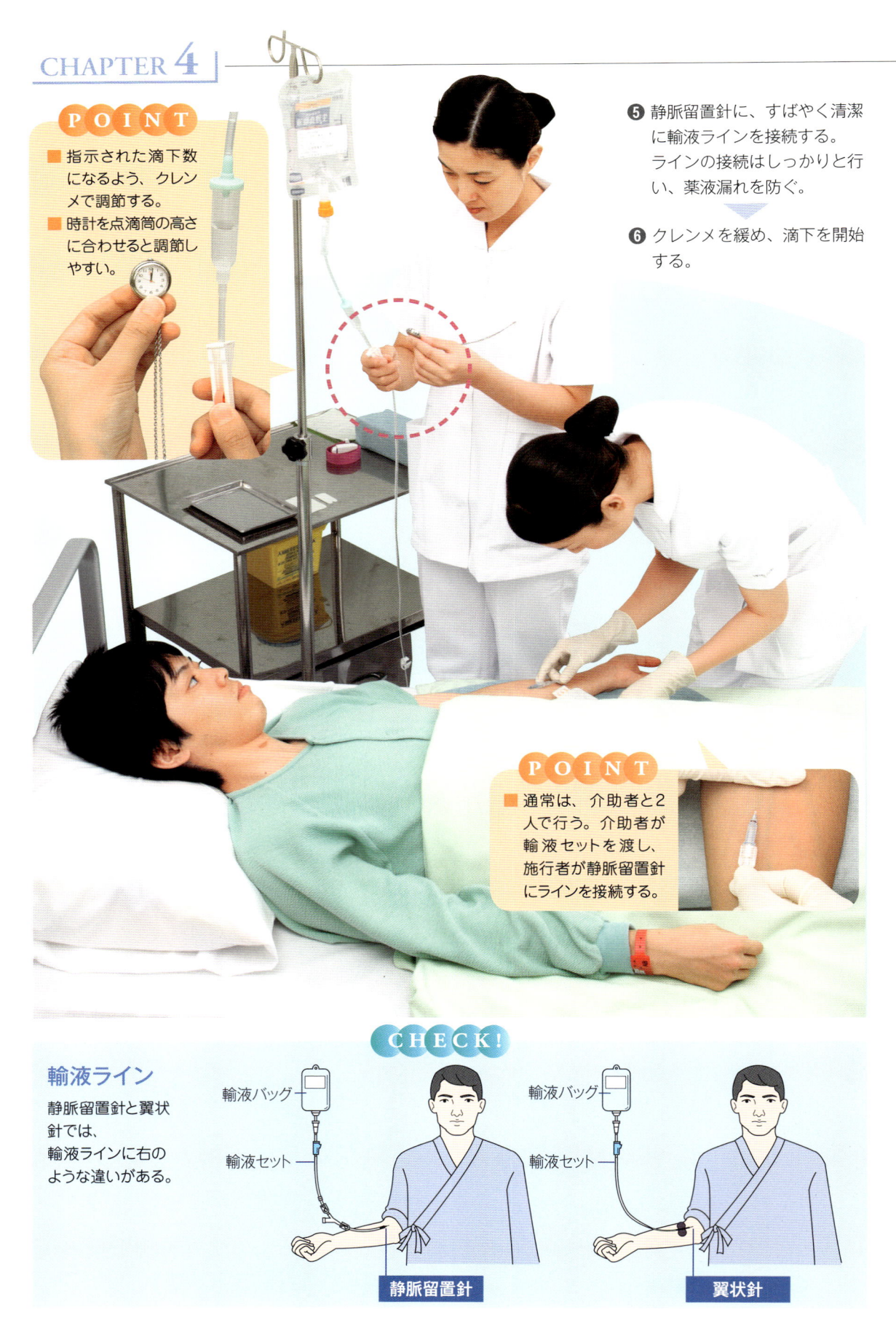

POINT
- 指示された滴下数になるよう、クレンメで調節する。
- 時計を点滴筒の高さに合わせると調節しやすい。

❺ 静脈留置針に、すばやく清潔に輸液ラインを接続する。ラインの接続はしっかりと行い、薬液漏れを防ぐ。

❻ クレンメを緩め、滴下を開始する。

POINT
- 通常は、介助者と2人で行う。介助者が輸液セットを渡し、施行者が静脈留置針にラインを接続する。

CHECK!

輸液ライン

静脈留置針と翼状針では、輸液ラインに右のような違いがある。

輸液バッグ
輸液セット

静脈留置針

輸液バッグ
輸液セット

翼状針

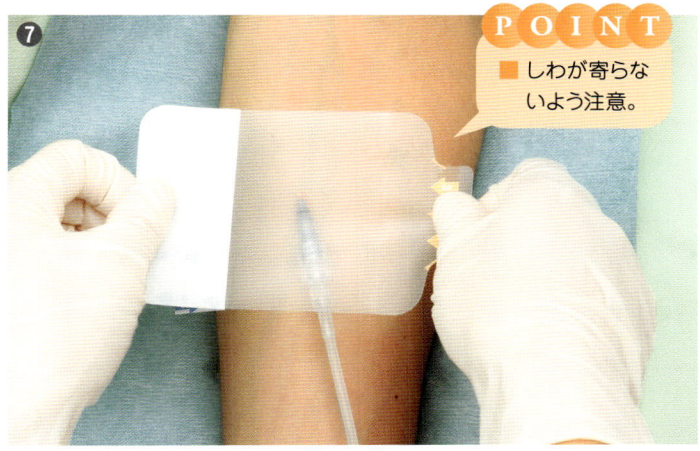

点滴静脈注射

❼
POINT
■ しわが寄らないよう注意。

❼ 刺入部の清潔を保ちながら、フィルムドレッシング材の中心に刺入部がくるよう貼付する。

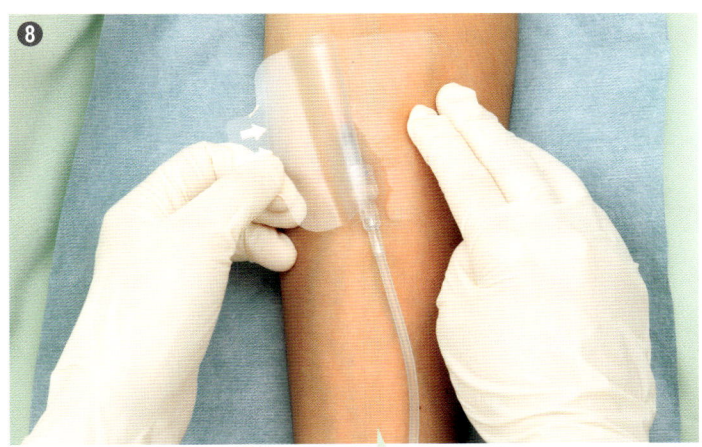

❽
EVIDENCE
■ フィルムドレッシング材は透明なので、刺入部の観察に適している。

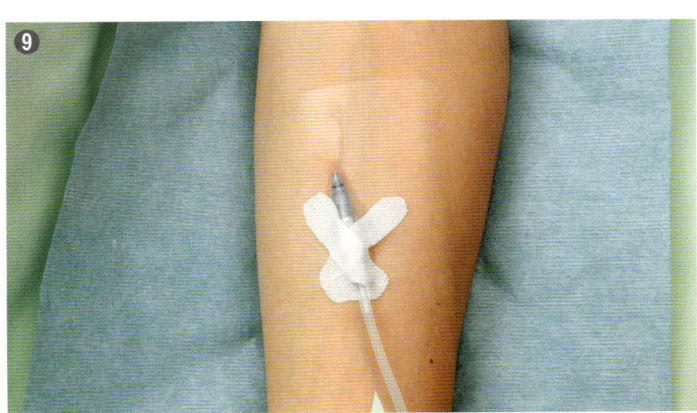

❽ 2層になったフィルムドレッシング材の上の層をはがす。

❾
EVIDENCE
■ もっとも張力のかかる根元にクロスして貼り、固定を強化。

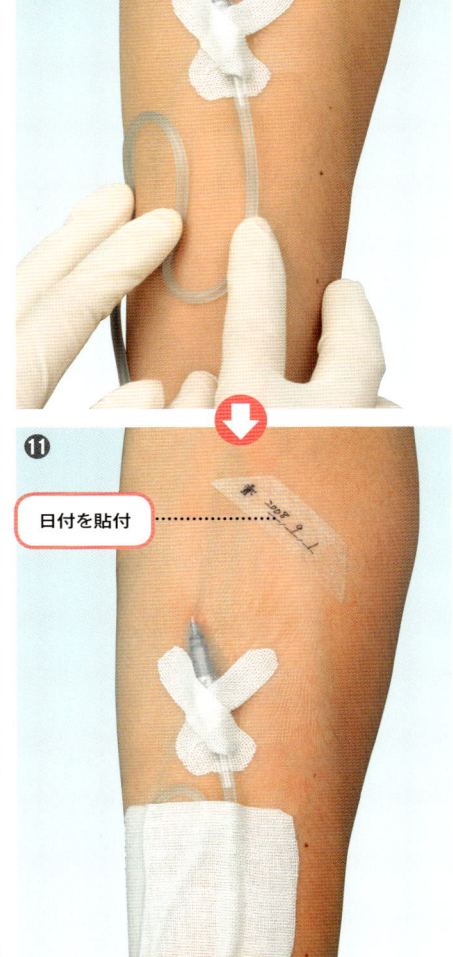

❾ カットしておいたテープで、輸液ラインの根元を固定する。

❿

⓫ 日付を貼付

❿⓫ 輸液ラインを蛇行させて、ループをつくり、テープで固定する。留置針を刺入した日付を貼付。施行者は、注射処方箋にサインをする。

※ 点滴終了後はヘパリン生食を注入し、ヘパリンロックを行う。

注意！
留置針とラインの接続部が刺激となり、皮膚が損傷することがある。皮膚保護材を接続部の下に貼るなどの工夫が必要な場合もある。

CHAPTER 4

PROCESS ❽ 翼状針の場合

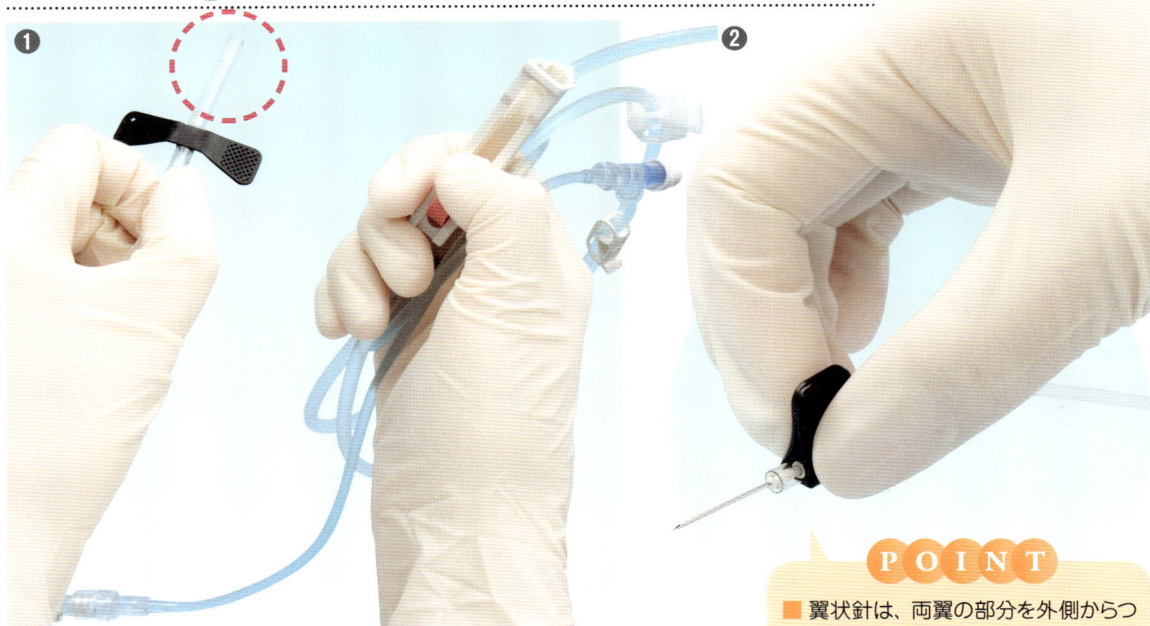

❶ 翼状針の針先まで薬液を満たす。

❷ 静脈注射部位を露出し、中枢側を駆血する。患者に、母指を中にして手を握るよう説明する。注射部位を消毒する。翼状針は、翼状の部分を母指と示指ではさんで持つ。

POINT
- 翼状針は、両翼の部分を外側からつまんで、中央で合わせて保持する。針先まで薬液を満たして空気を出す。
- 翼状針の場合は、必要でない限り三方活栓・延長チューブを使わないことが多い。

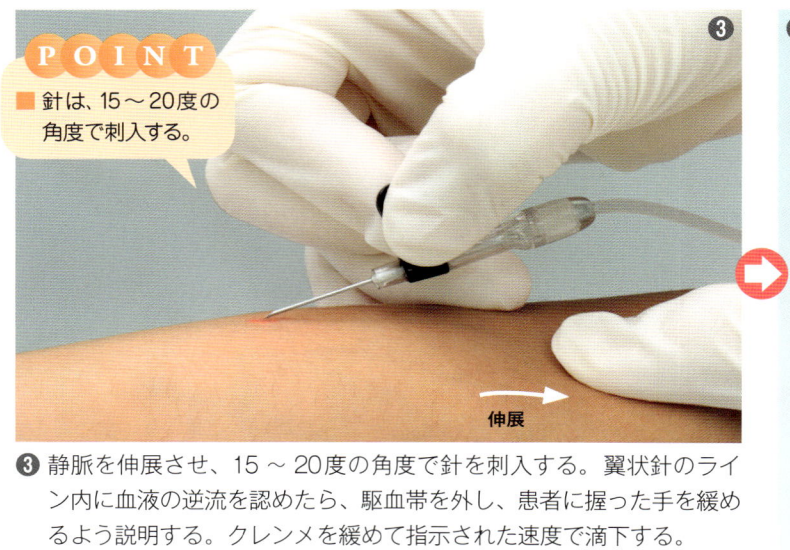

POINT
- 針は、15～20度の角度で刺入する。

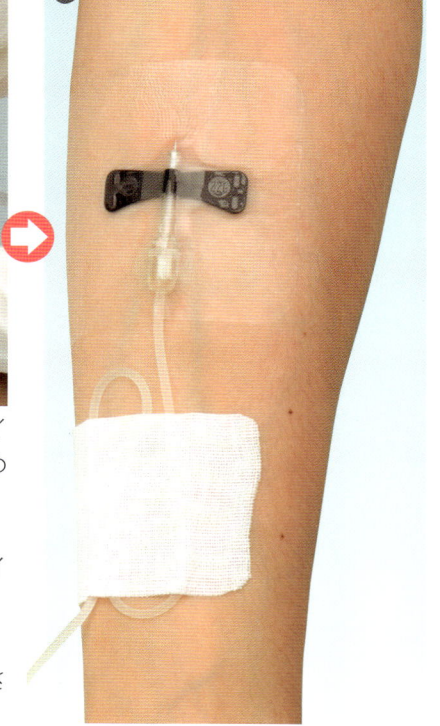

伸展

❸ 静脈を伸展させ、15～20度の角度で針を刺入する。翼状針のライン内に血液の逆流を認めたら、駆血帯を外し、患者に握った手を緩めるよう説明する。クレンメを緩めて指示された速度で滴下する。

❹ 翼状針の翼の部分をフィルムドレッシング材で固定する。輸液ラインはループをつくり、上肢にテープで固定する。
注射実施後、施行者は注射処方箋にサインする。

※ 点滴終了後は針を抜去し、刺入部をアルコール綿で3～5分程度押さえ、止血を確認する。

点滴静脈注射

PROCESS ❾ 滴下数の計算

1mL＝20滴の場合

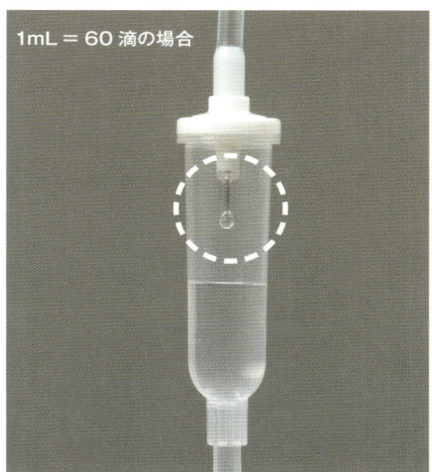

1mL＝60滴の場合

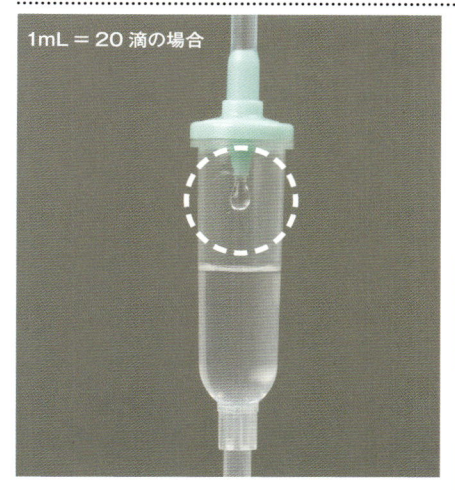

輸液セットには主に1mL＝20滴の場合と、1mL＝60滴の場合がある。写真に示すように、20滴／mLの場合は1滴が大きく、60滴／mLの場合には1滴が小さい。また、60滴の場合には、点滴筒の中の金属針より滴下する仕組みとなっている。

【1mL＝20滴の場合】

$$1分間の滴下数 ≒ \frac{1mLの滴下数(20滴) \times 指示量(mL)}{指定時間(時間) \times 60(分)}$$

（例）250mLの点滴を2時間で滴下する場合

$$\frac{20(滴) \times 250(mL)}{2 \times 60(分)} = 42 (滴／分)$$

【1mL＝60滴の場合】

$$1分間の滴下数 ≒ \frac{1mLの滴下数(60滴) \times 指示量(mL)}{指定時間(時間) \times 60(分)}$$

（例）250mLの点滴を2時間で滴下する場合

$$\frac{60(滴) \times 250(mL)}{2 \times 60(分)} = 125 (滴／分)$$

注意！

滴下数を合わせても、次の場合には滴下にムラが出るので注意！

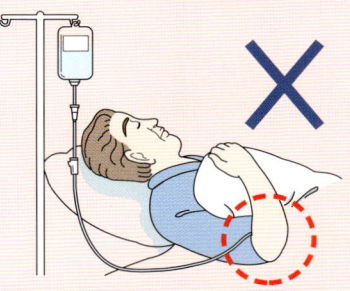

- 関節が屈曲していたり、体の向き、四肢の位置が、静脈の流れに影響し、滴下しにくくなる。
- 静脈留置針の針先が血管壁に触れていると、滴下しにくくなる。 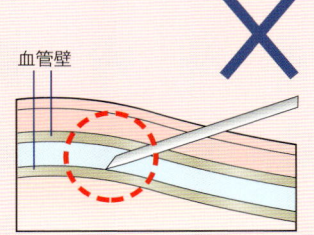
- 輸液バッグと穿刺部位の落差で、滴下の速さが変わってくる。例えば、座位より立位のほうが、輸液バッグとの落差が縮まり、滴下しにくくなる（逆に立位で滴下を合わせ、臥位になったとたん滴下が速まり、いつの間にか終わっている場合もあるので注意）。

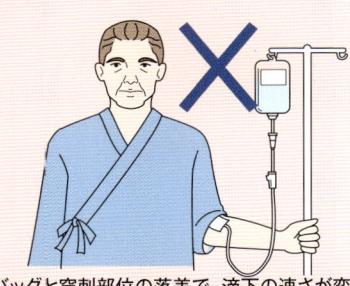

CHAPTER 4

PROCESS ❿ 刺入部の観察

薬液の血管外漏出により、発赤・腫脹・疼痛症状が出る。また、血管にそって発赤・疼痛などがみられる静脈炎も含め、観察を確実に行うことが大切である。
皮膚の弱い患者は、使用しているテープが合わないと、テープかぶれを起こすことがある。テープの種類を変えるなど、工夫する。

POINT
- 血管外漏出は、抗がん薬など薬剤の種類により、壊死を起こす場合がある。薬剤によって対処法が変わってくるため、速やかに医師の指示を受ける。

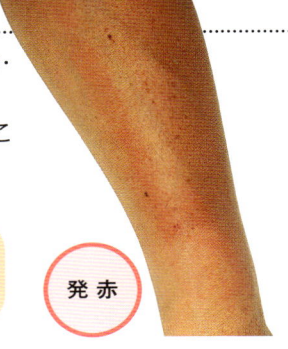

発赤

PROCESS ⓫ 患者のそばを離れるとき

❶ 患者のそばを離れるときは、ラインが屈曲したり、引っ張られたりしていないか、接続部が緩んでいないかを確認する。

❷ 可能であれば、ラインの屈曲など患者に説明し、ラインの管理に協力してもらう。また気分不快や、刺入部の痛みを感じるようであれば、すぐにナースコールしてもらうよう伝える。

❸ 意識障害や認知症などの患者では、体動で接続部が緩んで薬液が漏れたり、外れて血液が逆流し、大出血を起こす危険性がある。状況によっては接続部をテープで固定し、ラウンドごとにしっかり確認する。

POINT
- 滴下速度は適正か？
- ラインが屈曲していないか？
- 接続部が緩んでいないか？
- ラインが短くて引っ張られていないか？
- ラインが身体や掛け物の下に敷きこまれていないか？　圧迫されていないか？
- ライン内に空気が入っていないか？

POINT
- スタンドの高さは適切か？
- スタンド調節のねじはしっかり締まっているか？

POINT
- 薬液の漏れはないか？（発赤・疼痛・腫脹など）
- 三方活栓の向きは正しいか？
- 薬剤の副作用は出ていないか？
- 点滴開始15〜20分後に再度患者のもとを訪れ、薬剤の副作用が出ていないか確認する。

POINT
- 患者の手の届く位置に、ナースコールがあるか？

点滴静脈注射 Q&A

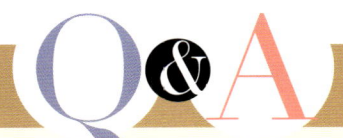

Q ツーバッグ製剤とは？

A ツーバッグ製剤は、薬液が上下に隔壁で隔てられている。輸液ラインを接続する前に隔壁を開通させ、上下の薬液を混和する必要がある。薬液の準備をする際、この隔壁開通を忘れないよう、注意が必要である。

上下に隔てられた薬液は、糖とアミノ酸である。混合して数十時間置くと化学反応を起こし、褐色の物質を生成する（メイラード反応）ため、このような手順が必要となる。

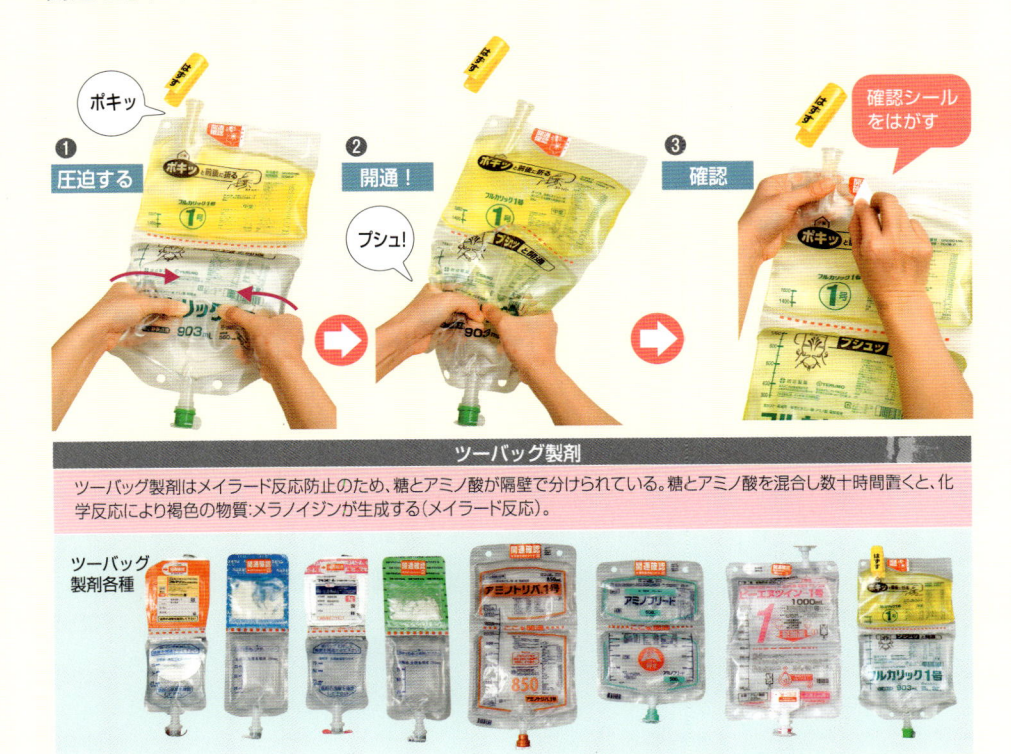

❶ 圧迫する ポキッ → **❷ 開通！** ブシュ！ → **❸ 確認** 確認シールをはがす

ツーバッグ製剤

ツーバッグ製剤はメイラード反応防止のため、糖とアミノ酸が隔壁で分けられている。糖とアミノ酸を混合し数十時間置くと、化学反応により褐色の物質：メラノイジンが生成する（メイラード反応）。

ツーバッグ製剤各種

村上美好監修：写真でわかる 看護安全管理．インターメディカ，p47，2007．

Q 末梢静脈留置針の交換時間は？

A 末梢静脈留置針は感染防止のため、定期的に交換する必要がある。米国の CDC ガイドラインでは、72～96時間ごとに交換し、それ以上頻回にならないようにしている。

ただし、静脈へのアクセス部位が限られており、静脈炎や感染徴候が認められない場合は、患者と挿入部を十分に監視することを条件に、長期にわたる留置も差し支えないとされる（文献5）。

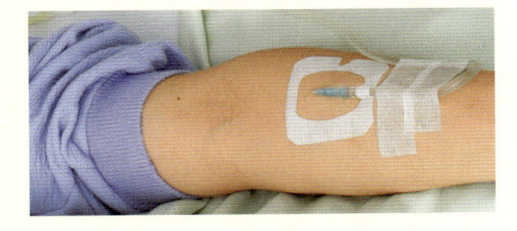

また、ドレッシング材が汚れたり、はがれた場合は、ドレッシング材を交換する。

CHAPTER 4

Q 針刺し防止機能付き留置針とは？

A 針刺し防止機能のついた留置針は、さまざまなタイプが発売されている。

止血弁のついた留置針は、内筒針を抜去すると止血弁が閉じて血液漏れを防ぎ、穿刺者が血液に触れるのを防止する。

一方、ラインを接続した後、止血弁は完全に開放され、輸液の注入はスムーズに行われる。

各施設で使用している留置針の操作方法を確認し、適切に使用する必要がある。

針刺し防止機能付き留置針

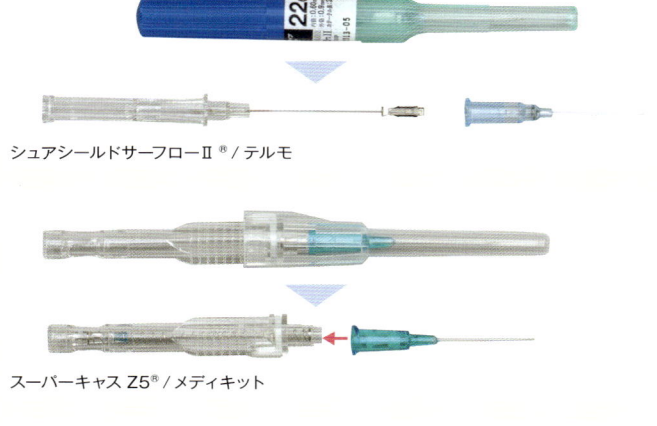

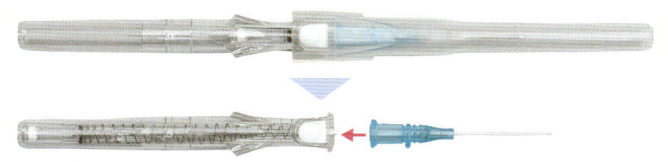

シュアシールドサーフローⅡ®／テルモ

スーパーキャスZ5®／メディキット

BD インサイト オートガード™／日本ベクトン・ディッキンソン

Q PVC フリー輸液セット、可塑剤 DEHP フリー輸液セットとは？

A PVC フリー輸液セットとは、PET（ポリエチレン・テレフタレート樹脂）などの塩素を含まない非 PVC 素材からできている。

PVC とはポリ塩化ビニル素材のことであり、これに吸着する薬剤（ニトログリセリンやインスリンなど）を使用する場合は、PVC フリー輸液セットを選択する。

可塑剤 DEHP フリー輸液セットとは、ポリ塩化ビニル樹脂に柔軟性を与えるために加えられる可塑剤である DEHP（フタル酸ジ -2- エチルヘキシル）を使用していない輸液セットのことである。

可塑剤 DEHP は、平成 13 年度厚生労働省医薬安全総合研究事業において検討され、ヒトでは報告されていないものの精巣毒性・生殖毒性が確認されていることから、代替品の使用が推奨されている。

特に、脂溶性の高い薬剤を使用する場合は、可塑剤 DEHP フリー輸液セットまたは、PVC フリー輸液セットを選択する。

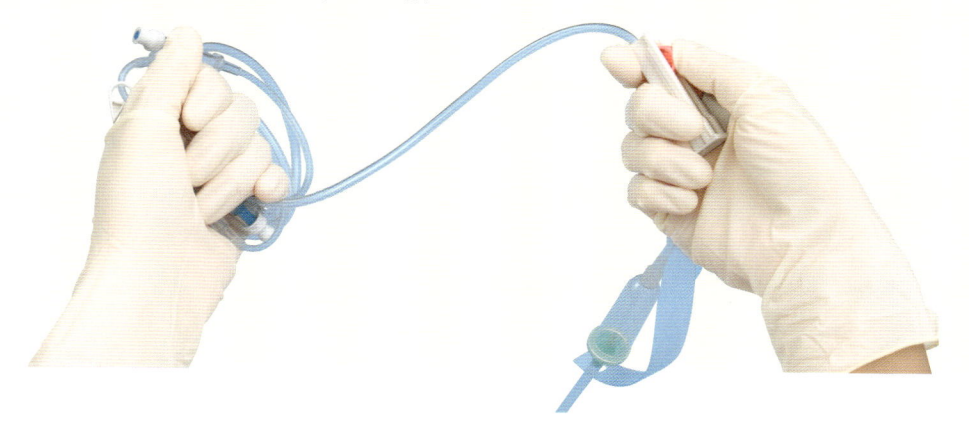

点滴静脈注射

Q 長期にわたり輸液療法を行っている患者の観察ポイントは？

A 長期にわたり輸液療法を行う場合には、大きく分けて
(1) 患者の全身状態
(2) 刺入部の状態
(3) 輸液内容および輸液ライン
を観察することが重要である。

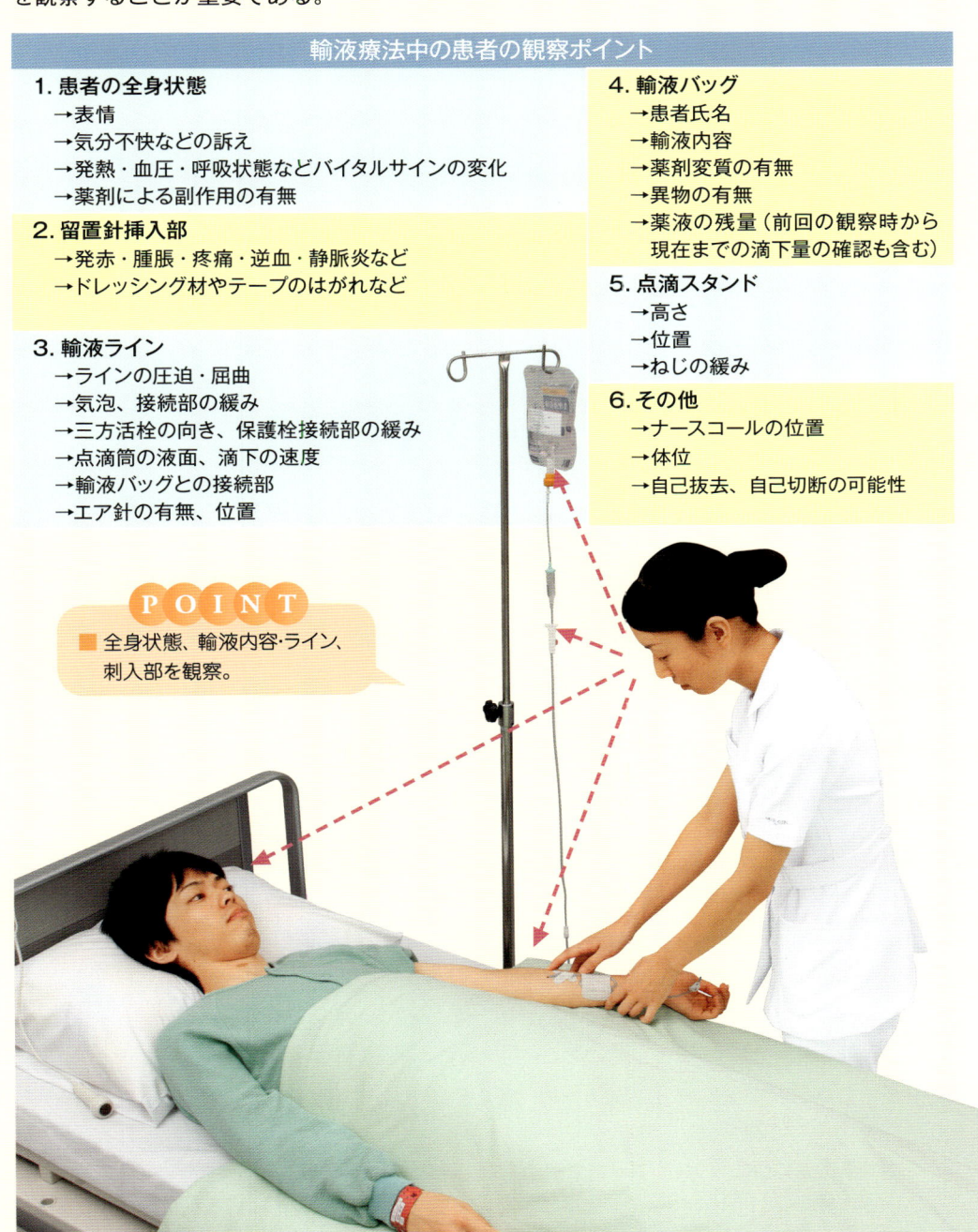

輸液療法中の患者の観察ポイント

1. **患者の全身状態**
   → 表情
   → 気分不快などの訴え
   → 発熱・血圧・呼吸状態などバイタルサインの変化
   → 薬剤による副作用の有無

2. **留置針挿入部**
   → 発赤・腫脹・疼痛・逆血・静脈炎など
   → ドレッシング材やテープのはがれなど

3. **輸液ライン**
   → ラインの圧迫・屈曲
   → 気泡、接続部の緩み
   → 三方活栓の向き、保護栓接続部の緩み
   → 点滴筒の液面、滴下の速度
   → 輸液バッグとの接続部
   → エア針の有無、位置

4. **輸液バッグ**
   → 患者氏名
   → 輸液内容
   → 薬剤変質の有無
   → 異物の有無
   → 薬液の残量（前回の観察時から現在までの滴下量の確認も含む）

5. **点滴スタンド**
   → 高さ
   → 位置
   → ねじの緩み

6. **その他**
   → ナースコールの位置
   → 体位
   → 自己抜去、自己切断の可能性

POINT
■ 全身状態、輸液内容・ライン、刺入部を観察。

CHAPTER 4

❓ あなたならどうする？　複合事例①

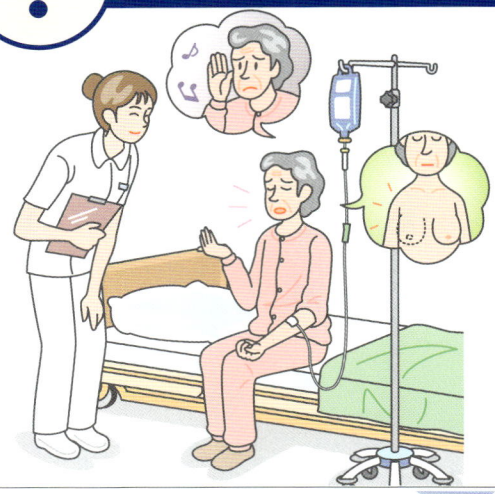

あなたは、
脱水症状で入院することになった
宮代和子さん（70歳）を受け持ちました。

宮代さんは、乳がんの既往があり、
右乳房切除（右腋窩リンパ節郭清）術を
受けています。

右耳がやや聞こえにくく、
また、「**夜、トイレに起きるのが
心配です**」と入院時に話していました。

入院後は、夜間にトイレに行き、
病室の場所がわからなくなることがありました。

宮代和子さんに、
**電解質補液（乳酸リンゲル液）500mLを
5時間で投与する**という指示が出ました。

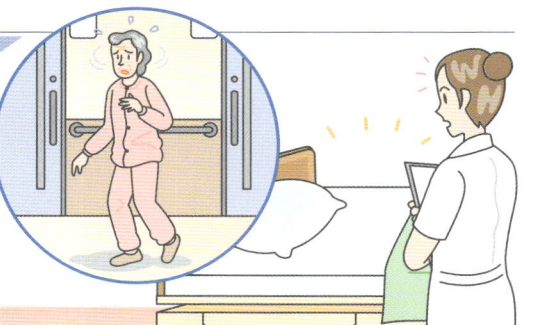

あなたなら、どのようなケアを行いますか？

対応例

- 右耳が聞こえにくいため、左側から説明する。輸液ラインが体の下敷きにならないよう話す。

- 1mLが約20滴のラインを使用し、33滴/分で滴下する。
  ＊（20滴×500mL）÷（5時間×60分）＝33滴/分

- 夜間にトイレに行く回数が増えないよう、日中に点滴投与を済ませる。5時間の投与であるため、清潔ケアやリハビリテーションの時間帯を避けて計画する。

- 右腋窩リンパ節郭清をしているため、感染予防やリンパ浮腫を考慮して、左上肢から点滴静脈注射を行う。

- 輸液の管理法について、具体的に説明する。「移動時には点滴スタンドを押していくこと」「輸液投与中のトイレへの移動は、看護師が付き添うこと」を話し、宮代さんが不安なく安全に移動できるよう支援する。

CHAPTER 5 中心静脈注射

中心静脈注射は、鎖骨下静脈、内頸静脈など太い静脈から
カテーテルを通し、カテーテル先端を右心房付近の上大静脈まで到達させる。
これにより、末梢静脈からの注入がむずかしい薬剤の投与、高カロリー輸液、
急速な大量輸液、中心静脈圧の経時的測定などが可能になる。

目的
1. 末梢静脈からの注入がむずかしい薬剤の投与
2. 持続的栄養補給（高カロリー輸液）
3. 中心静脈圧の経時的測定

■主な穿刺部位

内頸静脈
鎖骨下静脈よりはカテーテル挿入時の気胸を起こしにくいが、総頸動脈穿刺の可能性がある。また、カテーテルの固定・管理がしにくい。

鎖骨下静脈
挿入時、肺合併症（気胸・血胸）を起こしやすい。また、内頸静脈に誤って挿入し、カテーテル先端が頸部上方へいくことがある。カテーテルの固定・管理は行いやすい。

尺側皮静脈、橈側皮静脈、上腕静脈
挿入時の合併症は少ないが、この静脈が出にくい患者には挿入が困難であり、カテーテルが途中で進まなくなる場合がある。また、関節が近いため、機械的刺激による静脈炎のリスクが比較的高い。

大腿静脈
カテーテル挿入中の血胸・気胸などの合併症は少ない。ただし、深部静脈血栓のリスクが高まる。鼠径部であることから、カテーテルの汚染にも注意が必要である。

■穿刺時の体位（鎖骨下静脈・内頸静脈）

仰臥位とし、顔を穿刺側の反対側に向ける。ただし、内頸静脈への挿入時は回転を40度以内にとどめ、静脈扁平化や動静脈の重なりを避ける。さらに10〜20度のTrendelenburg体位（頭低位）とし、静脈を怒張させる。頭低位が禁忌の患者は水平位をとる。

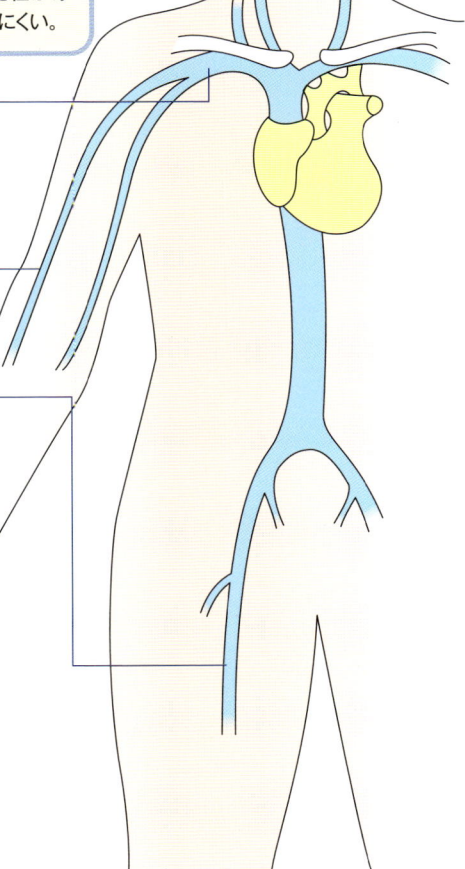

CHAPTER 5

■中心静脈カテーテルの主な種類

ガイドワイヤーを用いるタイプ（セルジンガー法）

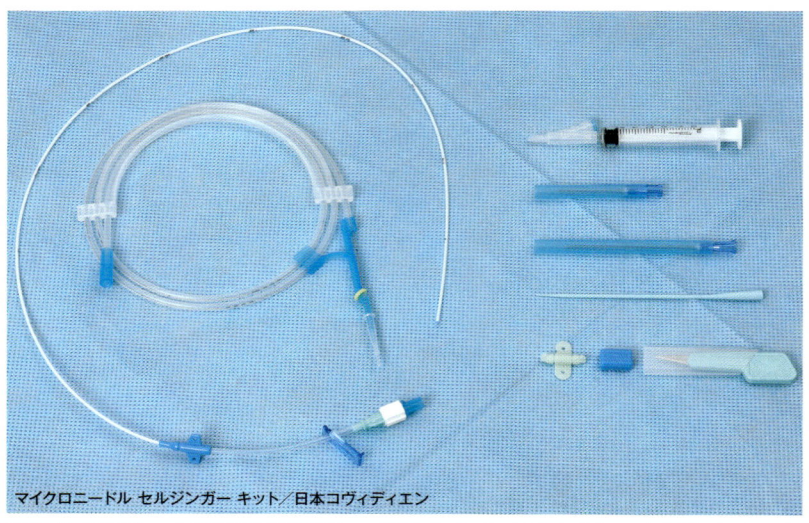

マイクロニードル セルジンガー キット／日本コヴィディエン

静脈を穿刺後、血液逆流を確認し、側孔からガイドワイヤーを挿入する。皮膚切開を加え、ガイドワイヤーにダイレータを通して刺入部を拡張。ガイドワイヤーに沿ってカテーテルを血管内に挿入後、ガイドワイヤーを抜去する。

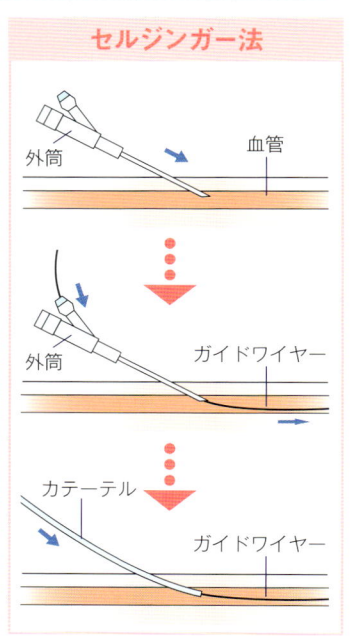

セルジンガー法

ピールオフタイプ

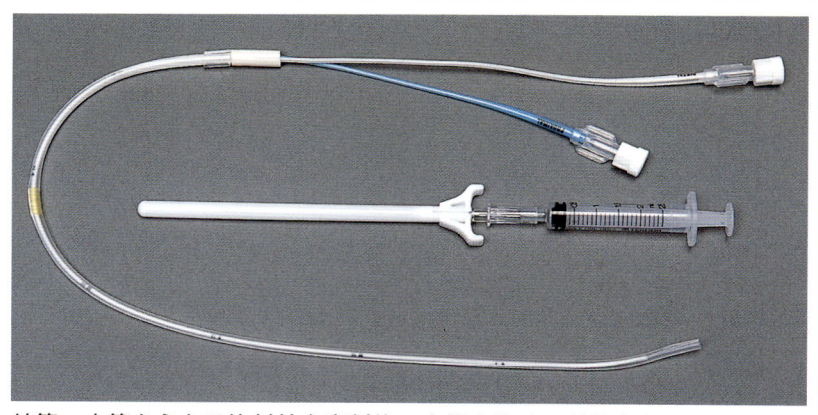

外筒・内筒からなる注射針を穿刺後、内筒を抜く。外筒からシース付きカテーテルを挿入。カテーテルを前に進めると、外筒基部でシースが割れ、カテーテルのみ静脈内に挿入される。カテーテルが目的部位に到達したら外筒を抜去。外套管は2つに分割して取り除く。

シース付きカテーテルの挿入法

CHECK!
中心静脈カテーテルの選択

ピールオフタイプのものは、外筒の外径が留置するカテーテルより大きいため、動脈を誤って穿刺してしまった場合、止血が困難となる。
また、内腔が大きいため、外筒針が大気に開放されているときに、空気が血管内に流入する危険性が高くなる。そのため、最近ではセルジンガー法を選択することが多くなっている。

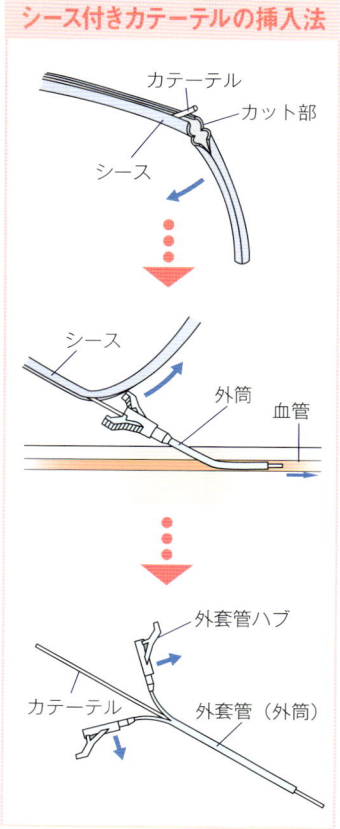

中心静脈注射

末梢静脈から挿入するタイプ (PICC:Peripherally Inserted Central Venous Catheter)

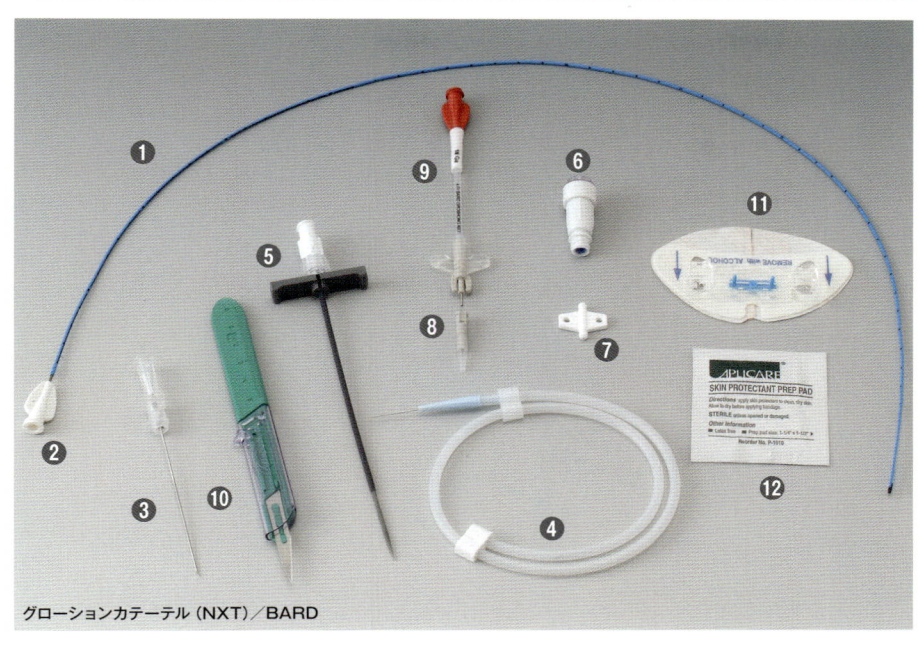

❶ カテーテル
❷ スタイレット
❸ 21G穿刺針（安全機能付き）
❹ 0.018inchガイドワイヤー
❺ マイクロイントロデューサー
❻ インジェクションキャップ（陽圧バルブ付き）
❼ スーチャウィング
❽ ロックスリーブ
❾ カテーテルコネクタ
❿ メス（安全機能付き）
⓫ スタットロック（固定具）
⓬ 前処置剤

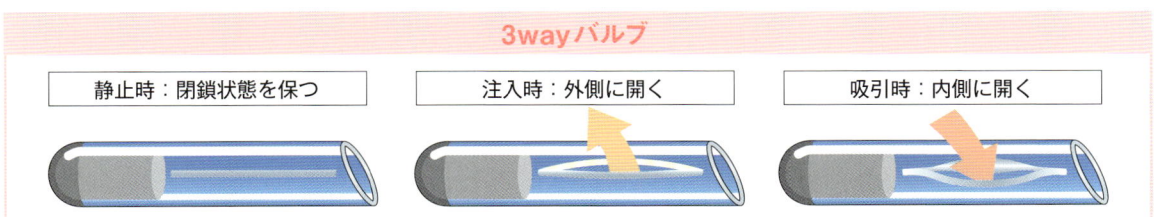

グローションカテーテル（NXT）／BARD

3wayバルブ

| 静止時：閉鎖状態を保つ | 注入時：外側に開く | 吸引時：内側に開く |

イントロデューサーを静脈に刺入し、穿刺針をシースより抜去。シースからカテーテルを挿入後、シースを抜き、カテーテルから取り外す。カテーテルを目的の位置まで進め、その後、ゆっくりとスタイレットを抜く。カテーテルの先端側面にある3wayバルブは不用意な血液の逆流を防止するため、ヘパリンロックは不要であり、生理食塩液のみでの管理が可能である。使用しない場合は、7日ごとに生理食塩液による洗浄を行う。

POINT
■ フラッシュ時は10mL以上のシリンジを用いて、過度の圧がかからないよう注意する。

CHECK!
末梢静脈挿入式中心静脈カテーテル

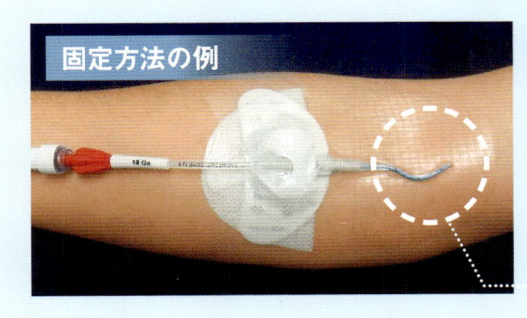

末梢静脈からの中心静脈カテーテルの挿入は、挿入時の合併症が少なく、感染率も低い。CDCガイドラインにおいても、頻回かつ持続的なアクセスを必要とする患者に推奨されている。

留意点：① 機械的刺激による静脈炎のリスクがある。
② 挿入部位やカテーテルの固定によっては、流量制限がかかる場合がある。
③ 先端がオープンになっていないので、中心静脈圧の測定はできない。

固定方法の例

カテーテルにたわみをもたせ、血管への刺激を抑える

CHAPTER 5 中心静脈注射

CHAPTER 5

PROCESS ① 必要物品の準備

カテーテル・消毒・麻酔セット

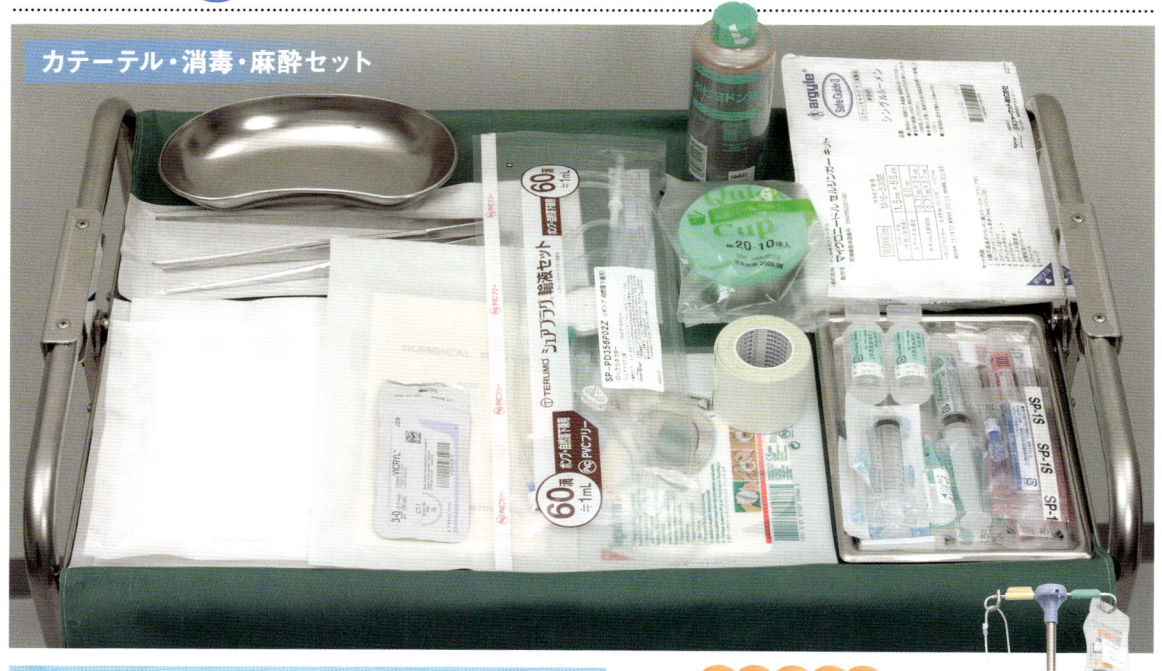

縫合セット

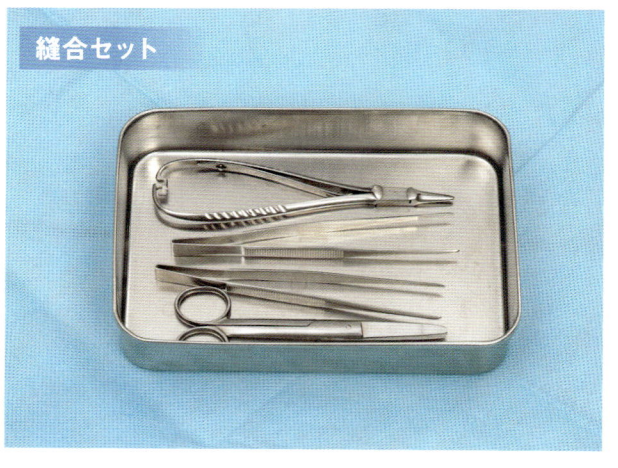

POINT

- 薬剤によっては輸液セットのフィルターに吸着するため、フィルターを通せないものがあるので注意。接続する際、フィルターより患者側の側管を使用する。
- 例：G-CSF製剤、グリセオール、シクロスポリン、血液製剤、輸血、エトポシドなど。
- ※ 輸血、血液製剤は、単独ラインで行う。

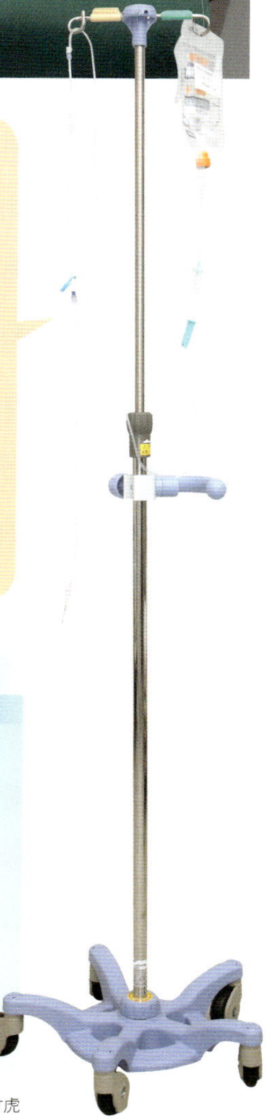

マキシマル・バリア・プリコーション一式

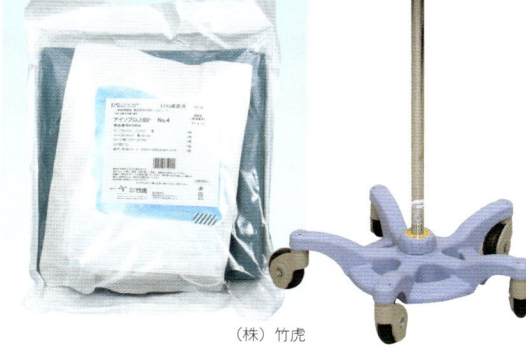

① 感染防止のための消毒用品一式、滅菌ガーゼ、滅菌手袋、滅菌ガウン、滅菌ドレープなど
② 局所麻酔用具一式（1％プロカイン、シリンジ、23G針）
③ 縫合セット
④ 穿刺針：試験穿刺用（25G針・5mLシリンジ）
　　　　　本穿刺用（静脈留置針18G・5mLシリンジ）
⑤ 生理食塩水、またはヘパリン加生理食塩水
⑥ 中心静脈カテーテルセット（医師の指示に従う）
⑦ 固定用テープ、フィルムドレッシング材
　＊テープは、はがれにくいものを使用。患者の状態によっては皮膚への刺激の少ないものを選ぶ。
⑧ モニタリング機器
　（血圧計、パルスオキシメーター、心電図）

（株）竹虎

中心静脈注射

鎖骨下静脈から挿入する場合

PROCESS ② 体位と消毒

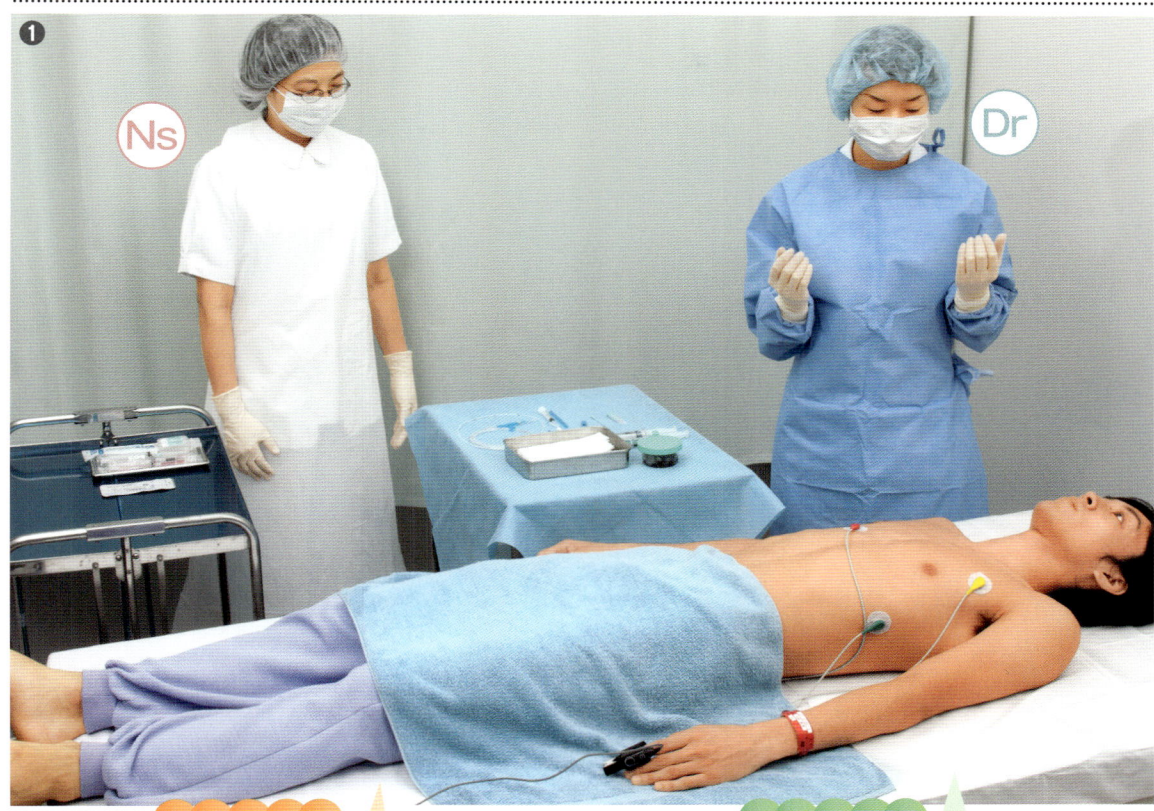

❶

POINT
- 中心静脈カテーテル挿入は、病室や処置室で行う。
- 術野が不潔にならず、処置が速やかに行われるよう、周囲の環境を整えることが大切である。

EVIDENCE
- CDCガイドラインの滅菌マキシマル・バリア・プリコーションに基づき、術者は滅菌手袋、長袖の滅菌ガウン、マスク、帽子を装着する。
- 大きな滅菌ドレープを使用することで滅菌野を確保し、カテーテル由来の血流感染を減らすことができる（文献7）。

❶ 中心静脈カテーテル挿入は侵襲を伴う処置であり、合併症のリスクも伴う。患者・家族に十分に説明する。患者は可能であればシャワー浴・清拭をして、全身を清潔にしておく。

▼

バイタルサインを測定し、排尿を済ませてもらう。体位を整え、上半身の衣類を脱いでもらう。処置用シーツを敷き、周囲の汚染を防止する。
血圧計、心電図、パルスオキシメーターを装着する。

▼

医師（術者）・看護師（介助者）は、手洗いを行う。医師はマスク・帽子・滅菌ガウン・滅菌手袋を装着。看護師はマスク・帽子・手袋を装着する。

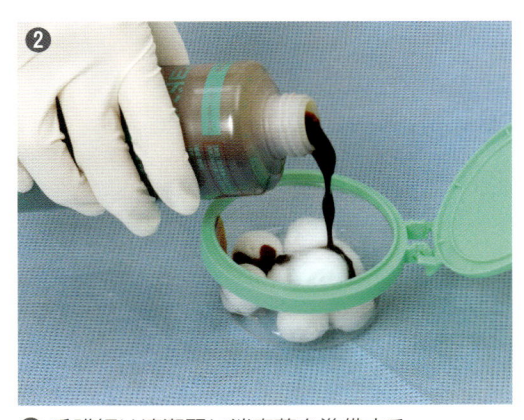

❷ 看護師は清潔野に消毒薬を準備する。

CHAPTER 5 中心静脈注射

CHAPTER 5

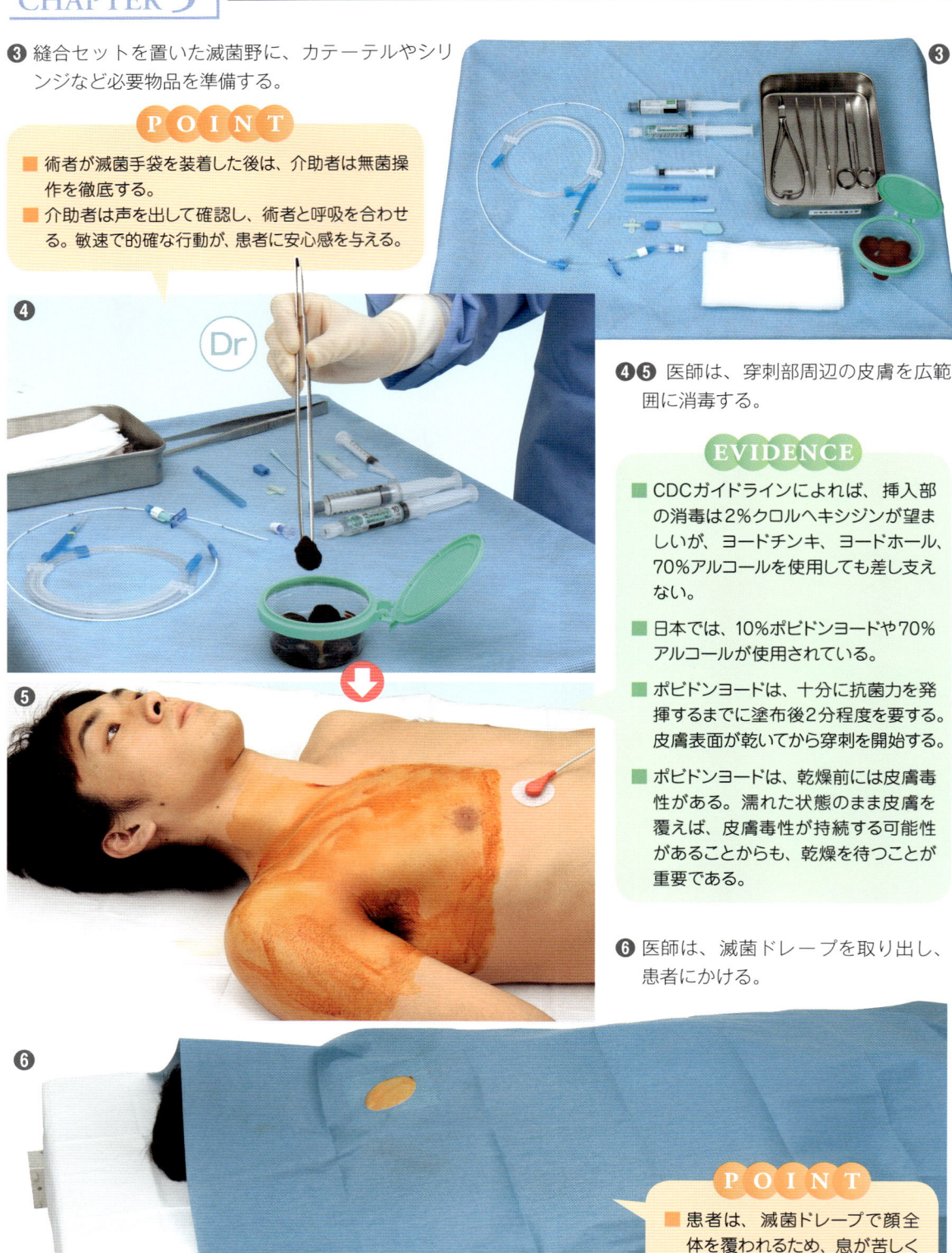

❸ 縫合セットを置いた滅菌野に、カテーテルやシリンジなど必要物品を準備する。

POINT
- 術者が滅菌手袋を装着した後は、介助者は無菌操作を徹底する。
- 介助者は声を出して確認し、術者と呼吸を合わせる。敏速で的確な行動が、患者に安心感を与える。

❹❺ 医師は、穿刺部周辺の皮膚を広範囲に消毒する。

EVIDENCE
- CDCガイドラインによれば、挿入部の消毒は2%クロルヘキシジンが望ましいが、ヨードチンキ、ヨードホール、70%アルコールを使用しても差し支えない。
- 日本では、10%ポピドンヨードや70%アルコールが使用されている。
- ポピドンヨードは、十分に抗菌力を発揮するまでに塗布後2分程度を要する。皮膚表面が乾いてから穿刺を開始する。
- ポピドンヨードは、乾燥前には皮膚毒性がある。濡れた状態のまま皮膚を覆えば、皮膚毒性が持続する可能性があることからも、乾燥を待つことが重要である。

❻ 医師は、滅菌ドレープを取り出し、患者にかける。

POINT
- 患者は、滅菌ドレープで顔全体を覆われるため、息が苦しくなることがある。空気の通り道をつくるよう気を付ける。必ず、ナースコールを持たせておく。
- カテーテル挿入中は声をかけ、常に患者の状態を観察する。

中心静脈注射

PROCESS ❸ 局所麻酔

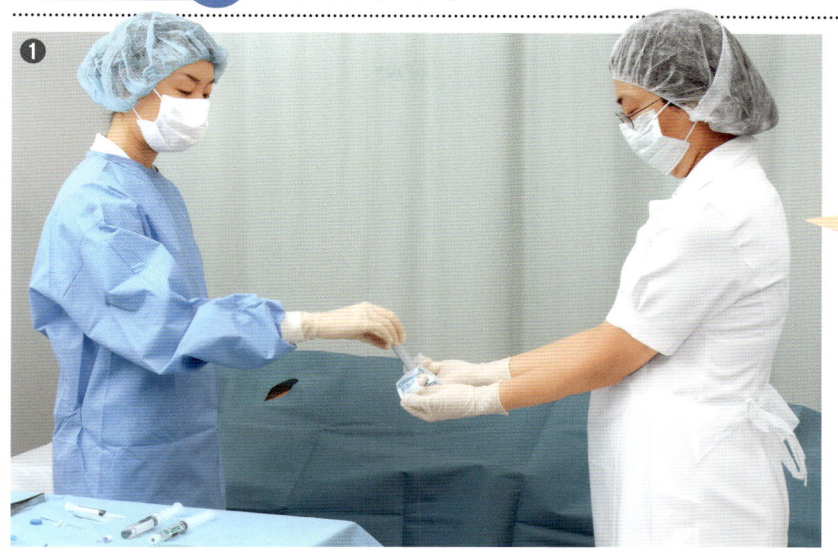

❶ 看護師は医師へ無菌的にシリンジと針を渡す。

POINT
■ 医師への受け渡し時には、無菌操作を徹底する。

POINT
■ 受け渡し時には、清潔側の医師が上、不潔側の看護師が下に位置するよう気を付ける。

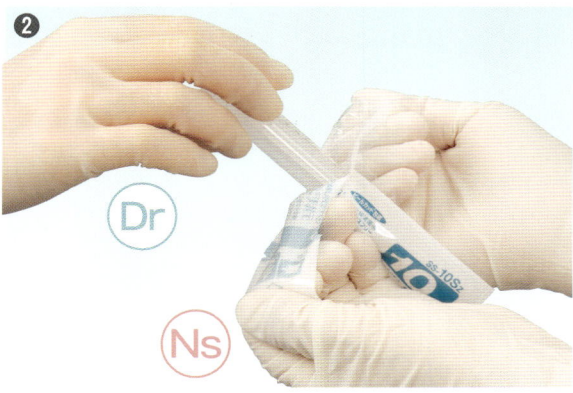

❷ 看護師はシリンジ自体に触れないよう、包装を開けて折り返し、医師に渡す。

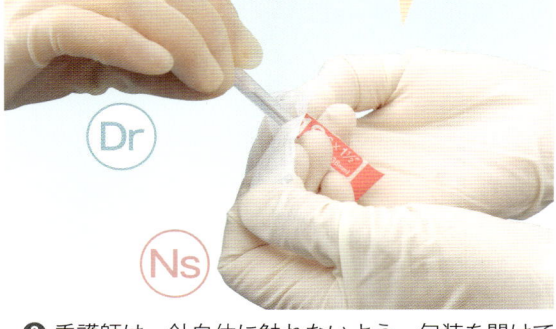

❸ 看護師は、針自体に触れないよう、包装を開けて折り返し、医師に渡す。

POINT
■ 医師が吸い上げやすい角度でアンプルを保持する。

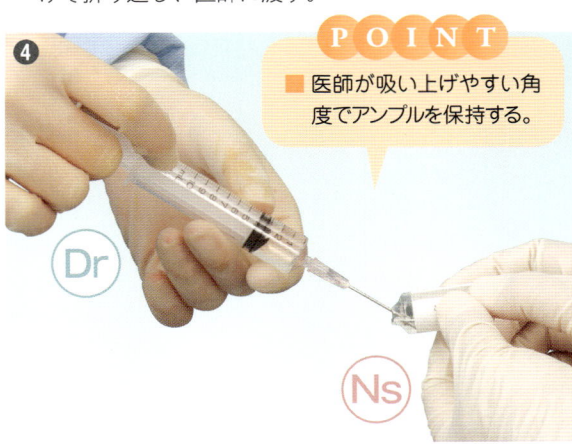

❹ 看護師は局所麻酔のアンプルを保持し、医師が注射器で吸い上げる。
※ 看護師は❷❸❹の方法で、そのほか指示された必要物品を渡していく。

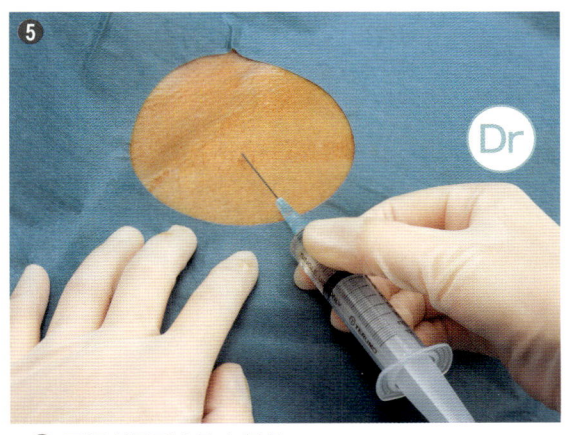

❺ 医師が局所麻酔を行う。
その後、鎖骨下静脈の位置を確認するために試験穿刺を行う。

CHAPTER 5 中心静脈注射

CHAPTER 5

PROCESS 4 カテーテル挿入

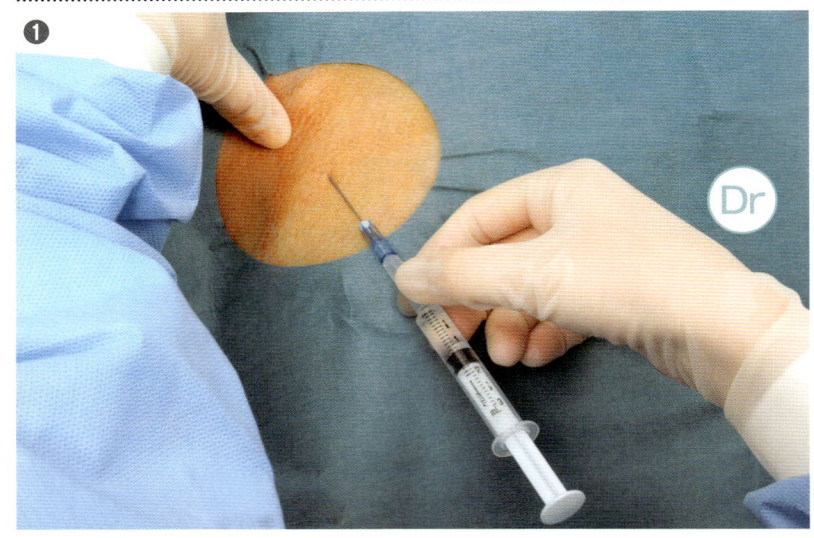

❶ 医師は、試験穿刺と同じ角度と同じ深さで、陰圧をかけながら穿刺する。

血液逆流を確認後、生理食塩水を注入し、抵抗がないことを確認する。

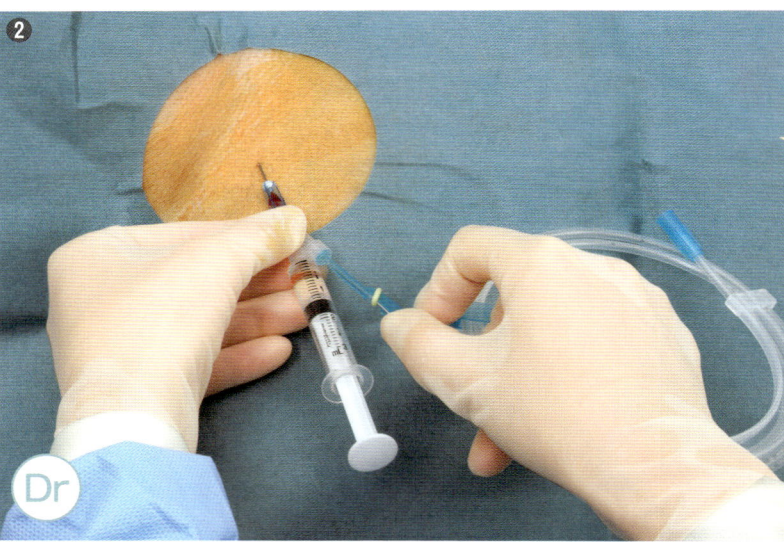

❷ 医師は、側孔からガイドワイヤーを挿入する。側孔がないタイプの場合は、内筒を抜去して挿入する。

POINT
- ガイドワイヤーの刺激で、不整脈が引き起こされることがある。看護師は患者に声をかけ、心電図モニターや酸素飽和度を十分に観察することが大切。

❸❹ 医師は、ガイドワイヤーを残して穿刺針を抜去。皮膚刺入部を切開して広げる。ダイレータをガイドワイヤーに沿って10cmほど挿入し、刺入部を拡張する。

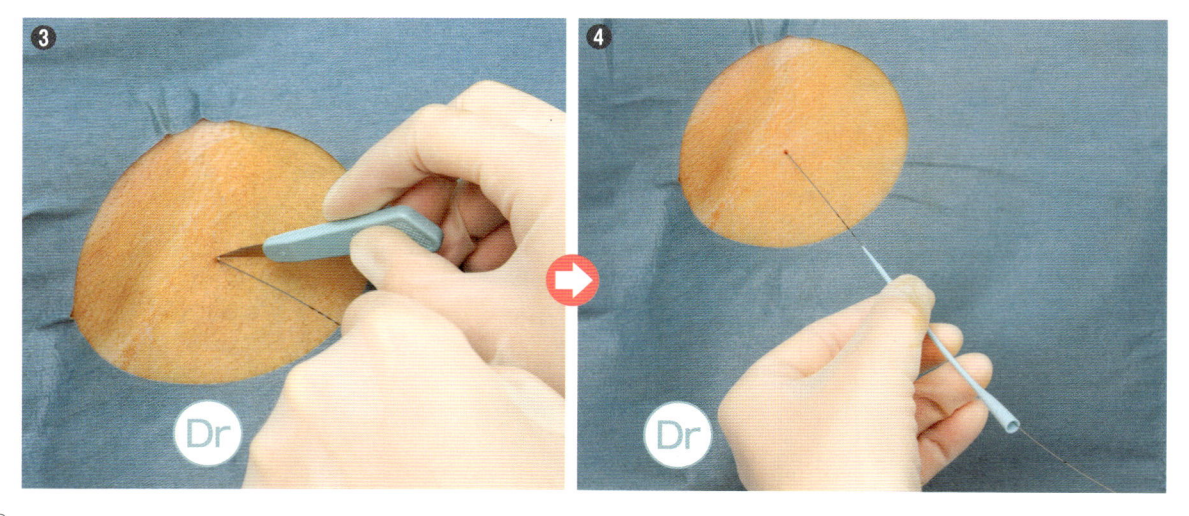

中心静脈注射

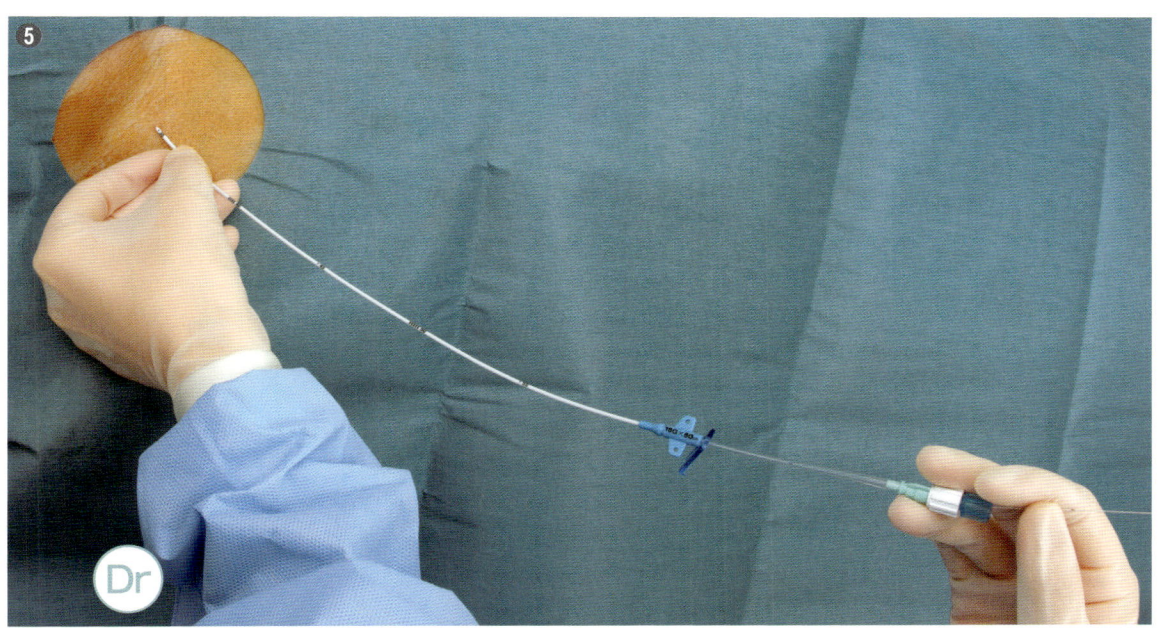

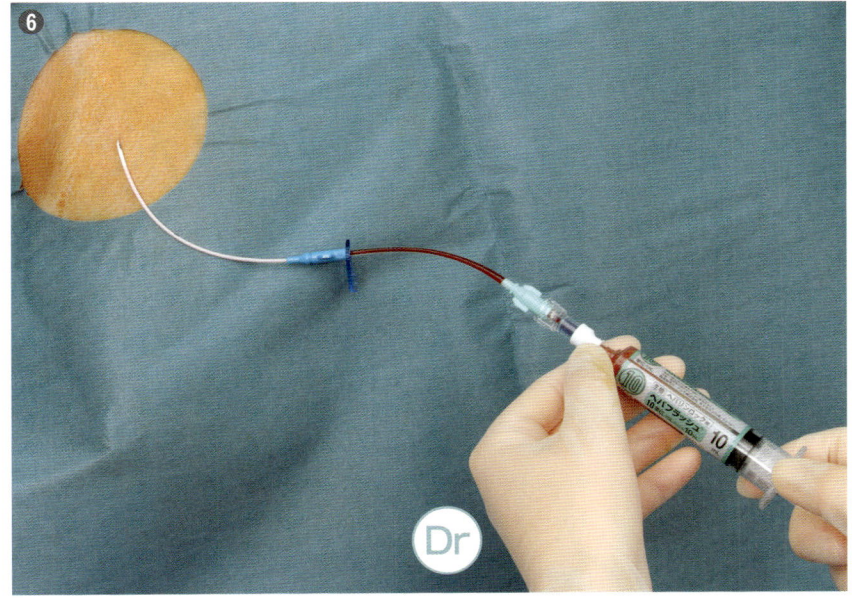

❺ あらかじめ生理食塩水で満たしておいたカテーテルをガイドワイヤーに挿入する。

❻ ガイドワイヤーに沿ってカテーテルを目的地まで進める。

▽

ガイドワイヤーを抜去して、血液逆流を確認する。

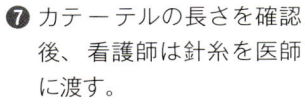

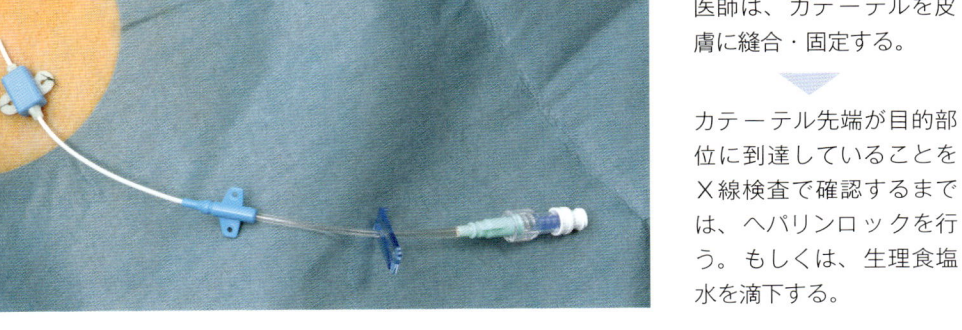

❼ カテーテルの長さを確認後、看護師は針糸を医師に渡す。

▽

医師は、カテーテルを皮膚に縫合・固定する。

カテーテル先端が目的部位に到達していることをX線検査で確認するまでは、ヘパリンロックを行う。もしくは、生理食塩水を滴下する。

CHAPTER 5

PROCESS 5 カテーテル挿入部の固定

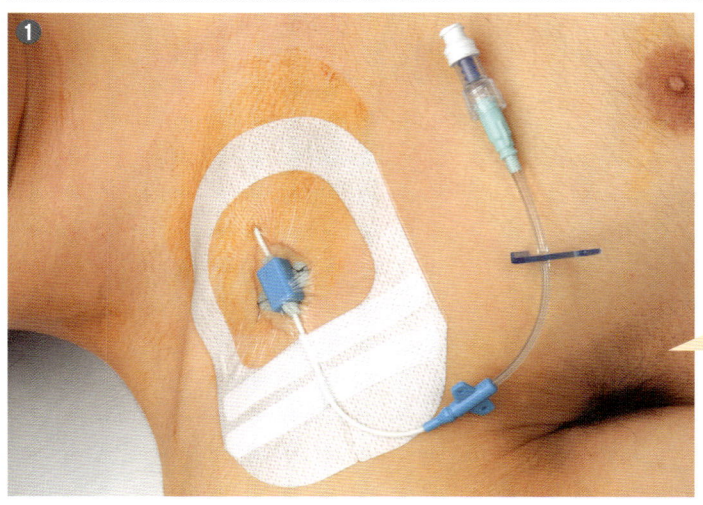

❶ カテーテル挿入部の止血を確認し、消毒後、フィルムドレッシング材で固定する。

さらに、テープで固定を補強する。

POINT
- 出血がある、発汗が多いなどの場合は、フィルムドレッシング材がはがれやすいため、ガーゼを用いる。
- X線検査が終了するまでの間に、ベッドサイドを整える。

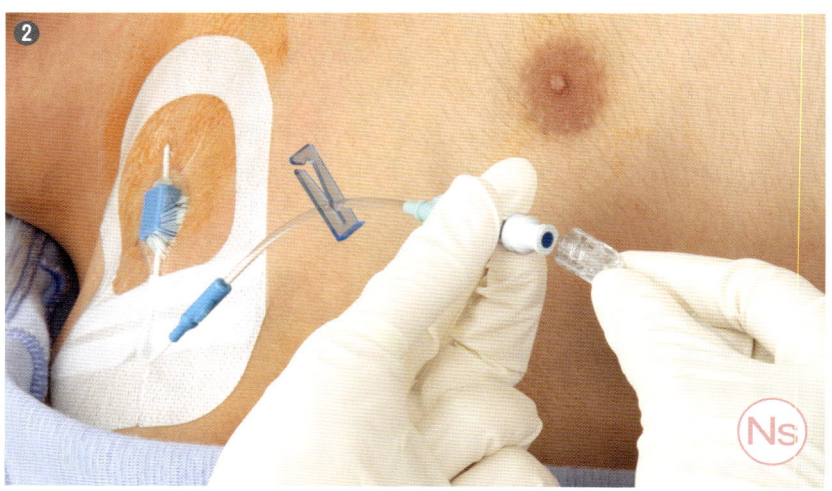

❷ X線検査が終了し、カテーテル位置が確認できたところで、指示された輸液ラインに接続。滴下速度を調節する。生理食塩水を滴下していた場合は、指示された輸液に変更し、滴下速度を調整する。

カテーテルの長さ、縫合部位、何針縫合したかを記録し、検温時に必ず観察する。状態に変化があれば、速やかに医師に報告する。

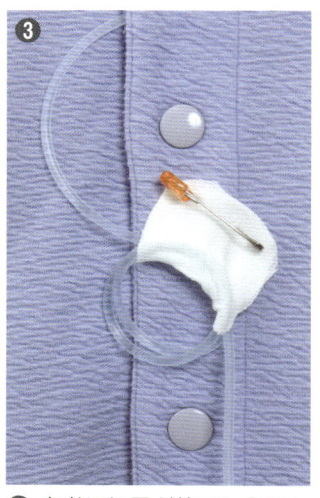

❸ 患者に処置が終了したことを説明し、衣類を着せる。衣類から出た輸液ラインをループ状にし、固定する。

POINT
挿入直後の観察ポイント
- 刺入部：出血・発赤・腫脹・疼痛などの有無。
- バイタルサイン：呼吸状態・脈拍・血圧。
- 挿入に伴う合併症の有無。
- カテーテル固定、ライン接続部の確認。

COLUMN
輸液ライン固定のための工夫

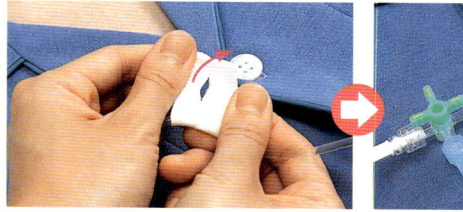

① 輸液ラインをはさんで貼り合わせたテープに切り込みを入れ、ボタンホールをつくる。

② テープに開けたボタンホールに、パジャマのボタンを通し、輸液ラインを固定する。

中心静脈注射

PROCESS 6 カテーテル挿入部のドレッシング交換

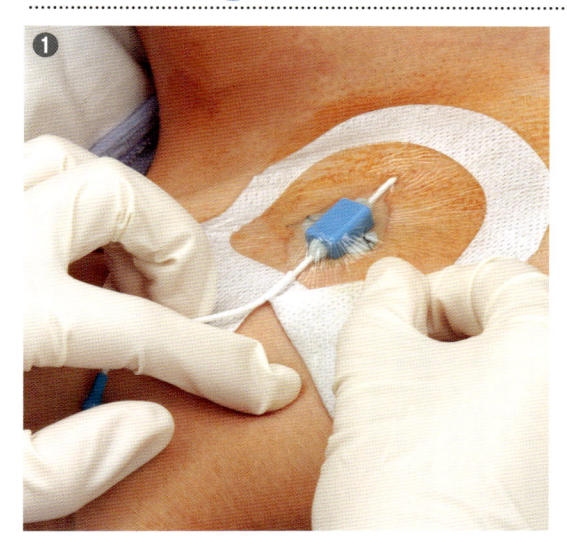

❶ 患者に処置の説明を行う。
　ドレッシング材は片方の手で皮膚を押さえながら、ゆっくりとはがし、皮膚への負担が最小限となるよう気を付ける。

EVIDENCE
CDC ガイドライン
■ フィルムドレッシングの場合は、個々の患者の状態に応じ、最低週1回の頻度で交換する。
■ ガーゼドレッシングの場合は、2日ごとに交換する。

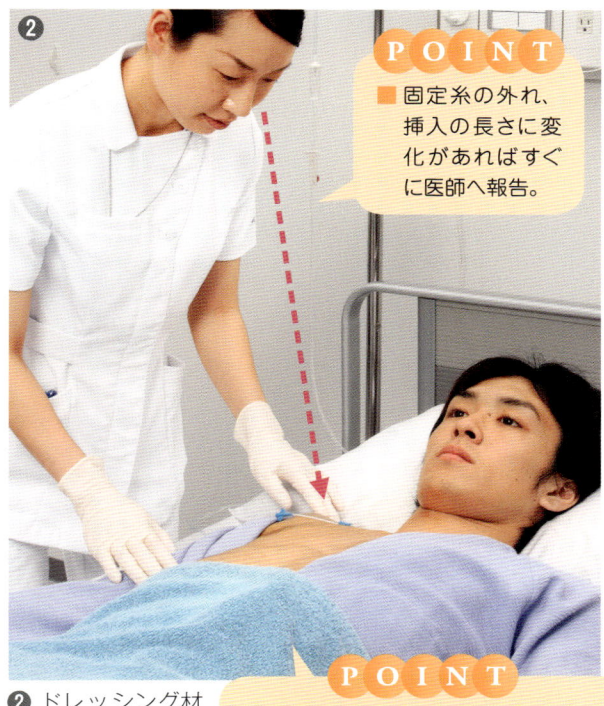

❷ ドレッシング材をはがしたら、カテーテル挿入部および皮膚の状態を観察する。

POINT
■ 固定糸の外れ、挿入の長さに変化があればすぐに医師へ報告。

POINT
観察ポイント
■ 挿入部の発赤・腫脹・出血・滲出液は？
■ 固定糸の外れや、緩みは？
■ カテーテルの長さに変化はないか？
■ テープによる皮膚のかぶれはないか？

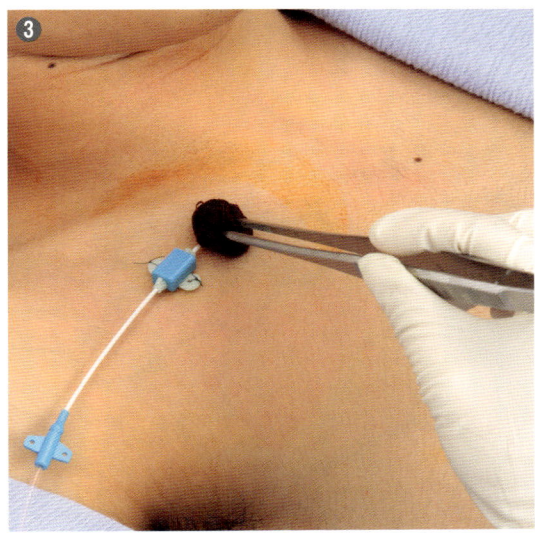

❸ ポビドンヨードでライン刺入部と皮膚固定部の消毒を中心から外側へ広範囲に行う（2～3回）。ポビドンヨードが乾いたら、フィルムドレッシング材で覆う。

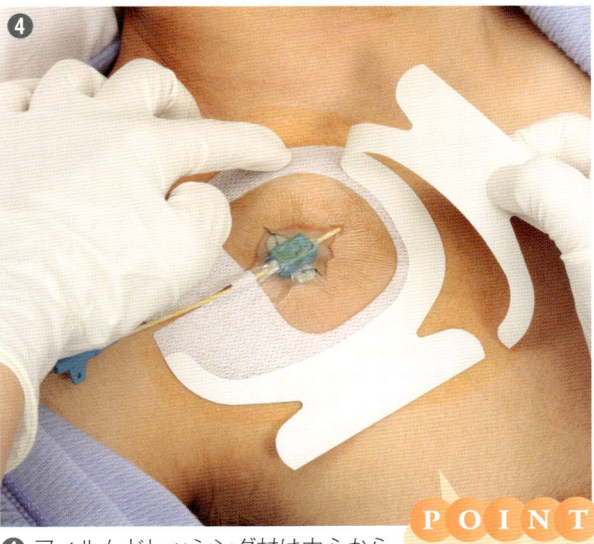

❹ フィルムドレッシング材は中心から外側に向かって、しわができないように貼る。テープで補強固定し、衣類を整え、患者に終了を告げる。

POINT
■ ラインは前と少し位置をずらす。

CHAPTER 5 中心静脈注射

CHAPTER 5

中心静脈注射 Q&A

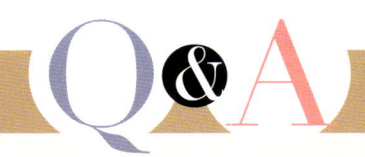

Q カテーテル挿入時の合併症は？

A 気胸・血胸、空気塞栓、動脈穿刺などがある。これらの合併症を理解したうえで、介助することが大切である。

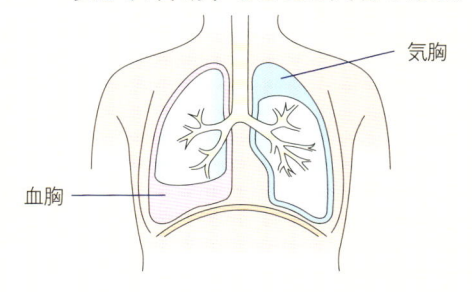

合併症	症状	原因
気胸	咳・呼吸困難・呼吸音消失	挿入時、肺を穿刺し、胸腔に空気が漏出
血胸	チアノーゼ・呼吸困難・出血に伴うヘモグロビン減少	肺の血管を穿刺
空気塞栓	呼吸困難・気泡音・血圧低下・意識レベル低下	穿刺針・カテーテルから血管への空気混入
動脈穿刺	穿刺時、鮮血が拍動性に大量出血	穿刺時、鎖骨下動脈あるいは内頸動脈を穿刺

Q カテーテル由来の血流感染とは？

A カテーテル挿入に伴って、皮膚に付着する細菌が血管内に入り込みやすく、感染の原因となる。また、挿入部だけでなく、ライン接続部、薬剤汚染も考慮し管理していく必要がある。

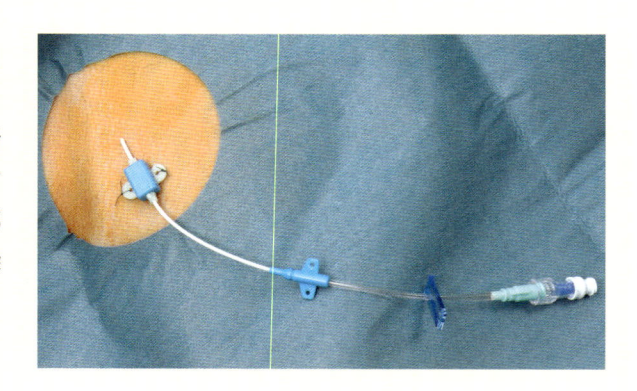

カテーテル感染の経路	1. カテーテル挿入部位 2. ライン接続部 3. 輸液薬剤の汚染（調合時に汚染され、薬剤とともに細菌が体内に入る）
カテーテル感染の症状	1. カテーテル刺入部の発赤・腫脹・疼痛・圧痛・化膿性滲出液 2. 発熱・悪寒 3. 白血球の増加、CRP の増加など
カテーテル感染を防ぐための対応	1. カテーテル挿入部のドレッシング交換 CDC ガイドラインによれば、フィルムドレッシングの場合は、個々の患者の状態に応じて最低週1回、ガーゼドレッシングの場合は 2 日ごとに交換する。ドレッシング材が湿ったり、緩んだり、汚染された場合、また挿入部の観察が必要な場合にドレッシング交換を行う。 2. 輸液セットの交換 CDC ガイドラインによると、カテーテル由来感染が疑われない限り、輸液セットは、72 時間間隔より頻回にならないよう交換する。ただし、血液、血液製剤、脂肪乳剤の投与に使用したチューブは、輸液開始 24 時間以内に交換する。

中心静脈注射

Q トラブルへの対応は？
A トラブルごとに次のように対応する。

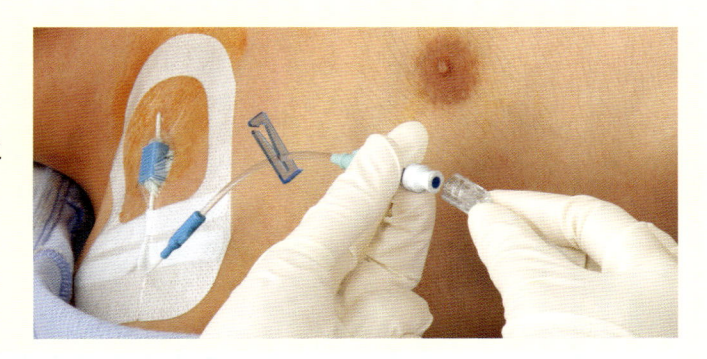

滴下が止まっている	1. まずは、クレンメを確認する。 2. 体位や首の向きで変わることもあるので、仰臥位になってもらう。 3. 三方活栓の向き、ラインの屈曲、ねじれがないかチェックする。 4. フィルターが目詰まりを起こしやすい薬剤、配合変化を起こしやすい薬剤を使用しなかったか確認し、疑わしい場合は輸液ラインを交換する。 5. 上記がない場合、生理食塩水やヘパリン生食を用いて血液逆流を確認し、フラッシュを行って抵抗がないかを確認する場合がある。抵抗がある場合は、血栓形成も考えられるため、無理に押さず、速やかに医師に報告する。 また、使用中の薬剤によっては、ライン内の薬剤がフラッシュされることで致命的な状態になることがあるため、注意が必要である。
血液が逆流している	1. 体位によって、薬剤との落差が少ないために起こる場合もあるため、仰臥位になってもらい確認する。 2. 仰臥位になっても変わらない場合は、生理食塩水でフラッシュする場合もある。この際、使用中の薬剤によっては、ライン内の薬剤がフラッシュされることで致命的な状態になることがあるため、注意が必要である。 3. 側管のバッグが空になっていないかを確認する。側管のバッグが空になっていると、薬液が体内に注入されず、空バッグに逆流することがある。
接続部が緩んでいる	1. 検温時には、接続部の緩みがないことを確認する。 2. 接続部の破損などがないか確認し、もし破損していれば交換する。
接続部が外れている	1. 接続部が外れていれば、薬剤が漏れる。長時間放置されていれば、カテーテル挿入部から血液が逆流し、大出血を起こし、致命的となる。出血がみられたら、まず三方活栓や鉗子などで患者側のラインを止める。 2. 患者の状態を把握し、医師に報告。患者の経過を観察する。 3. 接続部は不潔になっているため、中心静脈カテーテルに接続している部分から、すべて新しいラインに交換する。シーツなども汚染しているため、速やかに交換する。
輸液ラインに空気が入った	1. 空気がフィルターより点滴側にあれば、フィルターで空気が抜けるため問題ない。 2. フィルターより患者側にあれば、三方活栓や側管注の部分から空気を抜く。 3. 必要なら、ラインを交換する。

CHAPTER 5

Q 入浴をしてもよい？

A CDCガイドラインによれば、カテーテル内への菌侵入を防止する措置を講じた場合は、水をかけても差し支えない。ラインを一時的にロックし、ぬれないようガーゼやフィルムドレッシング材で保護し、シャワー浴や入浴を行うことは可能である。
ただし、湯につかってしまうと、ドレッシング材がはがれやすく、発汗も多くなるため、細菌侵入の危険性が高くなる。シャワー浴のみを許可している施設が多い。
シャワー浴、入浴後に必要であれば、刺入部の消毒を行う。

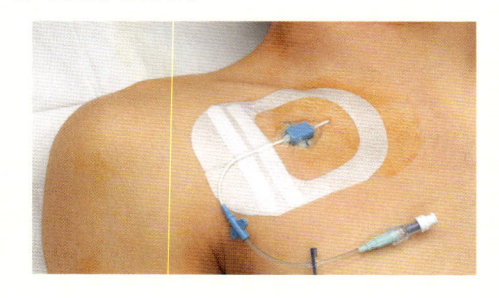

Q フィルター付きカテーテルについて

A 近年、フィルター付きカテーテルの必要性が問われている。CDCガイドラインでは、上記のことに関して、感染対策の目的でフィルター付きカテーテルを常時使用しないように勧告している。
血管内カテーテルや輸液システムに関連する感染を予防するうえで、その効果を支持するデータはないとしている。
しかし、これらは米国でのデータであり、日本では施設により薬剤の調合環境がさまざまであるため、中心静脈注射では、フィルターが輸液ラインに組み込まれているインラインフィルターを使用することが推奨されている(文献20)。
フィルターは、薬剤調合時に混入した異物や細菌、薬剤の配合変化などによって生じる沈殿物の除去には効果があるといわれる。ただし、薬剤によってはフィルターに吸着するため、フィルターを通せないものがあるので注意が必要である。
このようなフィルターの目的・効果、患者の状態を踏まえ、患者への感染の危険性を考慮したうえでの使用が求められる。

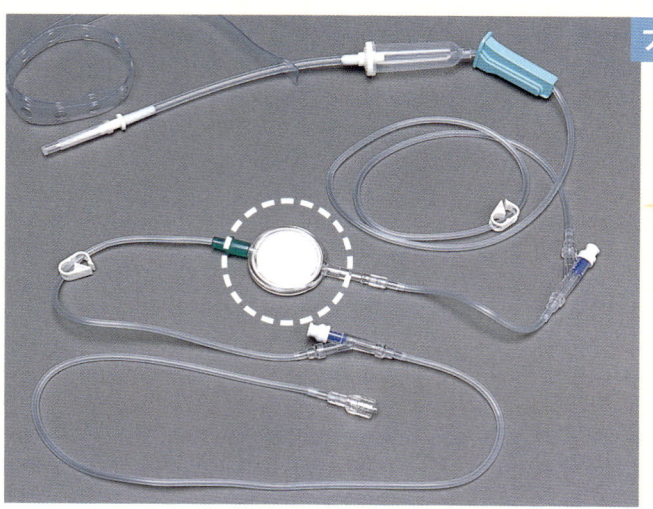

フィルター付きカテーテル

POINT

- フィルターは薬剤調合時に混入した異物や細菌、薬剤の配合変化などによって生じる沈殿物の除去には効果がある。
- フィルターに吸着する薬剤の場合、フィルターより患者側の側管から注入する。
- フィルターは目的・効果、患者の状態を踏まえて、適正に使用する。

CHAPTER 6 ヘパリンロック・生食ロック

点滴静脈注射の終了時や静脈注射終了時などに、
ヘパリンロックあるいは生食ロックを行う。
静脈留置カテーテル内に間欠的にヘパリン生食、あるいは
生理食塩水を注入することにより、カテーテル内の閉塞を防止する。

目的	静脈留置針内部をヘパリン加生理食塩水、あるいは生理食塩水で満たし、カテーテル閉塞を防止する。
適応	点滴静脈注射あるいは静脈注射終了時に針を留置する場合。

■ヘパリンロック・生食ロックを行う場合

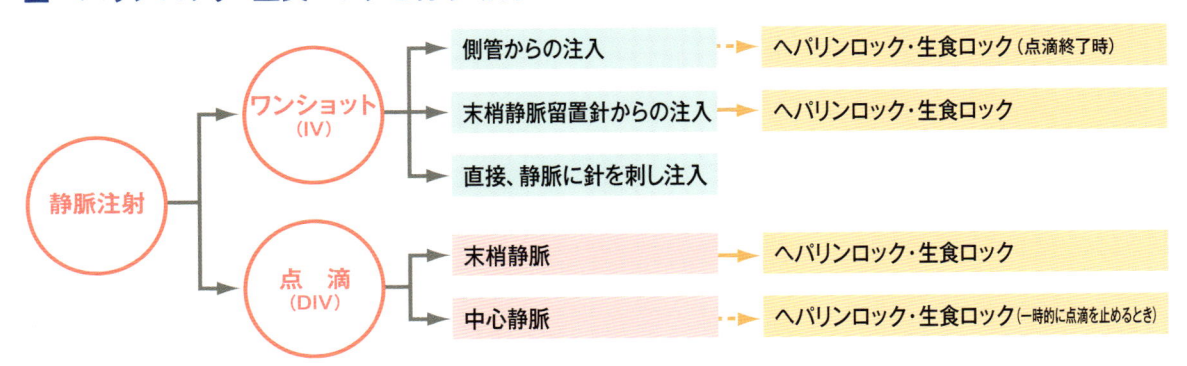

静脈注射
- ワンショット（IV）
  - 側管からの注入 → ヘパリンロック・生食ロック（点滴終了時）
  - 末梢静脈留置針からの注入 → ヘパリンロック・生食ロック
  - 直接、静脈に針を刺し注入
- 点滴（DIV）
  - 末梢静脈 → ヘパリンロック・生食ロック
  - 中心静脈 → ヘパリンロック・生食ロック（一時的に点滴を止めるとき）

■ヘパリンロックと生食ロックの比較

ヘパリンロックおよび生食ロックのいずれの方法がよいかについて、エビデンスが積み重ねられているが、結論が出ていない。各々のメリット・デメリットを考慮し、各施設で選択を検討することが重要である。

	メリット	デメリット
ヘパリンロック	●血栓形成防止効果がある。	●血小板減少、血栓塞栓症、出血のリスクがある。 ●配合禁忌の薬剤があるため、事前に生理食塩水でライン内の薬剤を流す必要がある。
生食ロック	●溶液に伴う合併症がない。	●ヘパリン生食に比べ、カテーテル内の血栓形成がみられる。

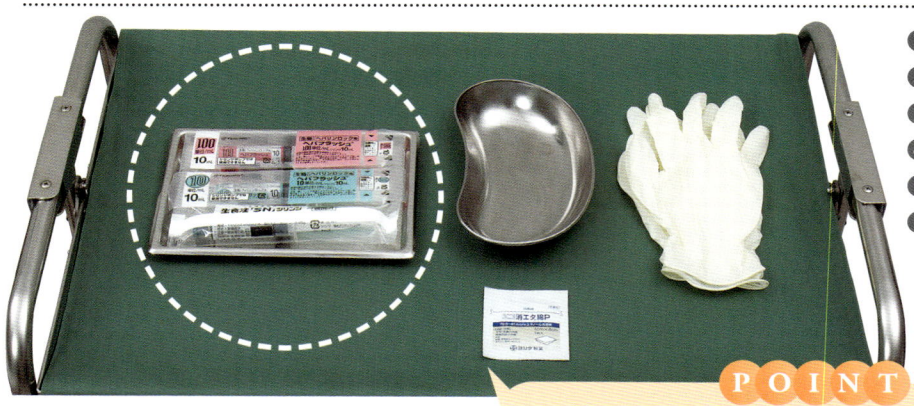

CHAPTER 6

PROCESS ❶ 必要物品の準備

① ヘパリン加生理食塩水
② 生理食塩水
③ アルコール綿
④ トレー
⑤ 膿盆
⑥ 手袋

POINT
プレフィルドシリンジ製剤を使用
- ヘパリン加生理食塩水あるいは生理食塩水は、あらかじめ使用濃度に調整されたプレフィルドシリンジ製剤を使用する。
- プレフィルド製剤はあらかじめ充填されているため、調整時の効率や感染防止、投薬過誤防止の点から優れている。

PROCESS ❷ ヘパリンロック・生食ロックの実施

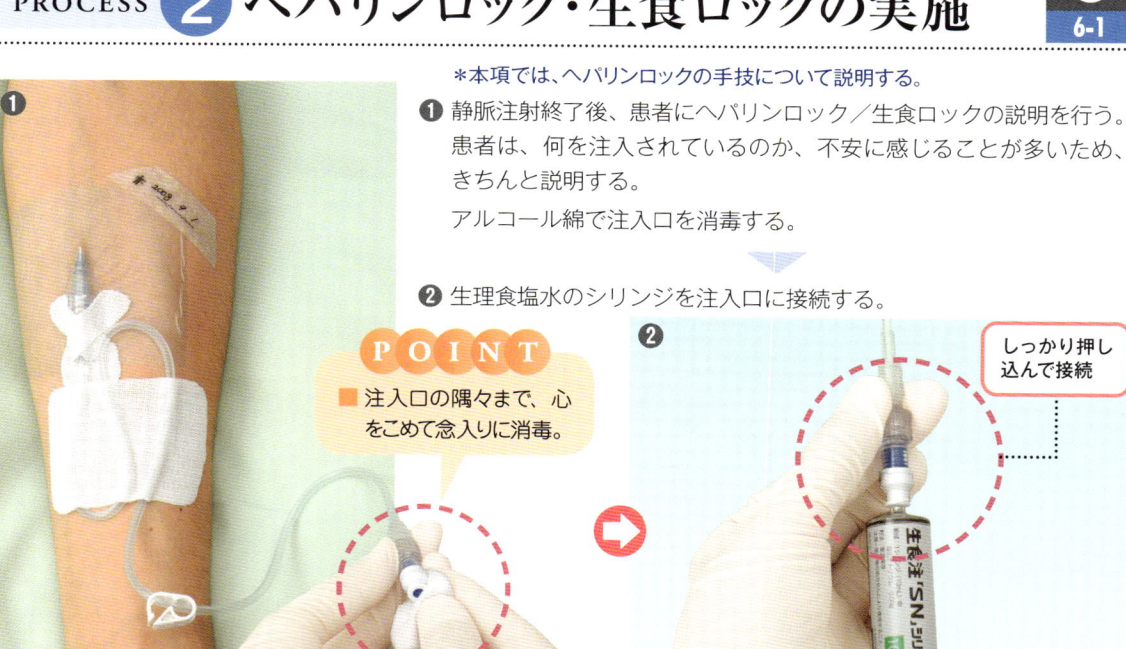

▶ 6-1

＊本項では、ヘパリンロックの手技について説明する。

❶ 静脈注射終了後、患者にヘパリンロック／生食ロックの説明を行う。患者は、何を注入されているのか、不安に感じることが多いため、きちんと説明する。

アルコール綿で注入口を消毒する。

❷ 生理食塩水のシリンジを注入口に接続する。

POINT
- 注入口の隅々まで、心をこめて念入りに消毒。

しっかり押し込んで接続

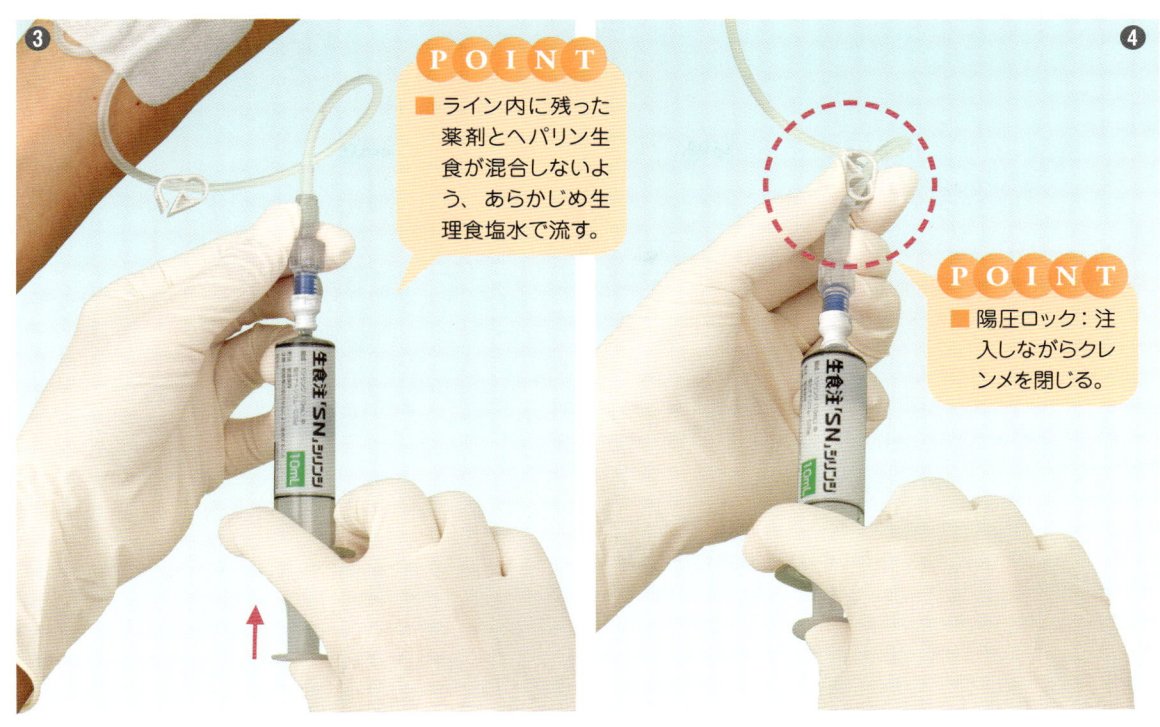

ヘパリンロック・生食ロック

POINT
- ライン内に残った薬剤とヘパリン生食が混合しないよう、あらかじめ生理食塩水で流す。

POINT
- 陽圧ロック：注入しながらクレンメを閉じる。

❸ 生理食塩水を注入し、ライン内の薬液を流す。空気が入らないよう注意する。

❹ シリンジ内の生理食塩水が0.5～1mLになったら、注入しながらワンタッチクレンメを閉じる（陽圧ロック）。その後、シリンジを外す。

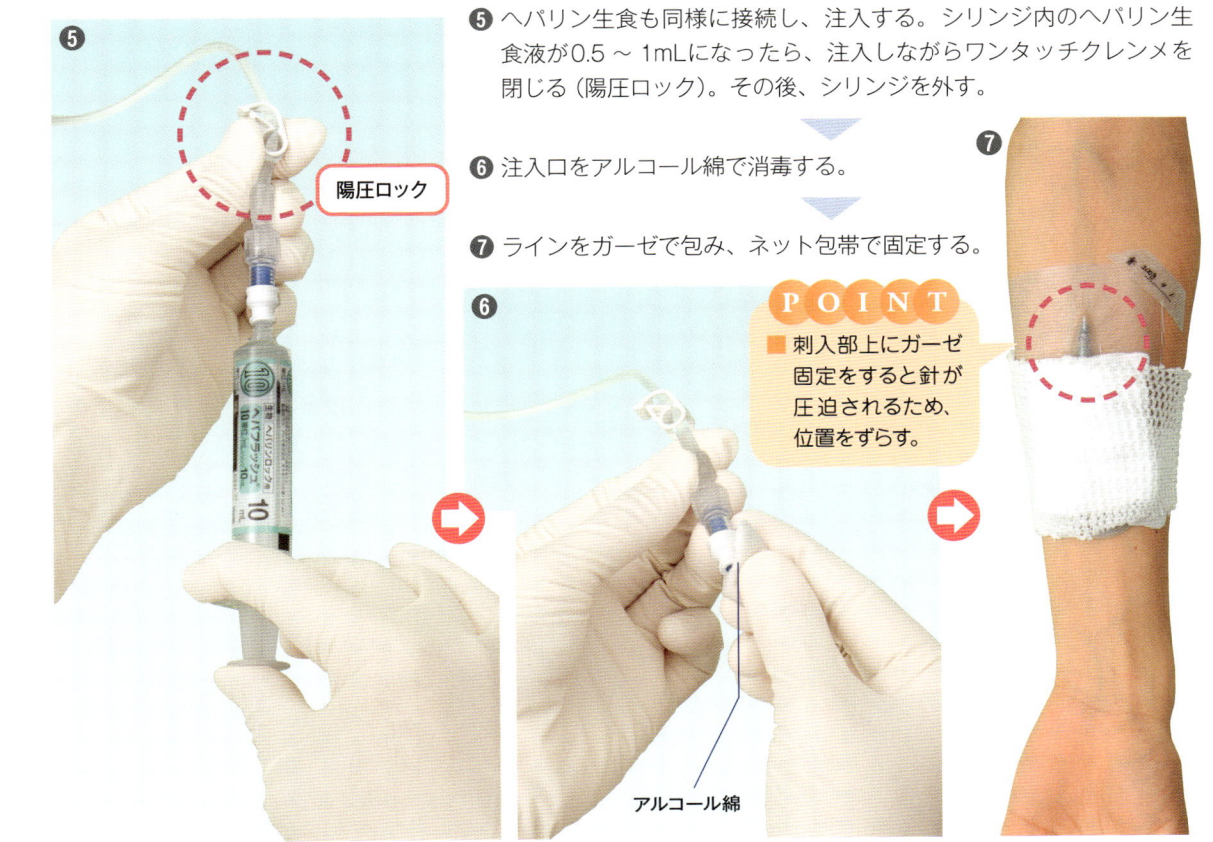

❺ ヘパリン生食も同様に接続し、注入する。シリンジ内のヘパリン生食液が0.5～1mLになったら、注入しながらワンタッチクレンメを閉じる（陽圧ロック）。その後、シリンジを外す。

❻ 注入口をアルコール綿で消毒する。

❼ ラインをガーゼで包み、ネット包帯で固定する。

陽圧ロック

POINT
- 刺入部上にガーゼ固定をすると針が圧迫されるため、位置をずらす。

アルコール綿

CHAPTER 6
ヘパリンロック・生食ロック Q&A

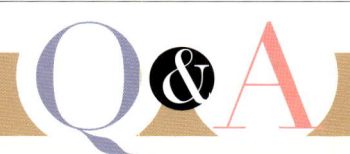

Q ヘパリンロック前の生食フラッシュを省くとどうなる？

A ヘパリンは中性のpH域にあり、塩基性物質と結合して沈殿物を形成する。ヘパリン生食と配合変化を起こすとされる薬剤28種類を対象に、10単位/mL、100単位/mL濃度のヘパリン生食液を用いて行われた実験では、エピルビシン塩酸塩、塩酸ピラルビシンについて配合変化が生じたと報告されている。
静脈内留置ラインを生理食塩水で十分にフラッシュした後に、ヘパリン生食を注入する必要がある。

生食フラッシュは何のため？

Q ラインをロックするために必要な溶液量は？

A ロック溶液量は、カテーテルとそれに接続した器具の容量の2倍が目安となる。

ロック溶液量＝
（カテーテルの容量＋付属器具の容量）×2

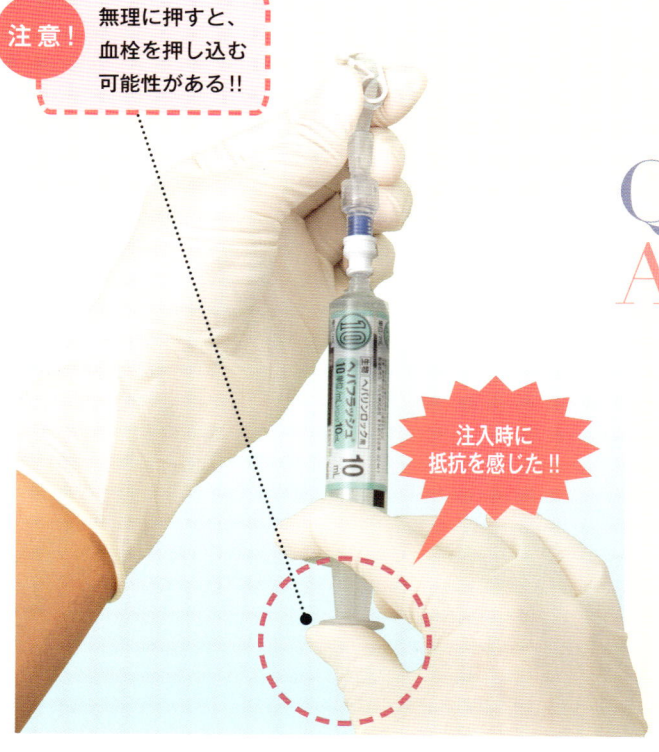

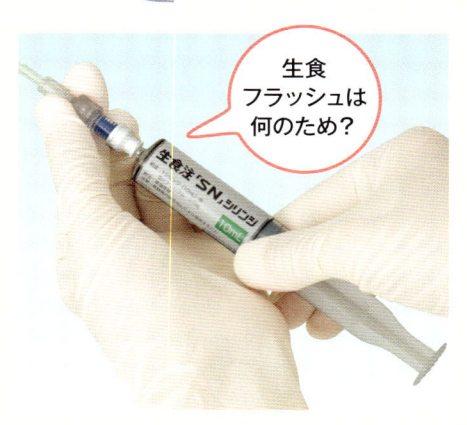

注意！ 無理に押すと、血栓を押し込む可能性がある!!

注入時に抵抗を感じた!!

Q 陽圧ロックとは？

A シリンジを取り外す際、先端部分の容量分の血液逆流が生じ、血栓を形成する。陽圧ロックは、この血液逆流を防ぐために行う。
本書では、ロック用の溶液を注入し、シリンジ内の溶液が0.5～1mL程度になったら、注入しながらワンタッチクレンメを閉じる方法を紹介した。
ただし、陽圧ロックをしても血液逆流を完全に防ぐには限界があるといわれている。

Q 注入時に抵抗を感じたら？

A ヘパリン生食または生理食塩水の注入時に抵抗を感じたら、カテーテル内の血液凝固が進み、血栓が形成されている可能性がある。無理にシリンジを押すと血栓が血管内に押し込まれ、致命的な結果を招きかねない。
静脈留置針の場合、まずワンタッチクレンメの開閉、三方活栓の向き、ラインや留置針に屈曲がないことを確認する。その後、シリンジを引いて脱血できるかどうかを確認。押すことも引くこともできなければ、留置針を抜去する。

CHAPTER 7 自動輸液ポンプ

自動輸液ポンプには、輸液ポンプとシリンジポンプがある。
どちらも一定の速度で薬液を持続的に体内に注入する機能を持つが、
シリンジポンプのほうがより高濃度で微量の薬液を注入できる。
ここでは、まず輸液ポンプを取り上げ、
安全で失敗のない操作のポイントを紹介する。

目的 一定の速度で薬液を持続的に体内に注入する。

適応
1. 集中治療の必要な患者など、水分出納の管理を確実に実施する場合。
2. 化学療法や中心静脈栄養、昇圧剤、インスリン入りの輸液など、薬効の強い薬剤を正確に投与する場合。

■輸液ポンプの流量調整の仕組み

流量制御型

マイクロコンピュータによりモーターを回転させ、装着した輸液セットのチューブをフィンガーで押すことで設定流量を得る。専用の輸液セット以外のものを使用すると、チューブの径が変わり、正確な流量を得られない。

滴数制御型

輸液セットの点滴筒に装着した点滴プローブが検出した情報により、マイクロコンピュータがモーターの回転を制御して滴数を調整する。

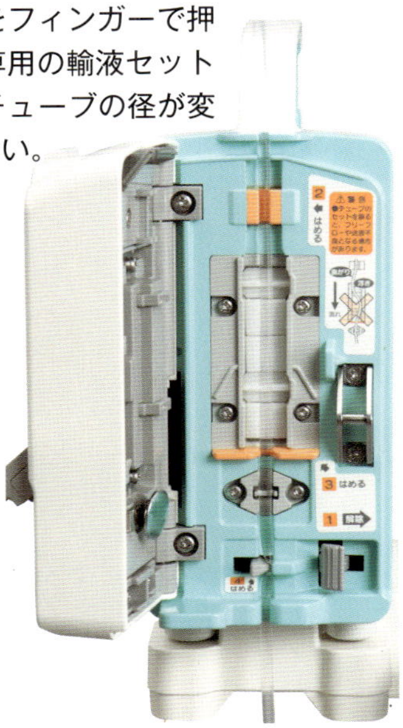

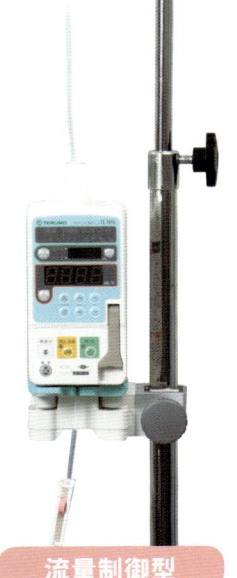

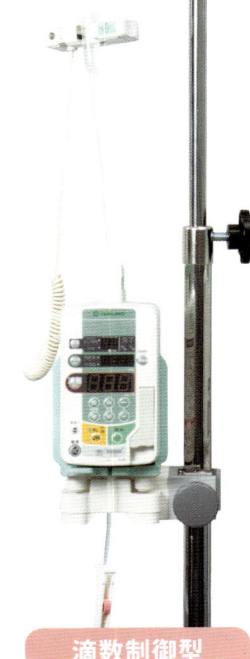

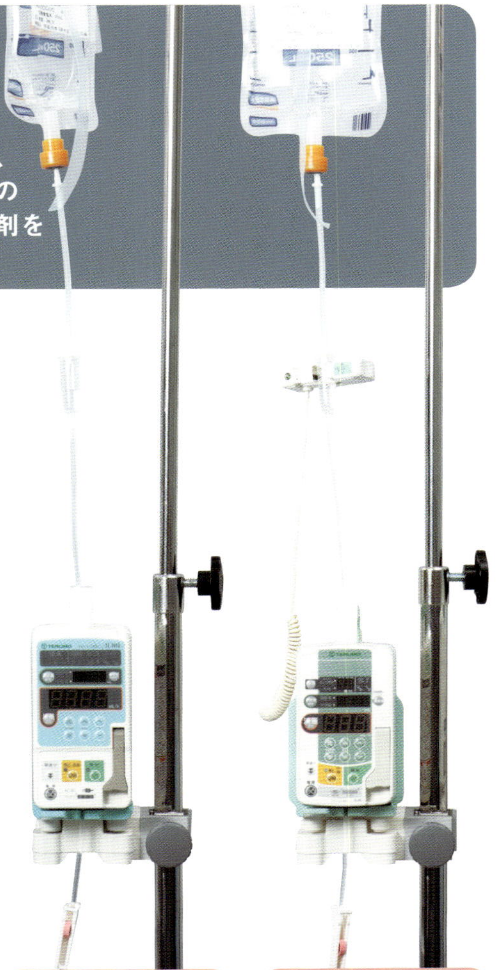

流量制御型
テルフュージョン輸液ポンプ
TE-161S®/テルモ

滴数制御型
テルフュージョン輸液ポンプ
TE-131®/テルモ

CHAPTER 7

PROCESS ❶ 必要物品の準備

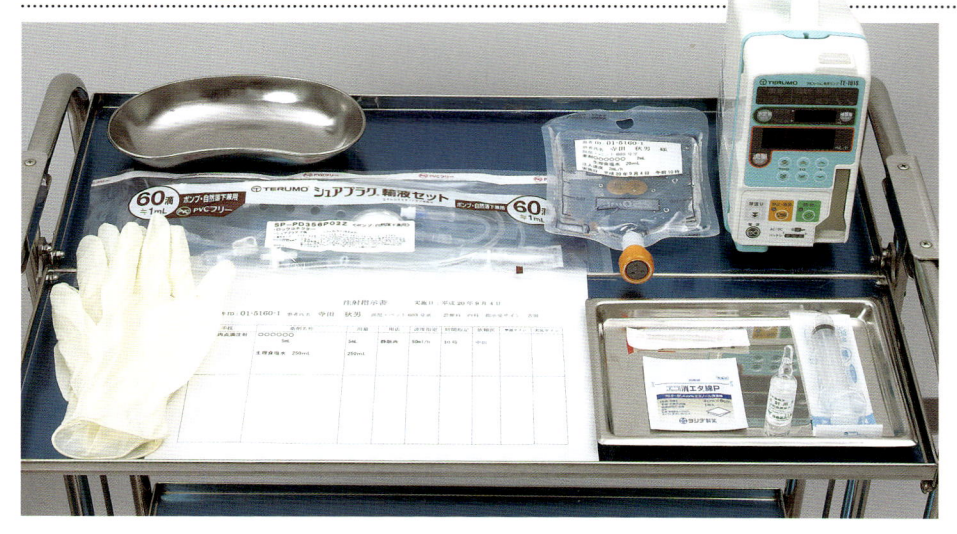

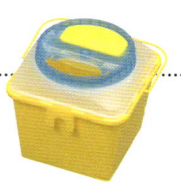

① 輸液ポンプ
② 点滴スタンド
③ 輸液ポンプ専用輸液セット
④ 注射処方箋
⑤ 指示された薬剤
⑥ アルコール綿
⑦ トレー・膿盆
⑧ 手袋
⑨ 針捨容器
⑩ シリンジ

PROCESS ❷ 点滴スタンドの準備

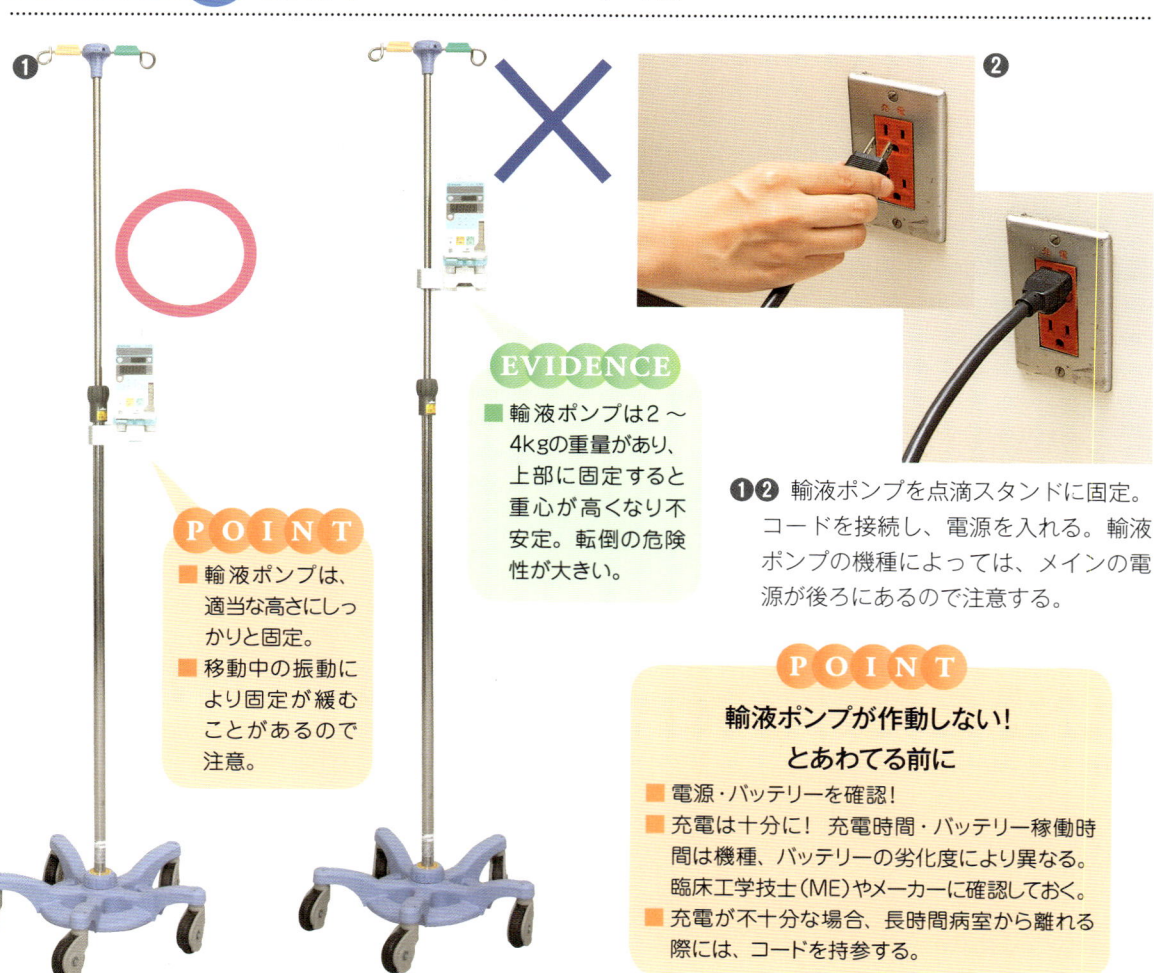

POINT
- 輸液ポンプは、適当な高さにしっかりと固定。
- 移動中の振動により固定が緩むことがあるので注意。

EVIDENCE
- 輸液ポンプは2～4kgの重量があり、上部に固定すると重心が高くなり不安定。転倒の危険性が大きい。

❶❷ 輸液ポンプを点滴スタンドに固定。コードを接続し、電源を入れる。輸液ポンプの機種によっては、メインの電源が後ろにあるので注意する。

POINT
輸液ポンプが作動しない！とあわてる前に
- 電源・バッテリーを確認！
- 充電は十分に！ 充電時間・バッテリー稼働時間は機種、バッテリーの劣化度により異なる。臨床工学技士(ME)やメーカーに確認しておく。
- 充電が不十分な場合、長時間病室から離れる際には、コードを持参する。

自動輸液ポンプ

PROCESS 3 輸液チューブの装着

7-1

❶ 輸液バッグに薬剤を混注する。

　輸液セットを輸液バッグに接続し、点滴筒に薬液を1/3～1/2満たす。
ライン先端まで薬液を満たし、クレンメを閉じる。

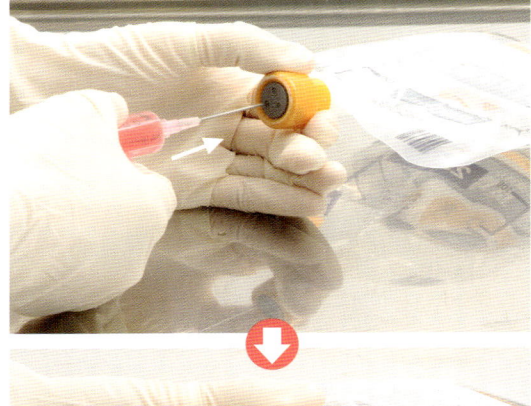

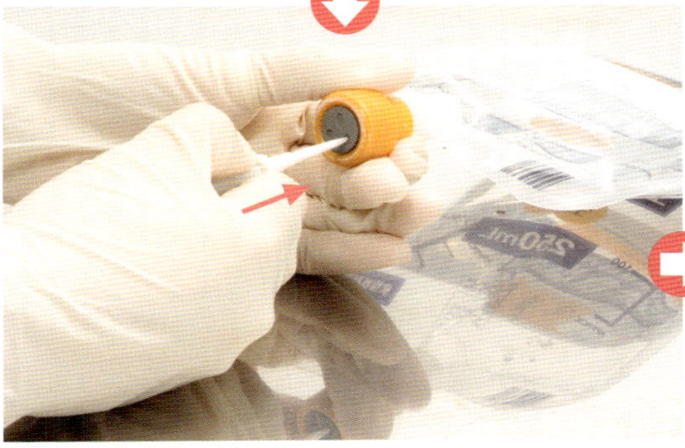

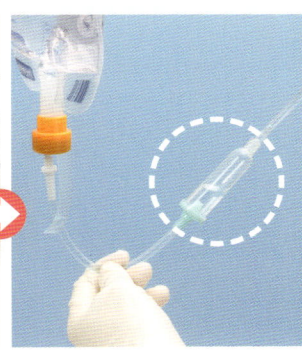

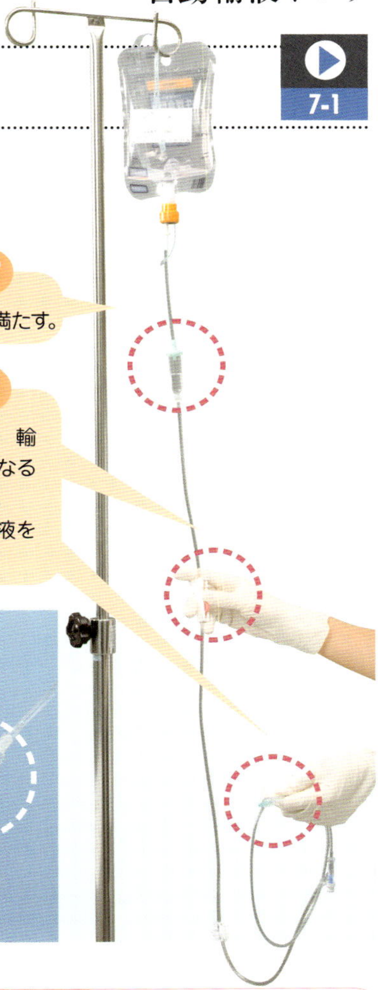

POINT
- 点滴筒は1/3～1/2満たす。

POINT
- クレンメの位置は、輸液ポンプの下側になるようセットしておく。
- ライン先端まで薬液を満たす。

CHAPTER 7 自動輸液ポンプ

滴数制御型（点滴プローブ）の場合

滴数制御型を用いる際は、点滴プローブの取りつけ位置がポイントである。
滴下針と液面が十分に離れた高さで、かつ点滴筒に対して水平に点滴プローブを装着する。
点滴プローブの装着位置が高いと、滴下針に反応してしまう。
反対に、液面より低い位置に取りつけたり、点滴筒が傾いていると滴数は不正確になる。

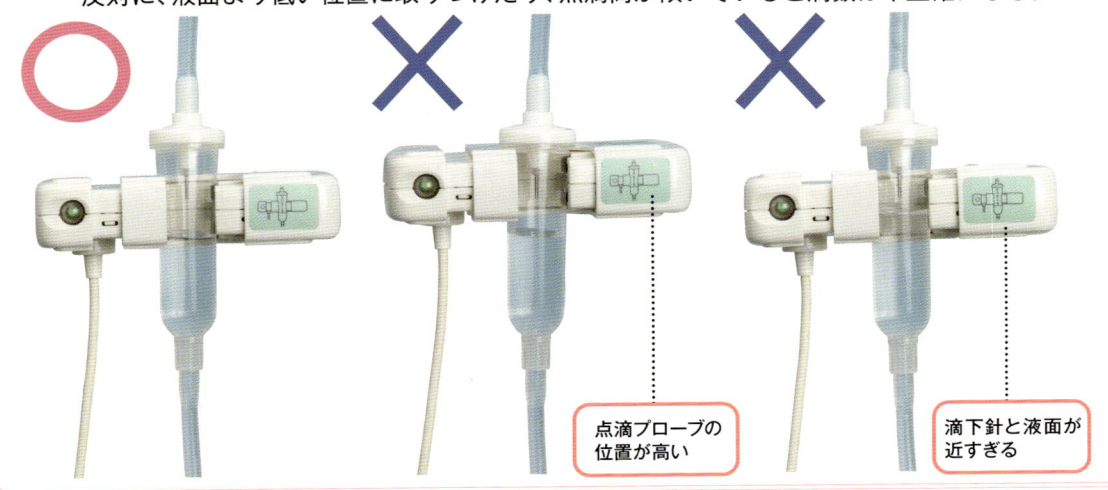

○　　　✕ 点滴プローブの位置が高い　　　✕ 滴下針と液面が近すぎる

111

CHAPTER 7

❷ 自動輸液ポンプの電源を入れ、扉を開ける。

セルフチェックが行われ、異常がないことを確認する。

電源スイッチ

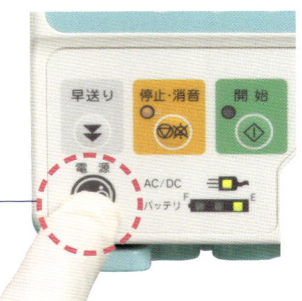

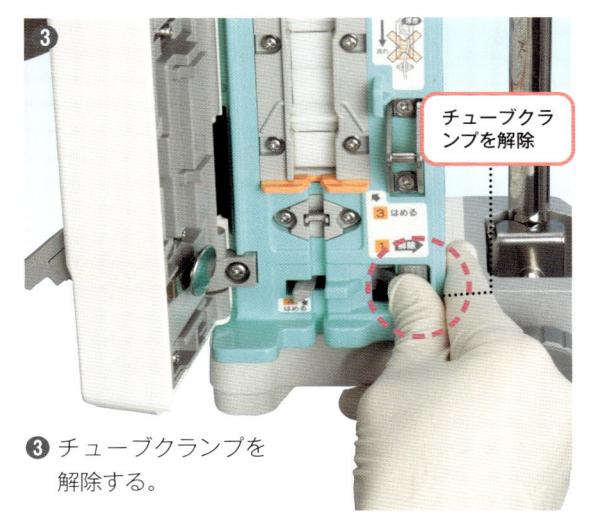

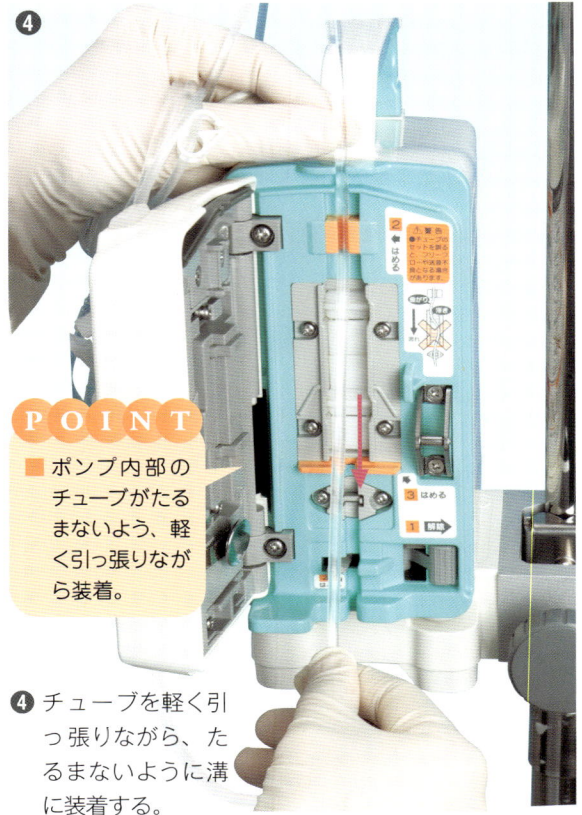

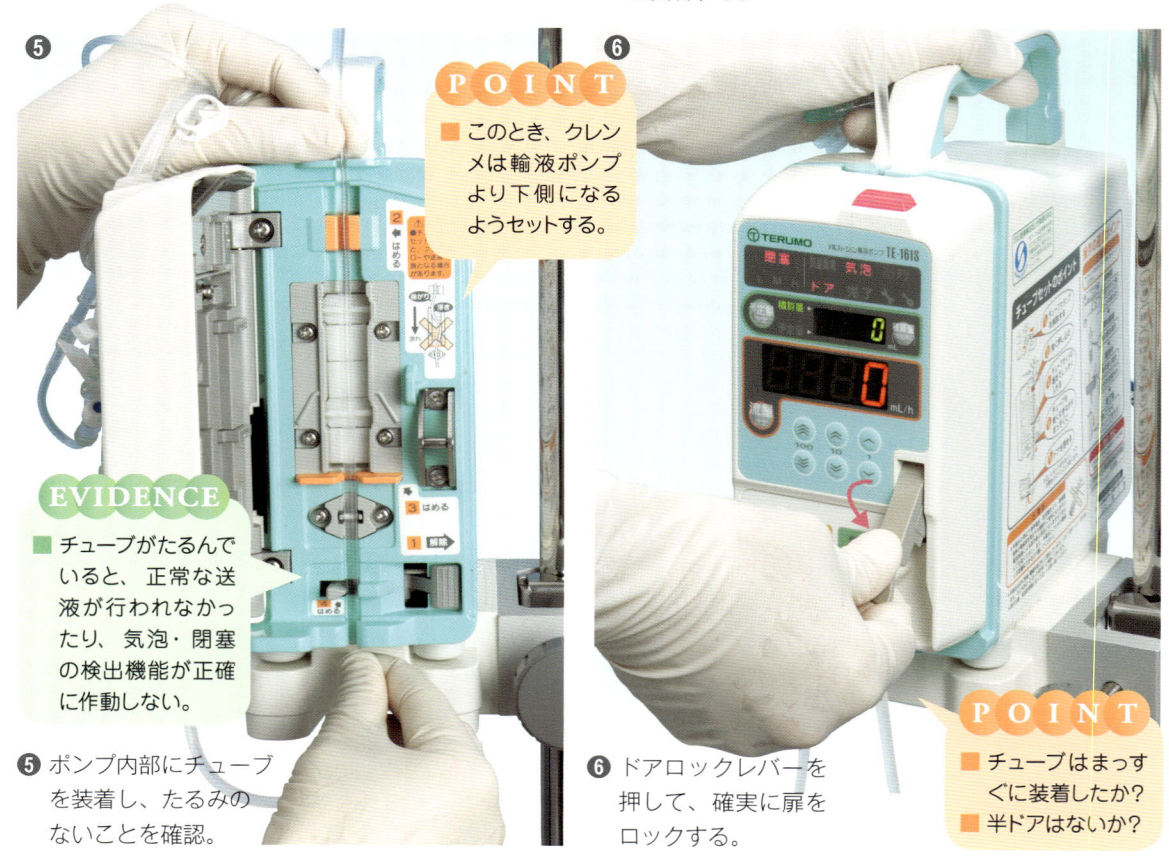

チューブクランプを解除

❸ チューブクランプを解除する。

POINT
- ポンプ内部のチューブがたるまないよう、軽く引っ張りながら装着。

❹ チューブを軽く引っ張りながら、たるまないように溝に装着する。

POINT
- このとき、クレンメは輸液ポンプより下側になるようセットする。

EVIDENCE
- チューブがたるんでいると、正常な送液が行われなかったり、気泡・閉塞の検出機能が正確に作動しない。

❺ ポンプ内部にチューブを装着し、たるみのないことを確認。

❻ ドアロックレバーを押して、確実に扉をロックする。

POINT
- チューブはまっすぐに装着したか？
- 半ドアはないか？

自動輸液ポンプ

PROCESS 4 流量・予定量を設定して、輸液開始

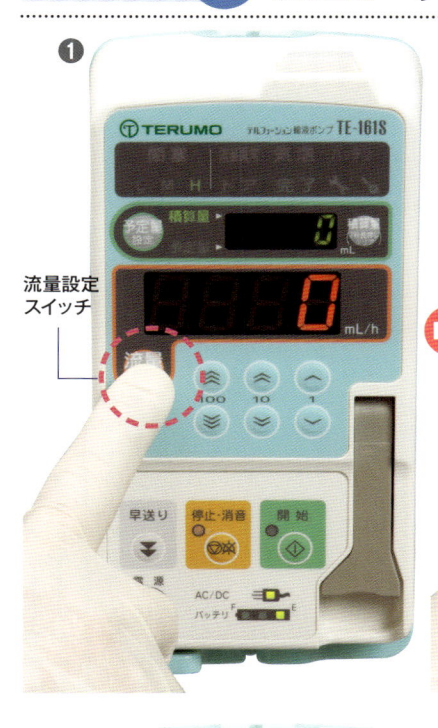

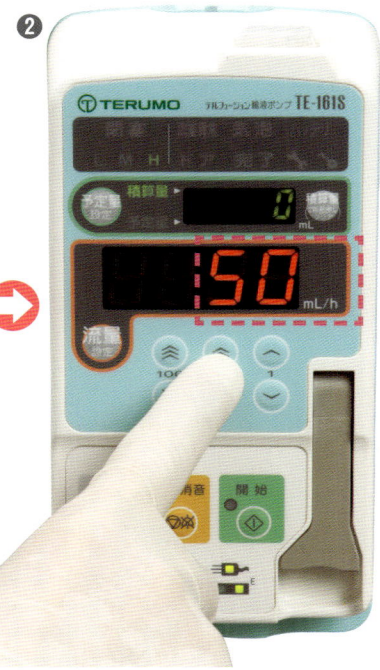

7-1

❶ 流量設定スイッチを押す。

❷ 表示部が点滅状態になるので、∧(UP)、∨(DOWN)スイッチを押して1時間あたりの流量(mL/h)を入力する。

POINT
- 時間流量と予定量の取り違えに注意！
  取り違えると短時間に薬剤が注入され、患者に大きな影響を与える。
- 設定時には、複数の看護師で確認。

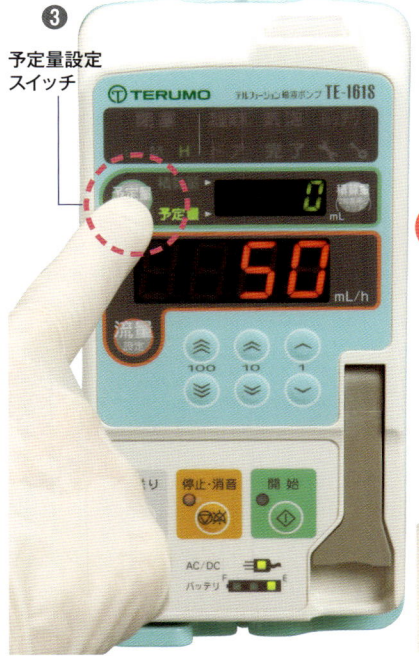

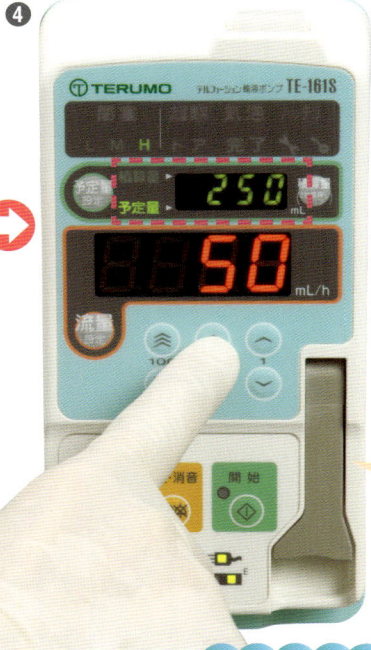

❸ 予定量設定スイッチを押す。

❹ 表示部が点滅状態になるので、∧(UP)、∨(DOWN)スイッチを押して輸液予定量(mL)を入力する。

POINT
- 予定量は必ず入力！ 入力しないと、薬液がなくなり気泡混入アラームが鳴るまで、ポンプが停止しない。
- 安全のためには、投与予定量より若干少なめに設定しておくとよい。

CHECK!
セルフチェック

電源は、輸液ラインを輸液ポンプにセットする前にONにする。
自動的にセルフチェックが行われ、輸液ポンプが正常に作動するかどうか点検が行われる。
異常時には、別のポンプを使用し、MEあるいは業者に連絡する。

CHAPTER 7 自動輸液ポンプ

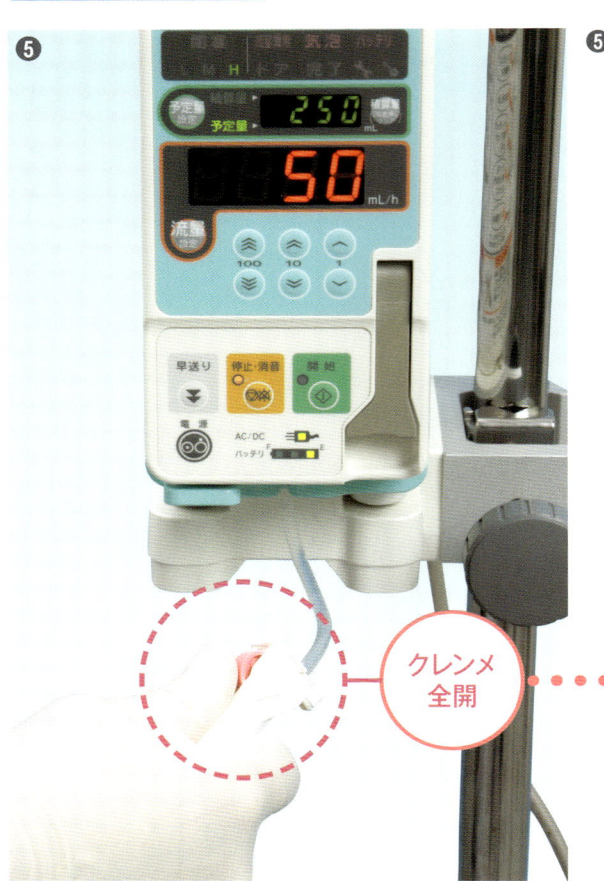

CHAPTER 7

❺ クレンメを全開にし、輸液セットの点滴筒に滴下がみられないことを確認する。

POINT
開始前の注意点

- ポンプの開始ボタンを押すまで、薬液は滴下しない。
- クレンメを開いた後に薬液が滴下する場合は、指定外の輸液セットを使用しているか、適切に装着されていないことが考えられる。
- 開始直後の閉塞アラームの原因は、クレンメの開け忘れが多い。

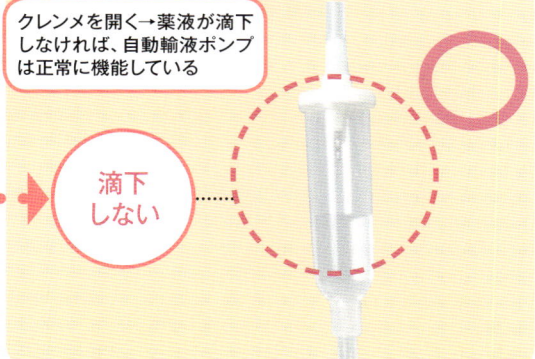

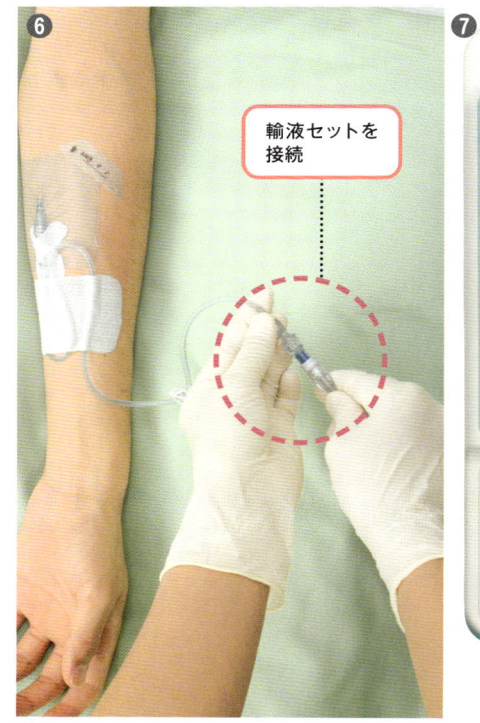

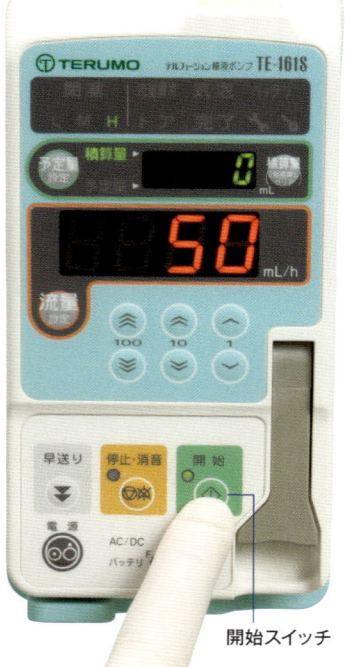

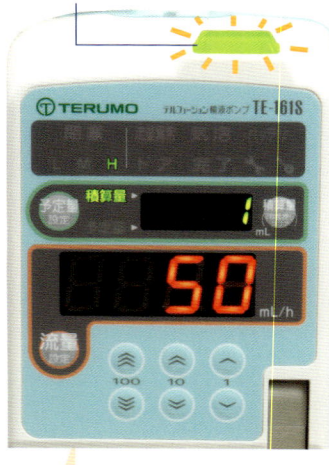

クレンメを開く→薬液が滴下しなければ、自動輸液ポンプは正常に機能している

クレンメ全開 → 滴下しない

開始表示ランプ

開始スイッチ

POINT
開始時の注意点

- 入力・設定ミスがないか、再確認。
- 開始スイッチの押し忘れに注意。

❻ 患者の留置針の注入口をアルコール綿で消毒し、輸液セットを接続する。

輸液セットを接続

❼ 開始スイッチを押す。ブザーが鳴り、開始表示ランプが点滅しているか、点滴筒で滴下が始まっているかを確認する。

自動輸液ポンプ

PROCESS 5 滴下状況を観察

7-1

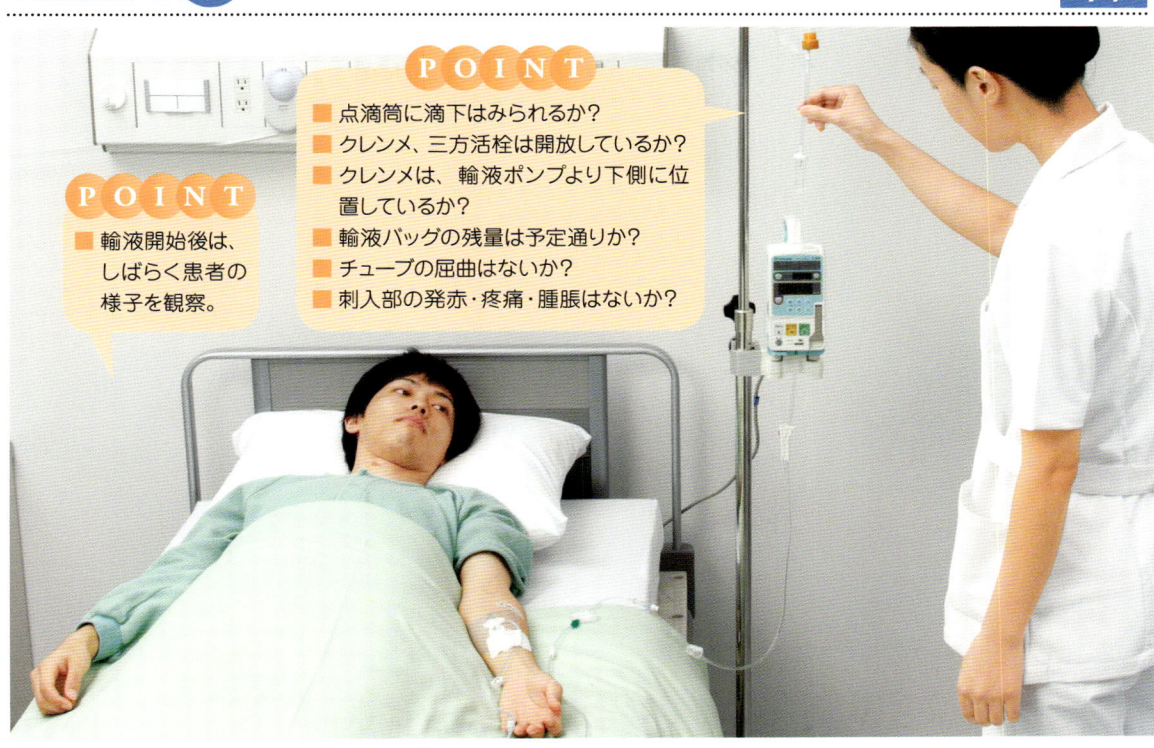

POINT
- 点滴筒に滴下はみられるか？
- クレンメ、三方活栓は開放しているか？
- クレンメは、輸液ポンプより下側に位置しているか？
- 輸液バッグの残量は予定通りか？
- チューブの屈曲はないか？
- 刺入部の発赤・疼痛・腫脹はないか？

POINT
- 輸液開始後は、しばらく患者の様子を観察。

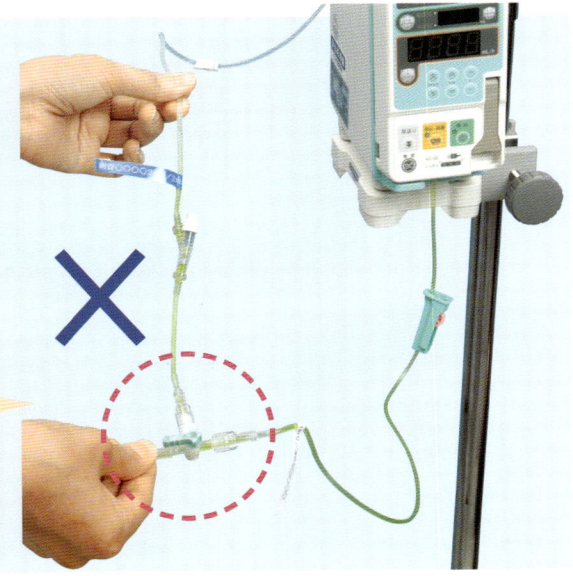

CHAPTER 7 自動輸液ポンプ

輸液開始後は、しばらく患者のもとにとどまり、滴下状況や患者の様子を観察する。
輸液ラインは、点滴筒→輸液バッグ→輸液ポンプ→クレンメ→チューブ→留置針刺入部と、全ラインをもれなく確認する。
また、輸液ポンプラインから自然落下の主管・側管への逆流現象に注意が必要である。原則として、輸液ポンプラインは独立させる。やむをえない場合には、主管・側管双方にポンプを使用する。
また、刺入部の発赤・疼痛・腫脹に気を付ける。乳幼児や意識障害のある患者は、訴えることができないため、アラームを過信せず頻回に観察する。
たとえ血管外漏出が起きていても、ポンプは指定量を注入し続けるので注意が必要である。

CHECK!
薬液の逆流に注意！

輸液の終了などに伴うライン内圧の変化や三方活栓の閉塞などにより、側管側あるいは主管側に薬液が逆流することがある。
逆流を防ぐためには、輸液ポンプラインは独立させる。やむをえない場合は、主管・側管双方にポンプを使用する。

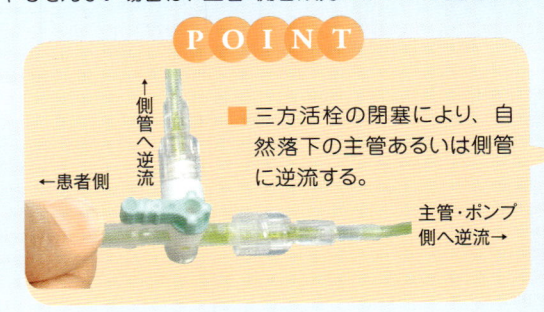

POINT 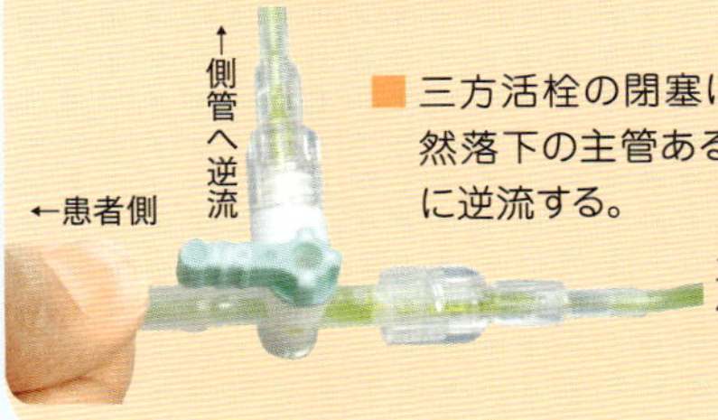
- 三方活栓の閉塞により、自然落下の主管あるいは側管に逆流する。

↑側管へ逆流
←患者側
主管・ポンプ側へ逆流→

CHAPTER 7

PROCESS 6 輸液の終了

7-1

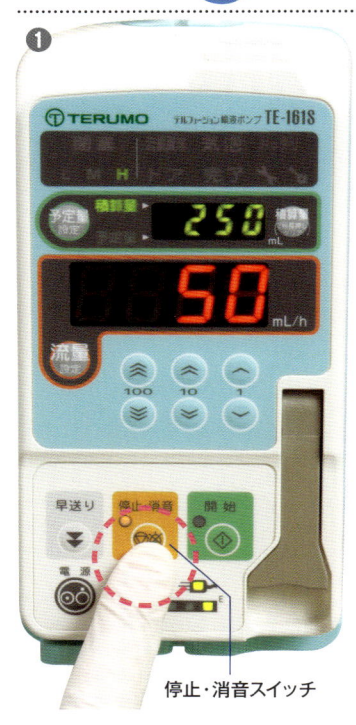

❶ 停止・消音スイッチを押す。

❷ 輸液セットのクレンメを閉める。

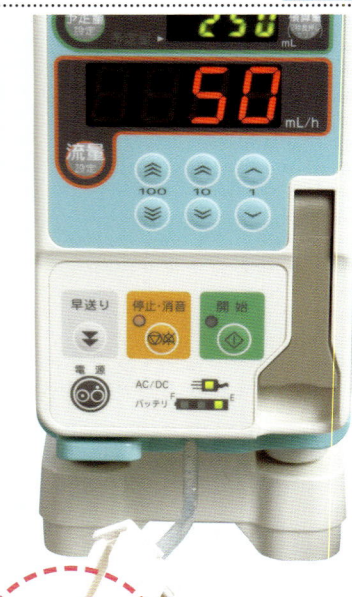

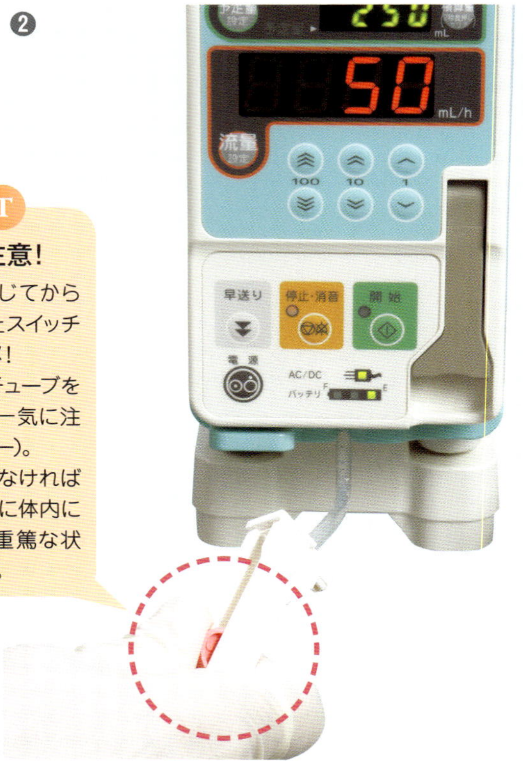

POINT
フリーフローに注意！
- 必ず、クレンメを閉じてからチューブを外す。停止スイッチを押しただけではダメ！
- クレンメを閉じずにチューブを取り外すと、薬液が一気に注入される（フリーフロー）。
- 一定の速度で注入しなければならない薬液が一気に体内に入ることで、患者が重篤な状態に陥る場合がある。

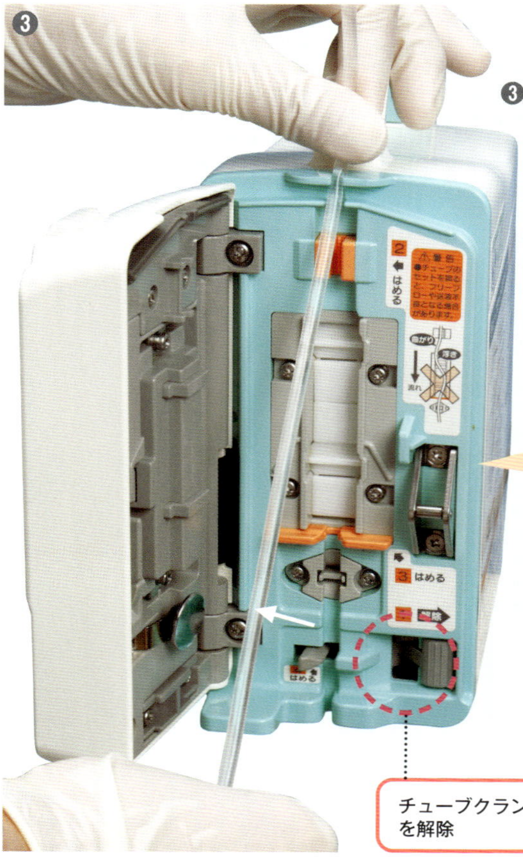

停止・消音スイッチ

❸ 扉を開ける。レバーを押してチューブクランプを解除し、チューブを取り外す。

POINT
- 無理に引っ張ったりせずに、レバーを押し、チューブクランプを解除してから外す。

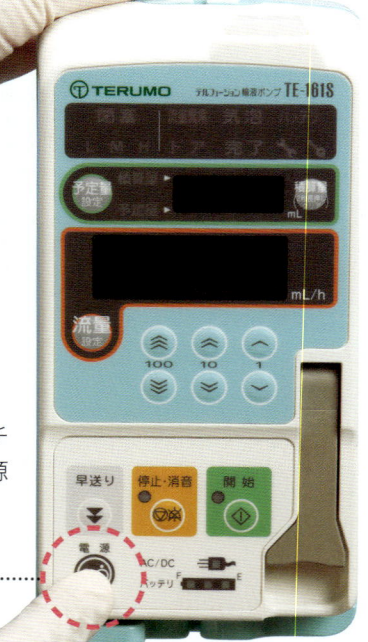

チューブクランプを解除

❹ 電源スイッチを押し、電源を切る。

電源を切る

自動輸液ポンプ Q&A

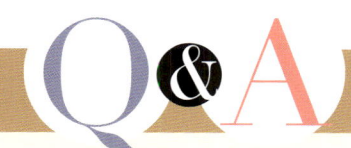

Q アラームが鳴ったときの対処法は？

A 以下の手順でそれぞれに対し、対処を行う。

```
アラームの種類を確認
    ↓
停止・消音スイッチを押す
    ↓
クレンメを閉める
    ↓
アラームの種類に応じて対応
```

POINT
- フリーフローを防ぐため、クレンメは必ず閉じる。
- 停止スイッチを押しただけでは、チューブを外した瞬間、チューブ内の薬液が一気に注入される。

POINT
- アラームの種類を確認して、対応する。

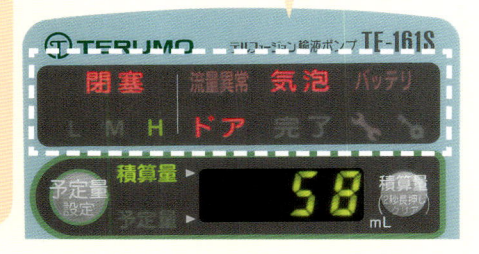

CHECK!

閉塞
- クレンメや三方活栓の閉塞はないか？
- チューブの屈曲はないか？
- 留置針先端の閉塞はないか？
- 開始スイッチの押し忘れはないか？

POINT
- 輸液チューブを指に巻きつけ、気泡を指ではじいて移動させ、排気する。

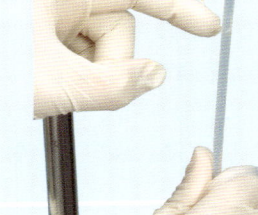

気泡
- 輸液が終了していないか？
- ライン接続部が緩んでいないか？
- ライン内に気泡はないか？

対策！
ライン内に気泡を発見！
↓
停止スイッチを押す
↓
クレンメを閉める
↓
輸液ポンプの扉を開ける
↓
ラインを輸液ポンプから外す
↓
気泡を点滴筒や三方活栓から排気する
↓
しっかりとラインを接続、再び輸液ポンプにセットする

ドアオープン
- 扉は完全に閉まっているか？
- ドアロックレバーの破損はないか？

注意！
扉やドアロックレバーの破損は、点滴スタンドの転倒などで起きやすい。転倒後は必ずチェックし、修理する。

POINT
- 半ドアはないか？
- ドアロックレバーは壊れていないか？

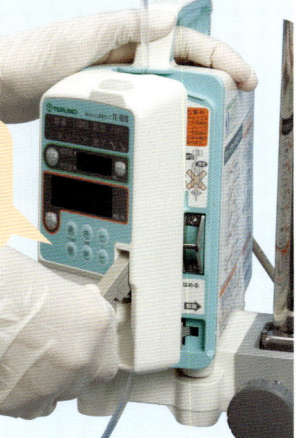

電圧低下
- 充電不足はないか？
- バッテリーの劣化はないか？

対策！
即座に回復できないため、近くの電源を探し、ACを駆動させる。

CHAPTER 7

Q 同時に複数の輸液ポンプを使用する際の注意点は？

A 複数の輸液ポンプを使用するとラインが交差し、薬剤や投与量を取り違える原因となる。事故を未然に防ぐには、ラインを整理すること、ポンプ本体とラインの双方に使用薬剤のラベルを貼るとよい。

思い込みによる事故を防ぐため、できるだけ施設内で、薬剤名ごとの表示色・表示部位を統一しておく。

Q 携帯電話や除細動器などは、輸液ポンプに影響する？

A 携帯電話は高周波を発し、輸液ポンプに電磁波障害による誤作動をもたらす可能性がある。

また、除細動器や電気メスなど高周波を発する機器もまた、輸液ポンプの作動に影響をもたらす。

強力な磁場を持つMRI検査には輸液ポンプは持ち込まない。

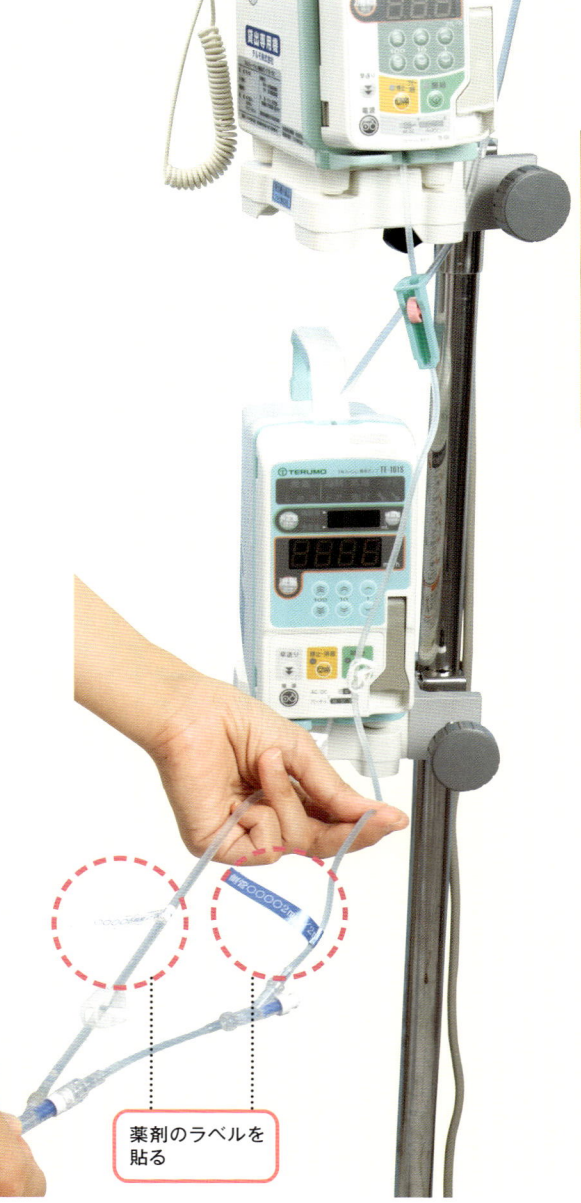

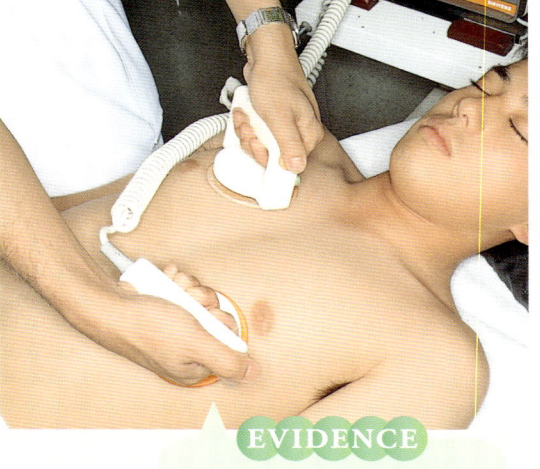

EVIDENCE
- 携帯電話や除細動器などの機器は、高周波を発し、輸液ポンプを誤作動させる危険がある。

Q 輸液ポンプの保守・点検は？

A 輸液ポンプの使用中、使用後は、ポンプ本体やコード、点滴プローブなどに付着した薬液をふきとる。

輸液バッグとライン接続部から薬液が漏れ、ポンプ内部の電源に落下し漏電したり、ポンプ内に付着してセンサーが誤作動を起こすことがある。

また、ポンプ内部の汚染は、細菌繁殖の温床となる危険性がある。

機器は安全に作動することが大前提であるため、日ごろの保守・点検が大切である。

薬剤のラベルを貼る

———自動輸液ポンプ

? あなたならどうする？　複合事例②

千葉未来さんは**自動輸液ポンプ**を使って右上腕から点滴治療を受けています。

千葉さんは**胸部X線検査のために、車椅子で移動**することになりました。車椅子での移動を担当するのは、あなたです。

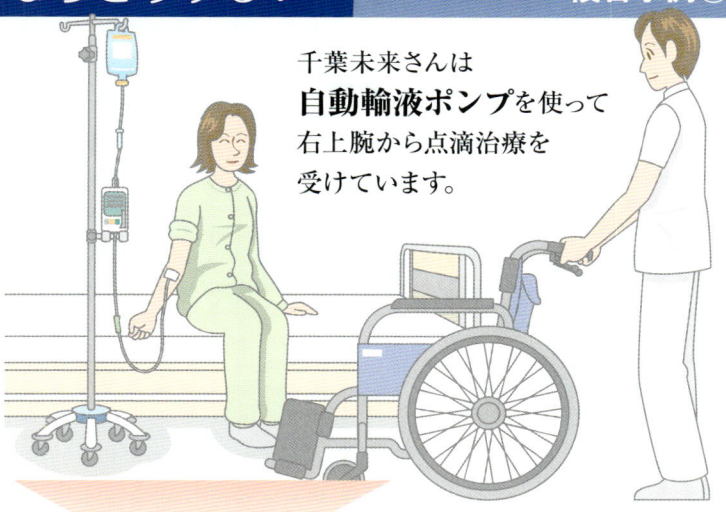

あなたなら、どのようなケアを行いますか？

対応例

- 移動する前に、輸液の種類、投与量の指示（輸液ポンプの設定）、輸液の残量を確認する。
- 移動途中に、ポンプの作動が止まったり、投与量が変化していないかを確認する。
- 輸液ポンプを車椅子のスタンドにつけ替える場合、輸液刺入部よりも高い位置にポンプを設定する。
- 輸液ラインが、車椅子の車輪に巻き込まれないように、身体の下敷きにならないように、ラインの位置を確認する。
- 検査が長時間に及ぶ場合には、検査室の電源に電源コードをつなぐ。

ヒヤリ・ハット　輸液中の移動

事例1　移動後に、輸液ポンプが停止していた！
→移動前・移動中に、輸液ポンプの作動状態を確認する。

事例2　車椅子の車輪にラインが巻き込まれ、抜けてしまった！
→移動前・移動中に、輸液ラインの位置を確認する。

事例3　移動中に、「閉塞」アラームが鳴った！
→チューブが屈曲したり、身体の下敷きになっていないか、三方活栓やクレンメ、留置針の先端が閉塞していないか、開始スイッチの押し忘れはないか確認し、対応する。

CHAPTER 7　自動輸液ポンプ

CHAPTER 8 シリンジポンプ

シリンジポンプは、自動輸液ポンプよりもさらに精度が高く、高濃度で微量の薬液を1時間あたり0.1mL単位で調節し、注入することができる。
リスクの高い薬液を輸液するため、設定通りの流量で正常に薬液が送られていることを、常にチェックする必要がある。

目的・適応：高濃度で微量の薬液を1時間あたり0.1mL単位で調節し、注入する。

■シリンジポンプの仕組み

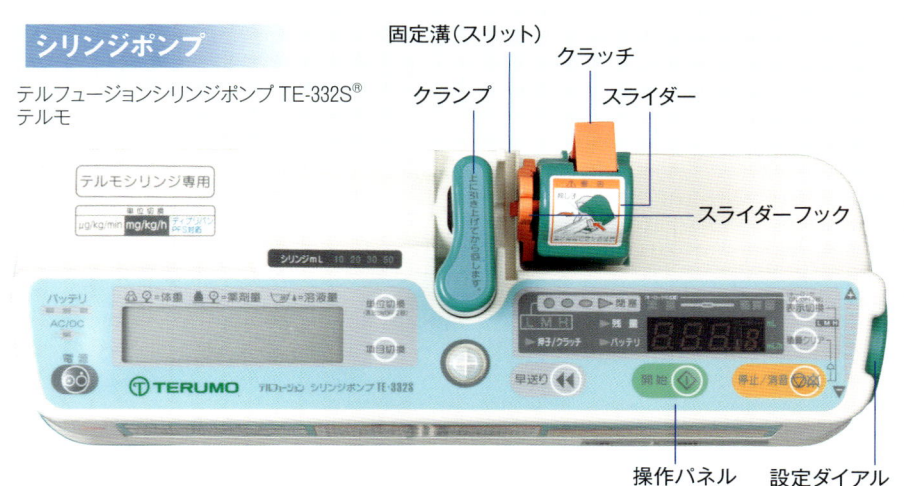

シリンジポンプ

テルフュージョンシリンジポンプ TE-332S®
テルモ

各部名称：固定溝（スリット）、クランプ、クラッチ、スライダー、スライダーフック、操作パネル、設定ダイアル

マイクロコンピュータによりモーターを回転させ、スライダーを介してシリンジのピストンを押し込み、設定流量を送液する。
そのため、シリンジはポンプに適合するメーカー、サイズを選択することが大切である。

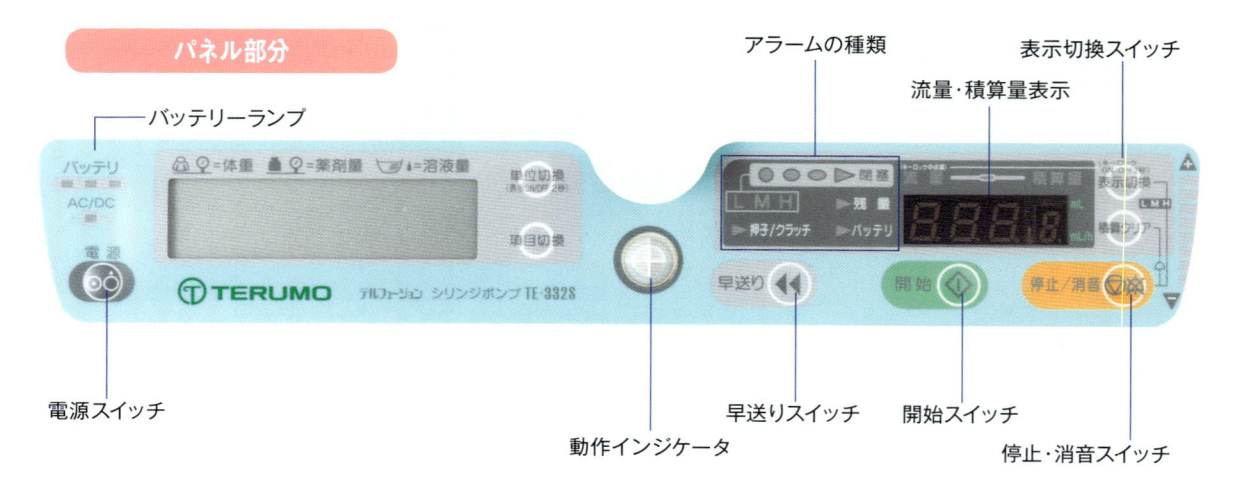

パネル部分

各部名称：バッテリーランプ、電源スイッチ、動作インジケータ、早送りスイッチ、開始スイッチ、停止・消音スイッチ、アラームの種類、流量・積算量表示、表示切換スイッチ

120

シリンジポンプ

PROCESS ① 必要物品の準備

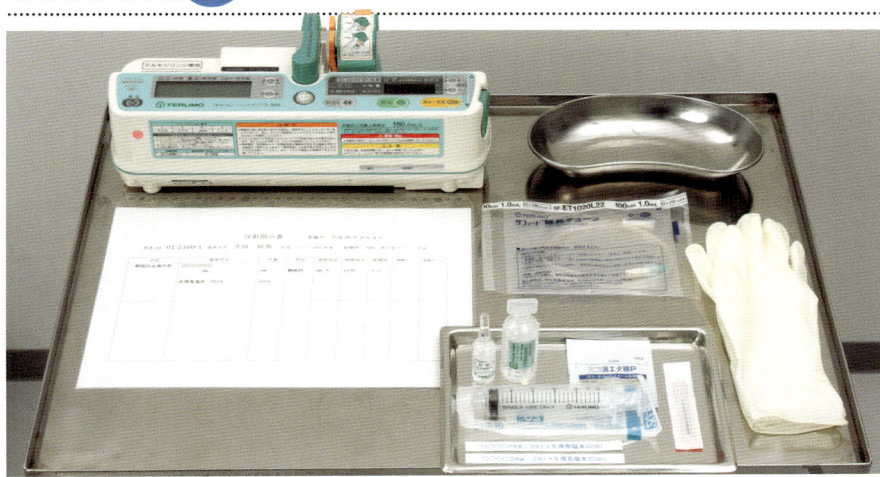

① シリンジポンプ
② 点滴スタンド
③ シリンジ
④ 延長チューブ（細いもの）
⑤ 注射処方箋
⑥ 指示された薬剤
⑦ アルコール綿
⑧ 手袋
⑨ トレー・膿盆
⑩ 針捨容器
⑪ 表示用ラベル

PROCESS ② シリンジポンプ本体の準備

8-1

❶
EVIDENCE
■ シリンジポンプと輸液注入口の落差は最小限に！
シリンジの押し子が確実にセットされていない場合、高低落差で薬液が過剰に注入されてしまう。

患者と同じ高さで、落差を最小限に！

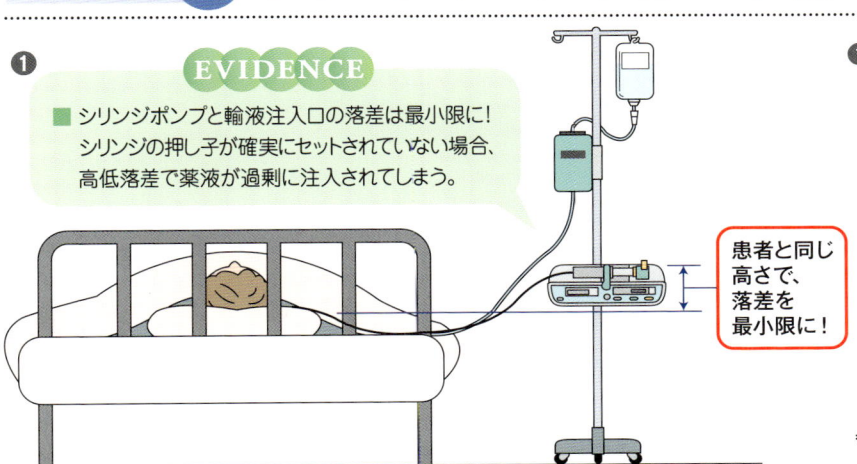

❶ 輸液ポンプを点滴スタンドやベッドの支柱に、しっかりと固定する。シリンジポンプの固定位置と輸液注入口の落差は、最小限にする。シリンジの押し子が確実にセットされていない場合、シリンジポンプの位置が注入口より高いと、高低落差により薬液が過剰に送液される。

＊日本看護協会：医療・看護安全管理情報 No.10, vol.427, 2003より引用, 一部改変

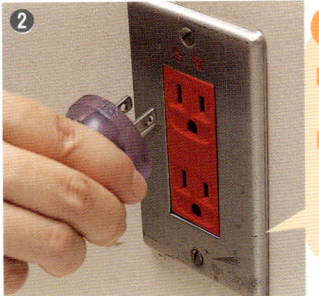

❷
POINT
■ 電源コードの入れ忘れに注意！
■「作動しない！」とあわてる前に、電源・バッテリーの確認を。

❷ 電源コードを接続し、コンセントに差し込む。バッテリーが充電されていることを確認する。充電が不十分だと、電源のない所で長く使用することができない。長時間、病室から離れる場合はコードを持参する。

フル充電時間、バッテリー稼働時間は機種、バッテリーの劣化度により異なる。一般には、15時間充電後、約3時間の連続使用が可能である。

❸ 電源スイッチを押し、セルフチェックが行われることを確認する。

POINT
■ シリンジのセット前に電源ON→セルフチェック（全ランプの点滅、動作インジケータ点滅、ブザー音）。
■ 異常時は、別のポンプを使用。MEあるいは業者に連絡。

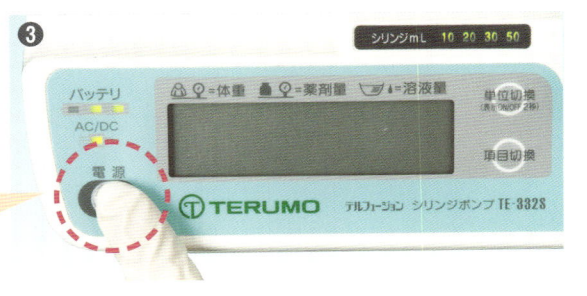

CHAPTER 8 シリンジポンプ

CHAPTER 8

PROCESS 3 シリンジをセット

▶ 8-1

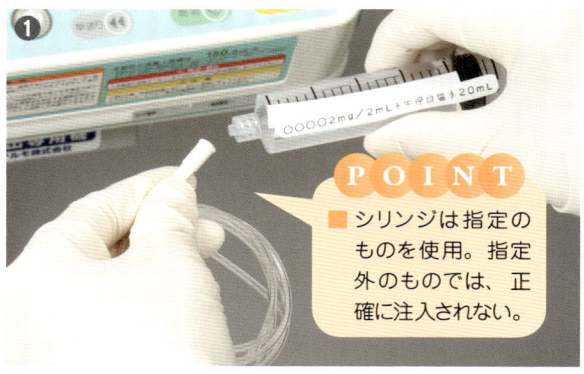

❶

POINT
- シリンジは指定のものを使用。指定外のものでは、正確に注入されない。

❷

❶ 薬液を満たしたシリンジの注入口と延長チューブを接続する。

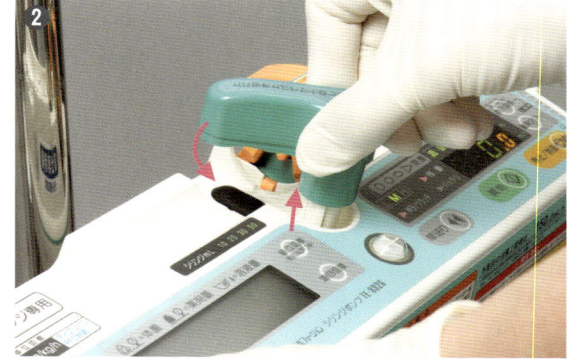

❷ クランプを引き上げ、回転させる。

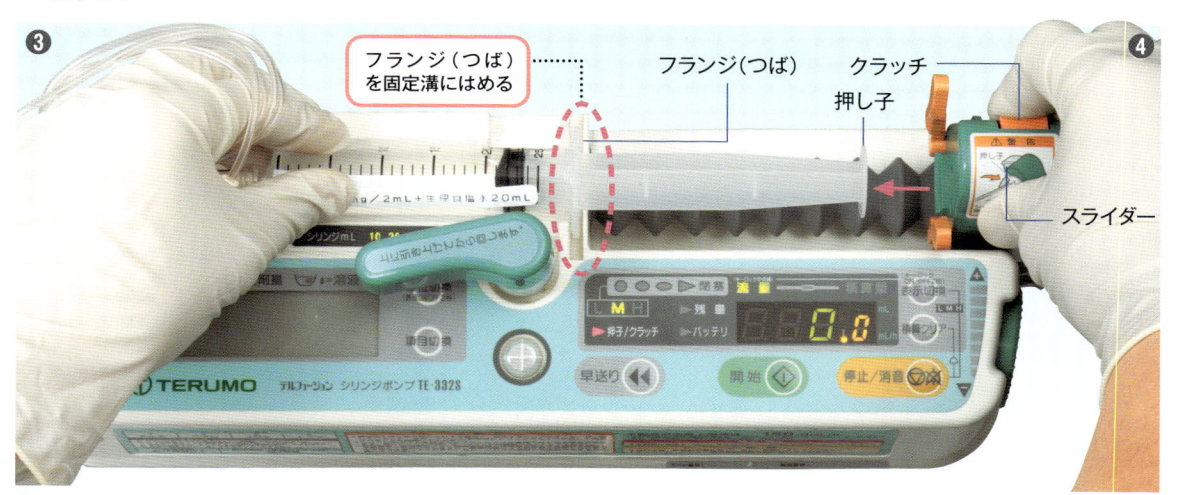

❸

- フランジ（つば）を固定溝にはめる
- フランジ（つば）
- クラッチ
- 押し子
- スライダー

❸ 左手でシリンジを持ち、フランジ（つば）を固定溝（スリット）に入れ、しっかりはまっていることを確認する。

❹ 右手でクラッチを押し、スライダーを移動させ、クラッチを放し、スライダーのフックで押し子を保持する。

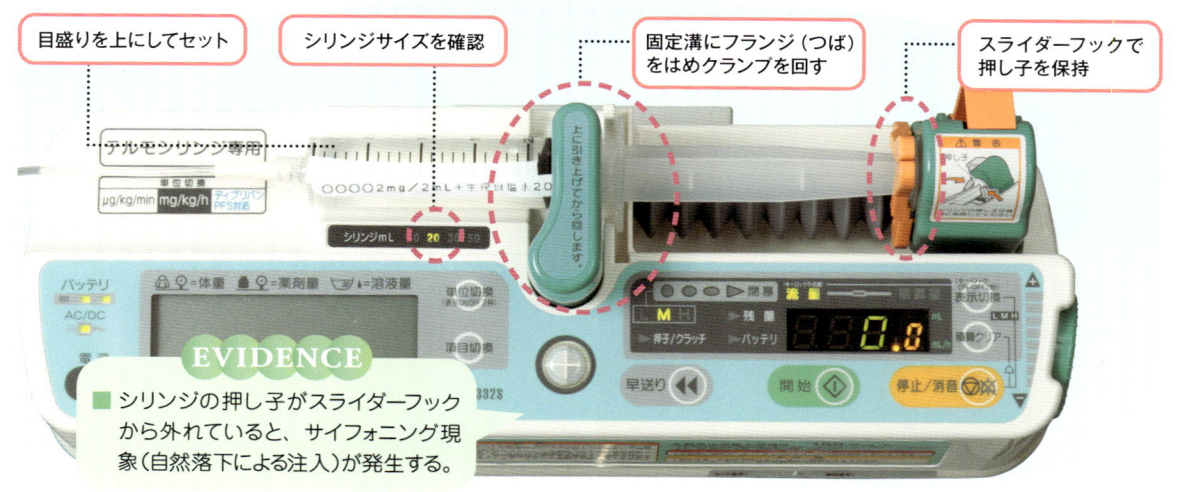

- 目盛りを上にしてセット
- シリンジサイズを確認
- 固定溝にフランジ（つば）をはめクランプを回す
- スライダーフックで押し子を保持

EVIDENCE
- シリンジの押し子がスライダーフックから外れていると、サイフォニング現象（自然落下による注入）が発生する。

❺ クランプを回し、シリンジを固定する。

シリンジポンプ

PROCESS ❹ 流量・予定量の設定、早送り

▶ 8-1

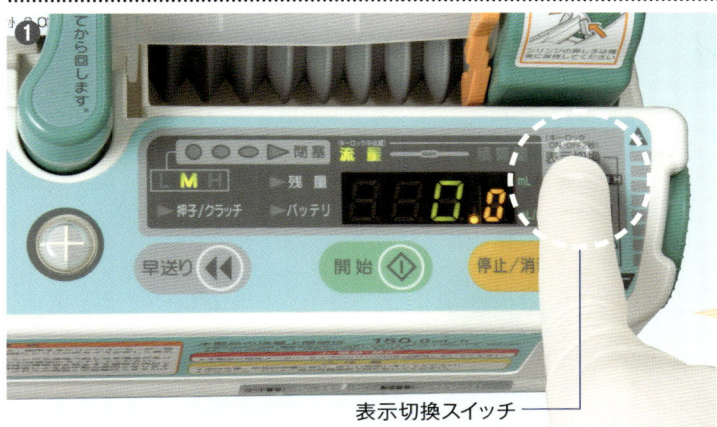

❶ ポンプが停止状態になっていることを確認する。

流量ランプが点灯していることを確認する。

※ 表示切換スイッチで流量と積算量を切り換えることができる。

POINT
- 流量設定は、ポンプが停止状態のときしかできない。

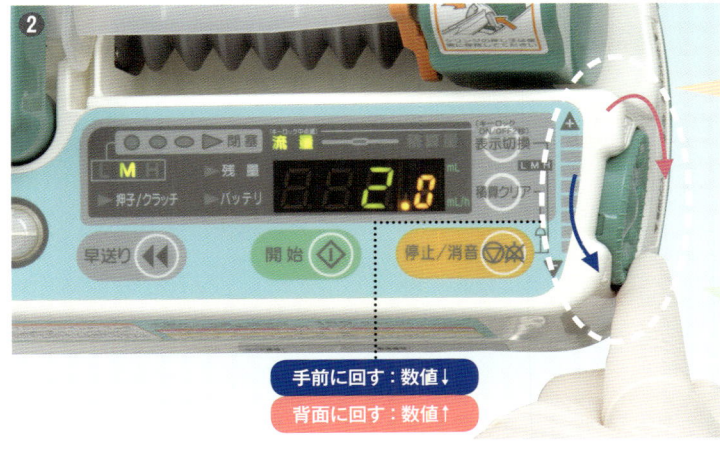

表示切換スイッチ

❷ 設定ダイアルを回し、1時間あたりの流量（mL/h）を設定する。

POINT
- 小数点や桁数の違い、時間流量と積算量の見間違いに注意。
- 複数の看護師で、処方箋と照合し、声を出して指差し確認を行う。

EVIDENCE
- 入力ミス、見間違いによる過剰送液、過少送液の事故報告がある。複数の看護師により声を出し、指差し確認を行うことで、このようなミスを防ぐ。

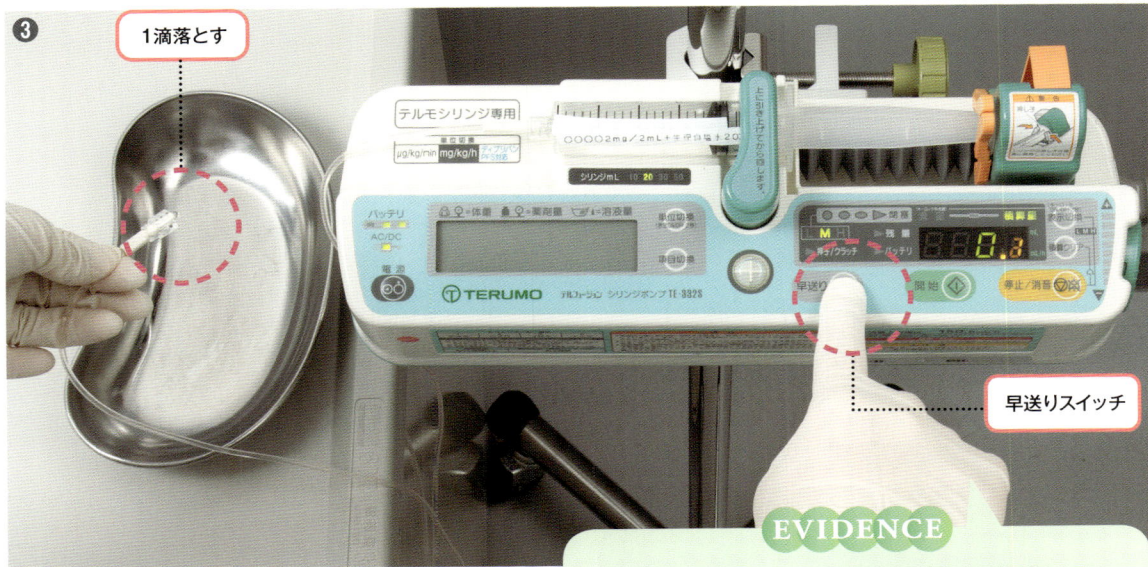

手前に回す：数値↓
背面に回す：数値↑

❸ 1滴落とす

早送りスイッチ

❸ 早送りスイッチを押し続け、延長チューブ先端まで薬液を満たし、気泡を除去する。

EVIDENCE
- 早送りをしないとチューブ内の空気が完全に排除されない。
- 早送りにより、フランジと固定溝の側面、押し子とスライダーが密着する。密着するまで送液されない。

CHAPTER 8

PROCESS ❺ 輸液を開始

❶ 延長チューブを接続

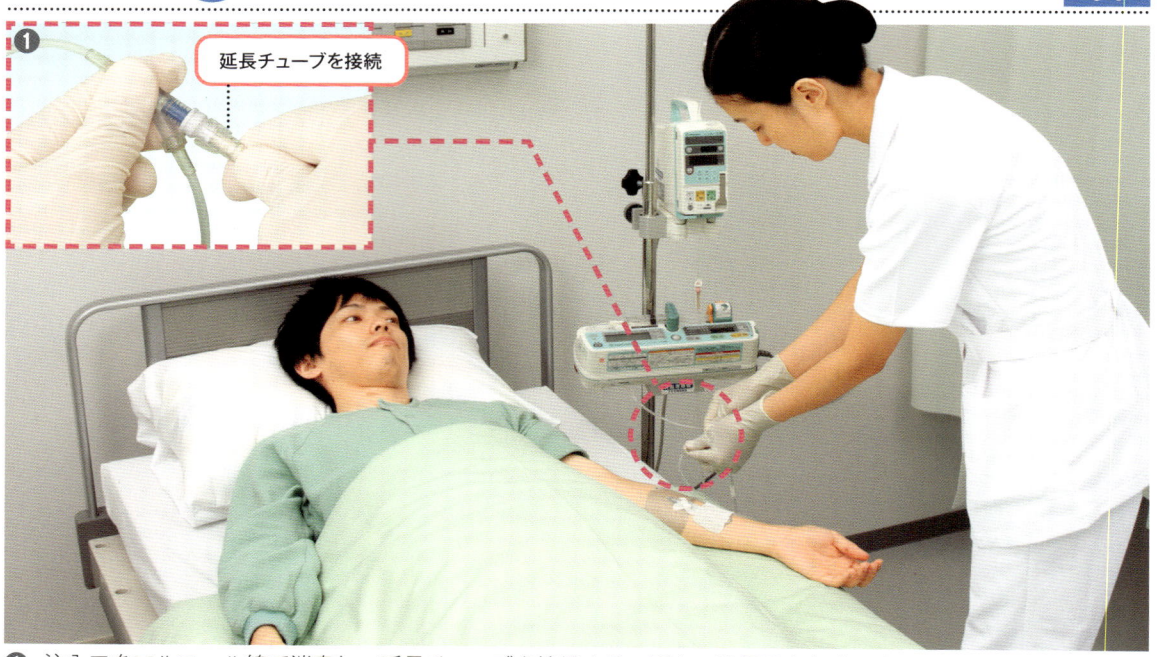

❶ 注入口をアルコール綿で消毒し、延長チューブを接続する。再度、流量設定を確認する。

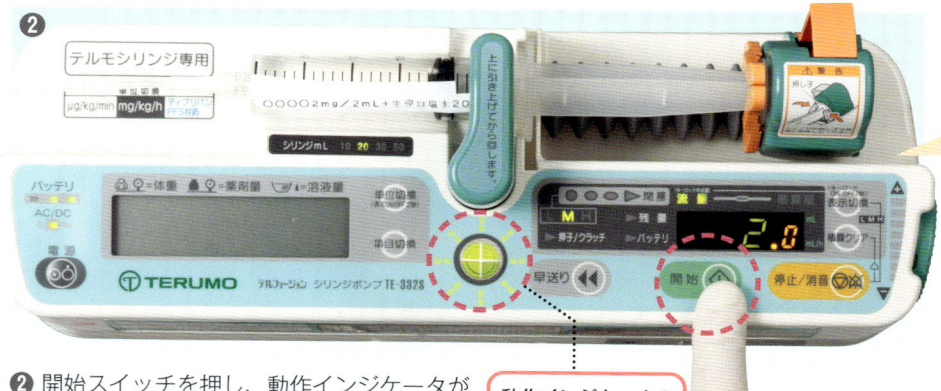

❷ 開始スイッチを押し、動作インジケータが緑色に回転点滅することを確認する。

動作インジケータの回転点滅を確認

> **POINT**
> ■ 輸液中はアラーム音に頼らず、定期的に観察。微量送液のため、アラームが鳴るまで時間がかかる。

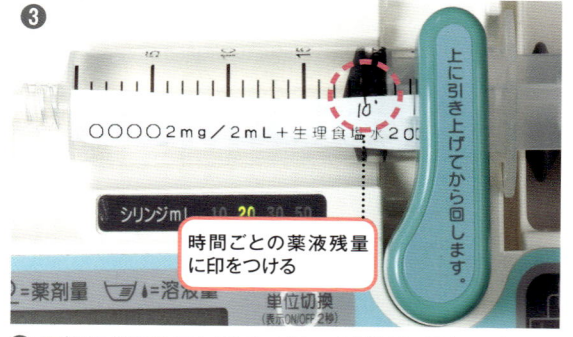

❸ 時間ごとの薬液残量に印をつける

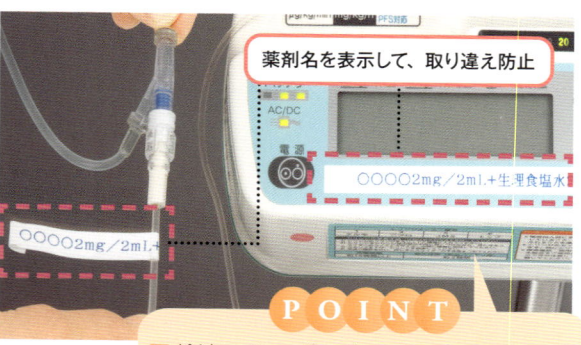

薬剤名を表示して、取り違え防止

❸ 開始時の薬液量に印をつけ、定期的に印をつけていく。
患者のもとを離れる前に、正しく送液されていることを確認する。

> **POINT**
> ■ 輸液ライン、ポンプ、シリンジなどに薬剤名を表示し、取り違えを防ぐ。施設内で、薬剤名ごとの表示色・表示部位を統一するとよい。

シリンジポンプ

PROCESS 6 輸液の終了

8-1

❶

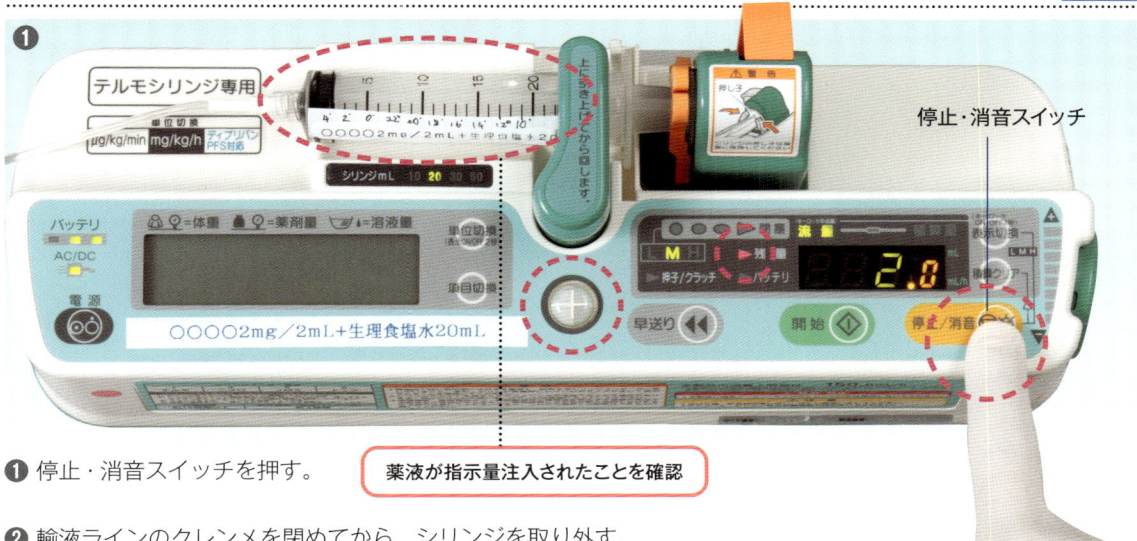

停止・消音スイッチ

❶ 停止・消音スイッチを押す。

薬液が指示量注入されたことを確認

❷ 輸液ラインのクレンメを閉めてから、シリンジを取り外す。

❷

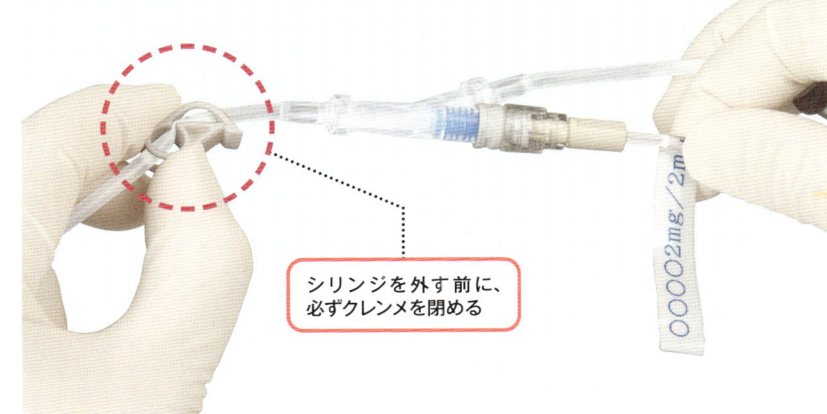

シリンジを外す前に、必ずクレンメを閉める

POINT
フリーフローに注意！
- 必ず、クレンメを閉めてから、シリンジを外す。停止スイッチを押しただけで外すと、薬液が一気に注入される（フリーフロー）。

❸

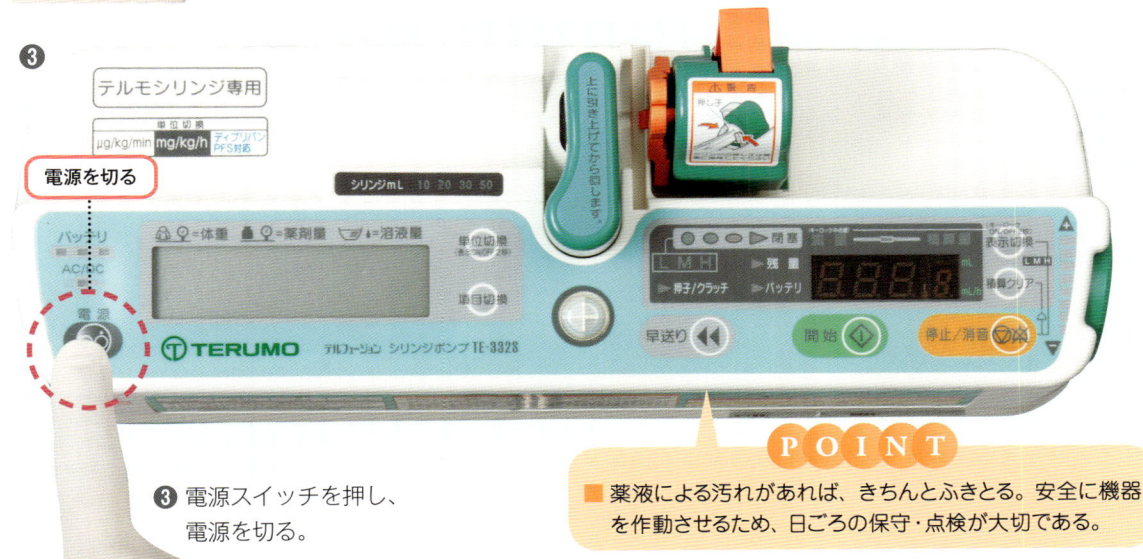

電源を切る

❸ 電源スイッチを押し、電源を切る。

POINT
- 薬液による汚れがあれば、きちんとふきとる。安全に機器を作動させるため、日ごろの保守・点検が大切である。

CHAPTER 8

シリンジポンプ Q&A

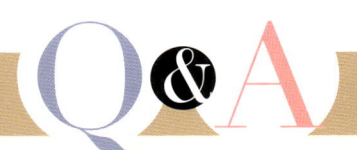

Q 閉塞アラームが鳴ったときの対処法は？

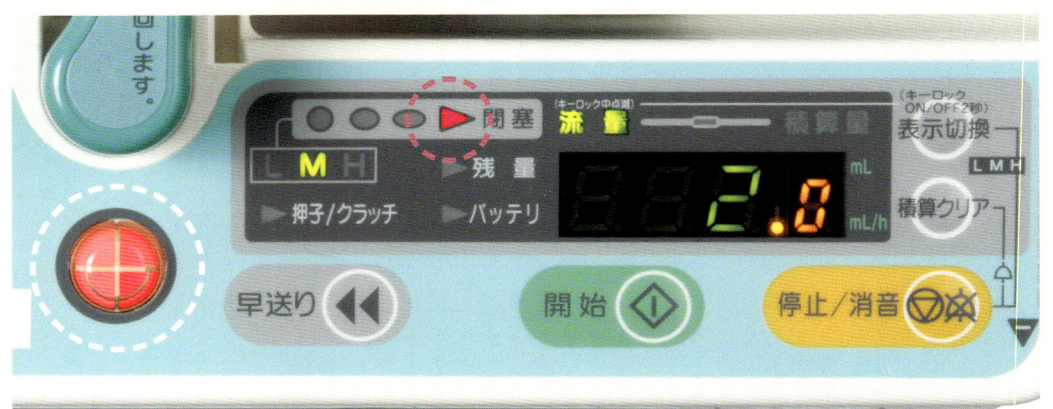

A 停止・消音スイッチを押す。輸液ラインを閉じる。

CHECK!

↓

閉塞部位（三方活栓・クレンメなど）を確認。

↓

閉塞部位を発見したら、患者への送液がないことを確認後、早送りスイッチを押し、貯留した薬液を排出する。内圧を下げた後、ラインを再接続する。

↓

三方活栓、クレンメを開放し、開始スイッチを押す。患者に送液されていることを確認する。

POINT
- 閉塞部位を発見し、あわてて三方活栓やクレンメを開けないよう注意！ ライン内の薬液が一気に送液されて危険！

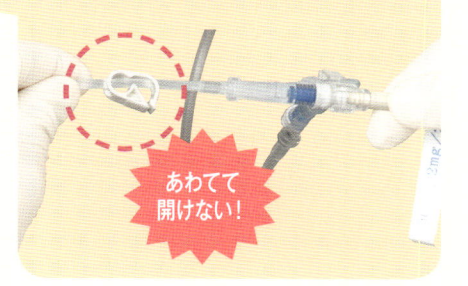

あわてて開けない！

Q 輸液中に輸液流量設定を変更するには？

A **CHECK!**

停止・消音スイッチを押し、輸液ラインを閉じる。

↓

流量設定ダイアルを回し、指定流量を変更する。

↓

クレンメを開放し、開始スイッチを押す。

POINT
- 安全上、輸液中は流量変更ができないようになっている。必ず、停止スイッチを押してから操作する。

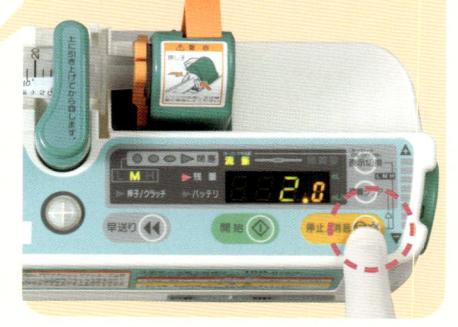

シリンジポンプ

Q 輸液中に、シリンジを新しく交換するには？

A

CHECK! 停止・消音スイッチを押し、輸液ラインを閉じる。

↓

使用済みのシリンジを外し、延長チューブを接続し、新しいシリンジをセットする。

↓

CHECK! 患者に送液されないことを確認。早送りスイッチを押して、押し子とスライダーを密着させる。

↓

送液を患者側に切り替え、輸液ラインを開放。開始スイッチを押す。

POINT
- 早送りスイッチの操作は必ず行う。

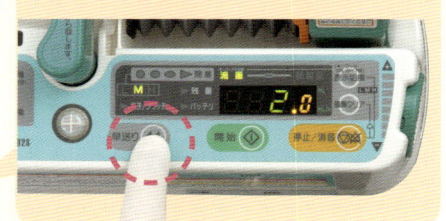

EVIDENCE
- 押し子とスライダーが密着していないと送液されない。早送り時には、患者側に薬液が注入されないよう注意！

Q シリンジポンプの製品には、どんなものがある？

A 近年、シリンジポンプの液晶表示部に、シリンジの装着手順が表示されたり、装着が不十分な場合に、アラームとともに警告が表示（バックライトが赤く点滅）される安全機能がついたシリンジポンプが開発されている。
正しく装着されるまで、流量の入力や投与開始ができないようになっており、また、開始とともに流量を読み上げ、アナウンスする機能などもついており、事故防止に役立つ。
さまざまな製品があるが、使用する製品の機能を理解したうえで、「シリンジのフランジや押し子のセットが不十分な場合、サイフォニング現象が生じるおそれがある」ことを理解し、基本にそって安全に実施する必要がある。

POINT
- 液晶表示部に、シリンジの装着手順が示される。
- 正しくシリンジが装着されるまで、流量入力や投与開始ができない。

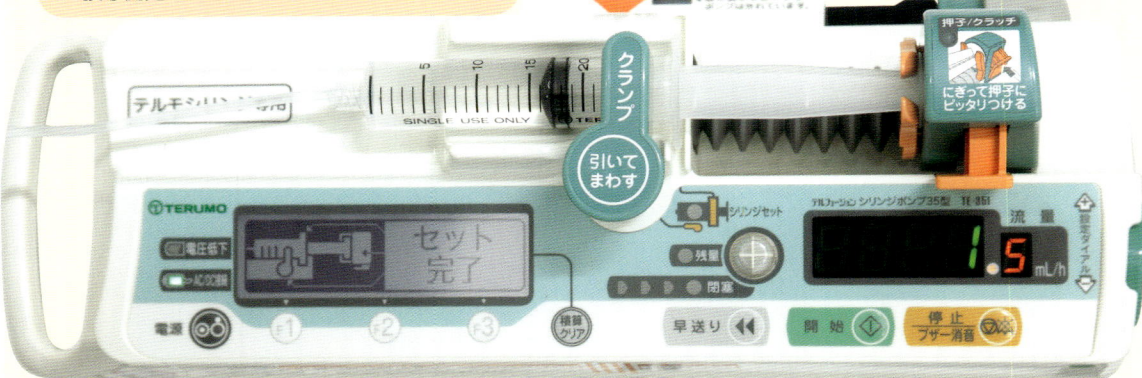

テルフュージョンシリンジポンプ35型TE-351／テルモ

CHAPTER 9 輸液中の寝衣交換

臨床場面で更衣援助を行うときは、
患者自らが行えない何らかの原因がある。その1つが輸液である。
輸液ラインが入っている側を患側とすることで、
片麻痺患者の更衣法に応用できる。
本章では、体力が低下し、全介助を要する場面での寝衣交換を行う。

目的・適応　輸液中の患者の更衣を行う。

事前のアセスメント

- 全身状態
- 安静度
- 他のライン、ドレーンの有無
- 輸液内容（薬品名・予定時間・滴下数・量）
- 輸液ラインの刺入部位
- 寝衣のサイズと種類、好み
- 周囲の環境（プライバシー・作業環境）
- 施行時間（食直後は考慮）

■寝衣の種類と選択

気温や好みを考慮し、病態（安静度・障害部位・関節可動域）に沿ったものを選択する。

前開き式（和式）	前開き式（洋式）	かぶり式
● 袖ぐり、袖口が広く、前開きであるため、ドレーンや輸液ライン挿入中など、どのような患者にも対応しやすい。 ● はだけやすいため、保温に注意が必要である。	● 上下が別々になっているため、それぞれ別々に保温ができる。 ● 上下のどちらかが汚染した場合、片方の更衣ですむ。 ● 上半身が前開きのため、腕が上がらない患者でも更衣しやすい。	● 肩関節可動域がある程度確保されている人であれば、使用できる。 ● 襟ぐり、袖ぐりがある程度広ければ、肩関節可動域に障害があっても使用できる。
使用例 寝たきりの患者、腰部や下肢に創のある患者	**使用例** 上半身のみに患部（創・麻痺・輸液ライン挿入）がある患者	**使用例** 腕の拘縮や創がない患者

＊上記以外にも、障害に合わせたさまざまな寝衣がある。

輸液中の寝衣交換

PROCESS ① 必要物品の準備

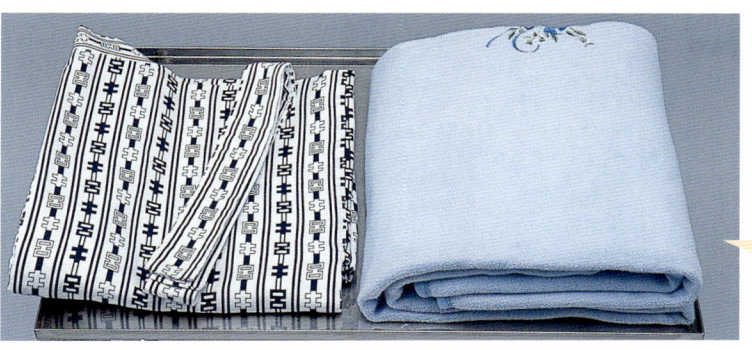

❶ 新しい寝衣
❷ タオルケット、もしくは綿毛布

POINT
- 上掛けの下では重くて着替えにくいため、タオルケットなどのように軽く、覆えるものを選択する。

PROCESS ② 患者への説明と同意、環境整備

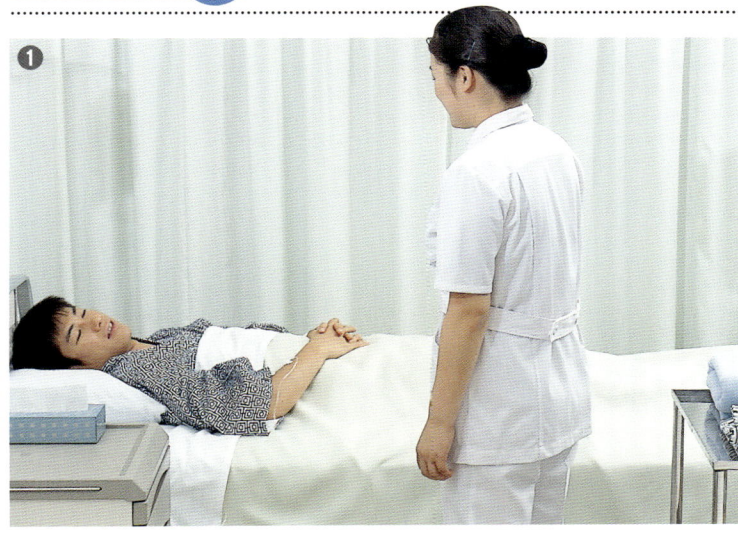

❶ これから更衣を行うことを患者に説明し、同意を得る。
カーテンやスクリーンを引いて、プライバシーに配慮する。
環境整備の必要がある場合は、一時的にベッド周囲の物を除去することを話し、了承を得る。

POINT
- カーテンやスクリーンを引いて、プライバシーに配慮。

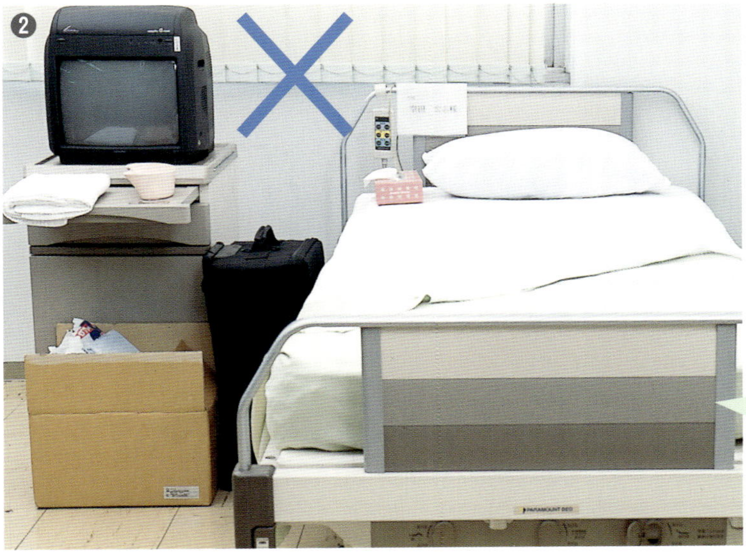

❷ 施行前に、ベッド周囲の物を一時的に除去し、作業環境を整える。看護師が入るスペースやベッドの高さを調整し、無理な体勢で腰を痛めることがないようにする。

EVIDENCE
- ベッド上に物があると、体位変換時に患者の顔や四肢を傷つけるおそれがある。
- 作業スペースがないと、看護師が腰を痛めることがある。

CHAPTER 9

PROCESS ③ 点滴ラインの確認

※ 臨床現場では2人で行うことが多いため、DVDでは「2人で行う輸液中の寝衣交換」を収録。

9-1

❶❷❸ 輸液バッグ、滴下数、ライン、刺入部とたどり、点滴ラインに異常のないことを確認する。

POINT
■ 点滴ラインは、作業の始めと終わりに必ず、確認。

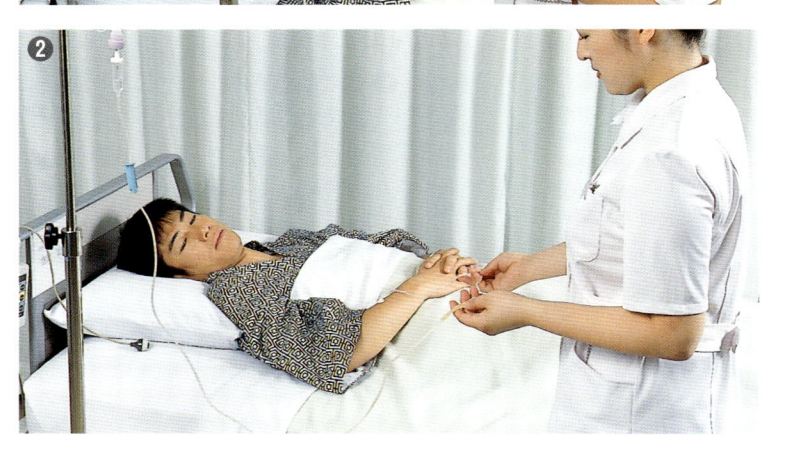

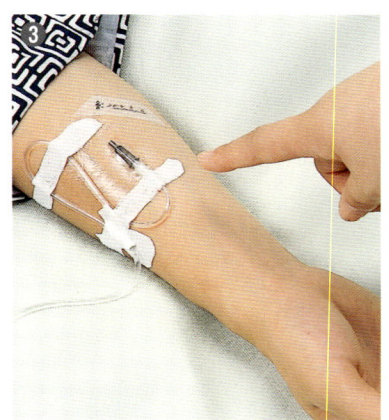

PROCESS ④ 寝衣を脱ぐ

※ 露出を避けるため綿毛布を掛けて行うが、ここでは、みえやすいよう一部ずらして行っている。

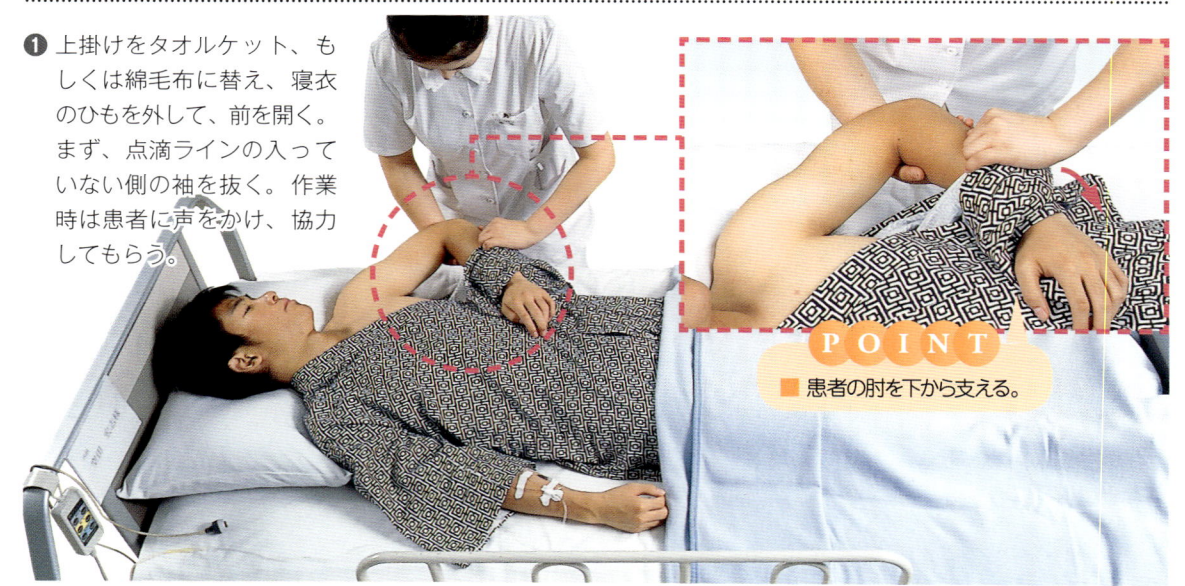

9-1

❶ 上掛けをタオルケット、もしくは綿毛布に替え、寝衣のひもを外して、前を開く。まず、点滴ラインの入っていない側の袖を抜く。作業時は患者に声をかけ、協力してもらう。

POINT
■ 患者の肘を下から支える。

130

輸液中の寝衣交換

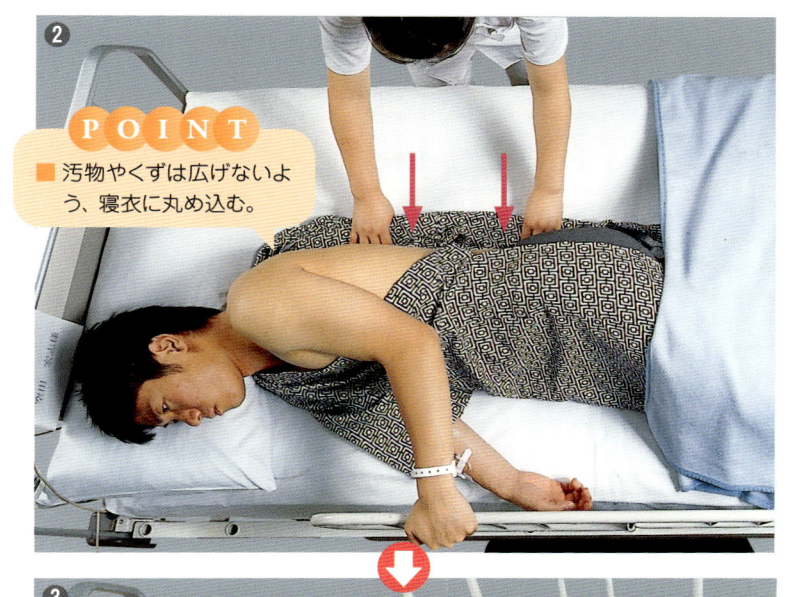

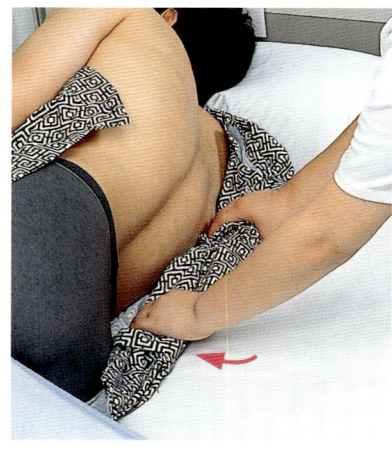

POINT
- 汚物やくずは広げないよう、寝衣に丸め込む。

❷ 患者に点滴側を下に側臥位をとってもらう。脱いだ寝衣は内側に丸めて、背中の下に入れ込む。
側臥位を保持できない場合は2人で介助し、もう1人の介助者が支える。

POINT
- 体位変換の際は、背中の下に寝衣があることを患者に話す。「山を越えましょう」などと説明。

❸ いったん、仰臥位に戻り、次に点滴側を上にした側臥位をとる。

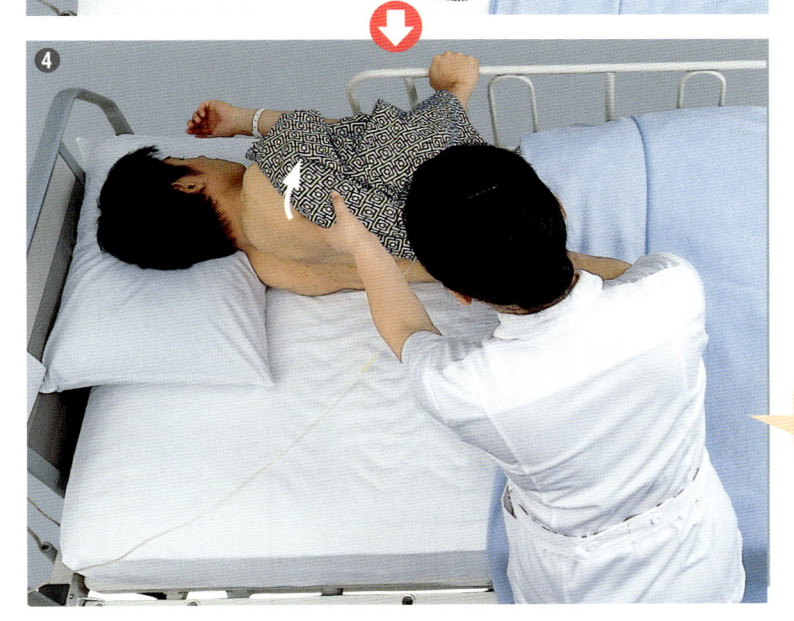

❹ 点滴側を上にした側臥位になったら、背中にある寝衣を引き出す。この際、背部の状態を観察する。

POINT
- 背部や殿部の皮膚の状態を必ず、観察。

CHAPTER 9

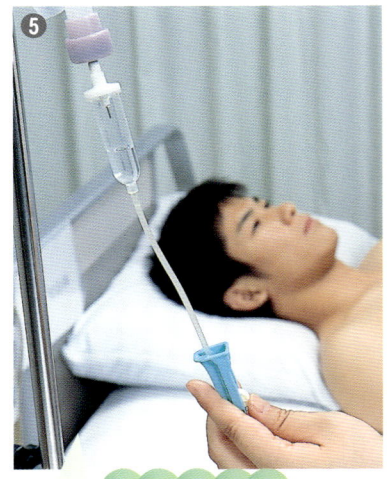

❺

EVIDENCE
■ 滴下したまま作業を行うと、輸液バッグを下げた際、滴下速度が変化してしまう。

❺ 仰臥位をとり、点滴をクランプ。

POINT
■ ライン刺入部がひっかかる場合は、刺入部をカバーして、袖をくぐらせる方法もある。

❻❼❽ まず、点滴側の腕から、袖を引き抜く。この際、ライン刺入部に注意する。この後、輸液バッグとラインをまとめて持ち、袖をくぐらせる。

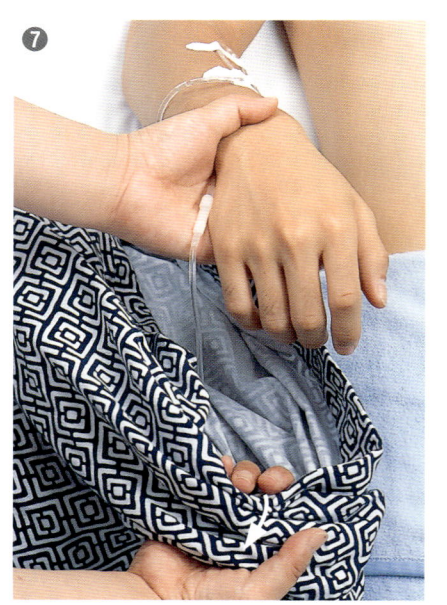

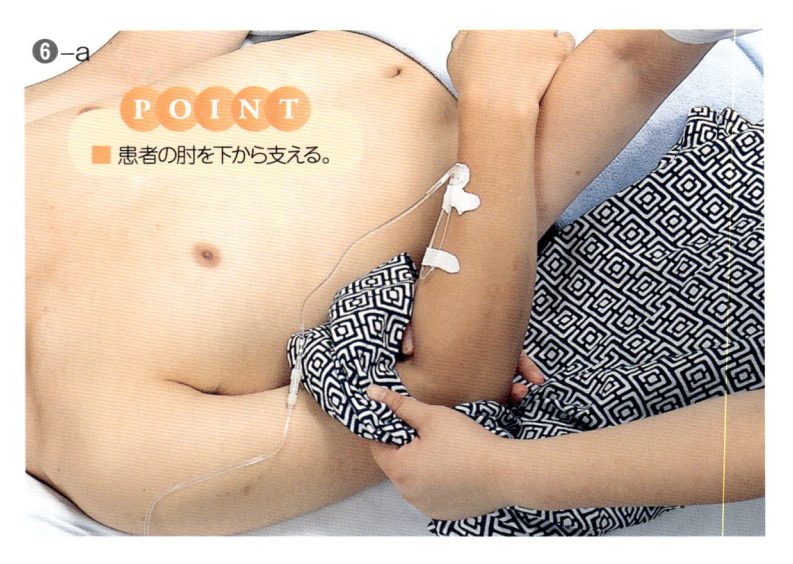

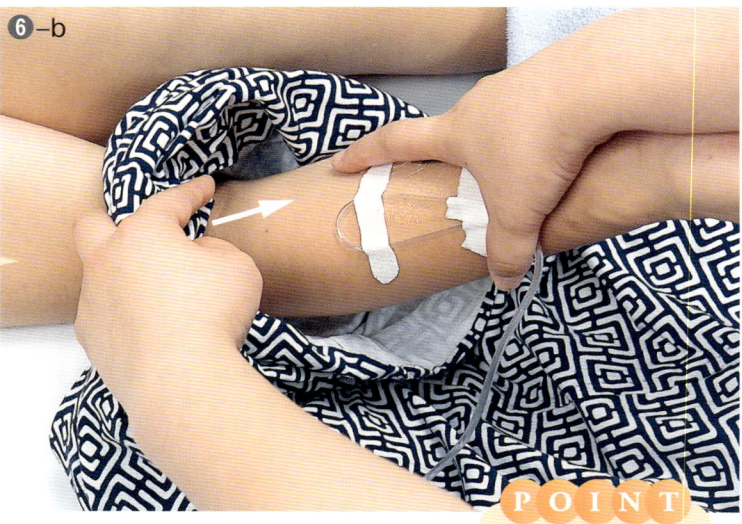

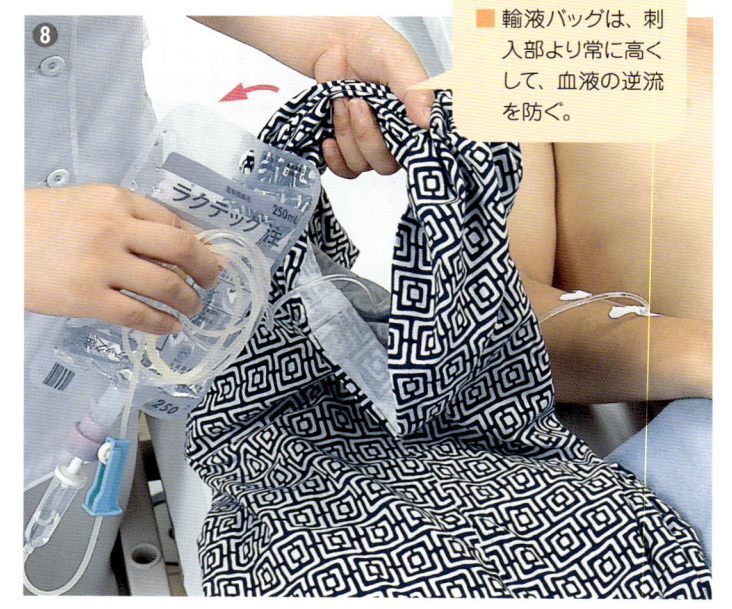

❻-a

POINT
■ 患者の肘を下から支える。

❻-b

❼

❽

POINT
■ 輸液バッグは、刺入部より常に高くして、血液の逆流を防ぐ。

輸液中の寝衣交換

PROCESS 5 寝衣を着る

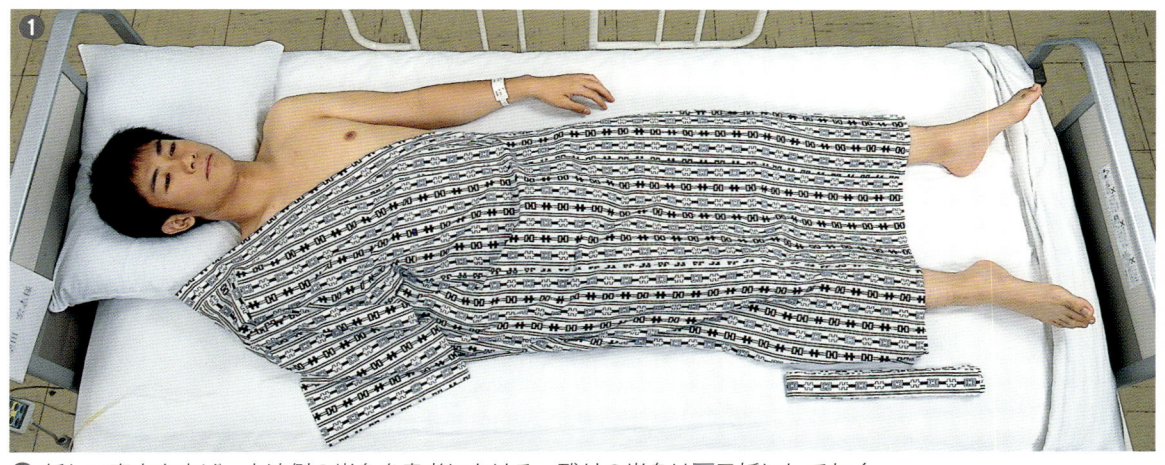

9-1

❶ 新しい寝衣を広げ、点滴側の半身を患者にかける。残りの半身は扇子折にしておく。

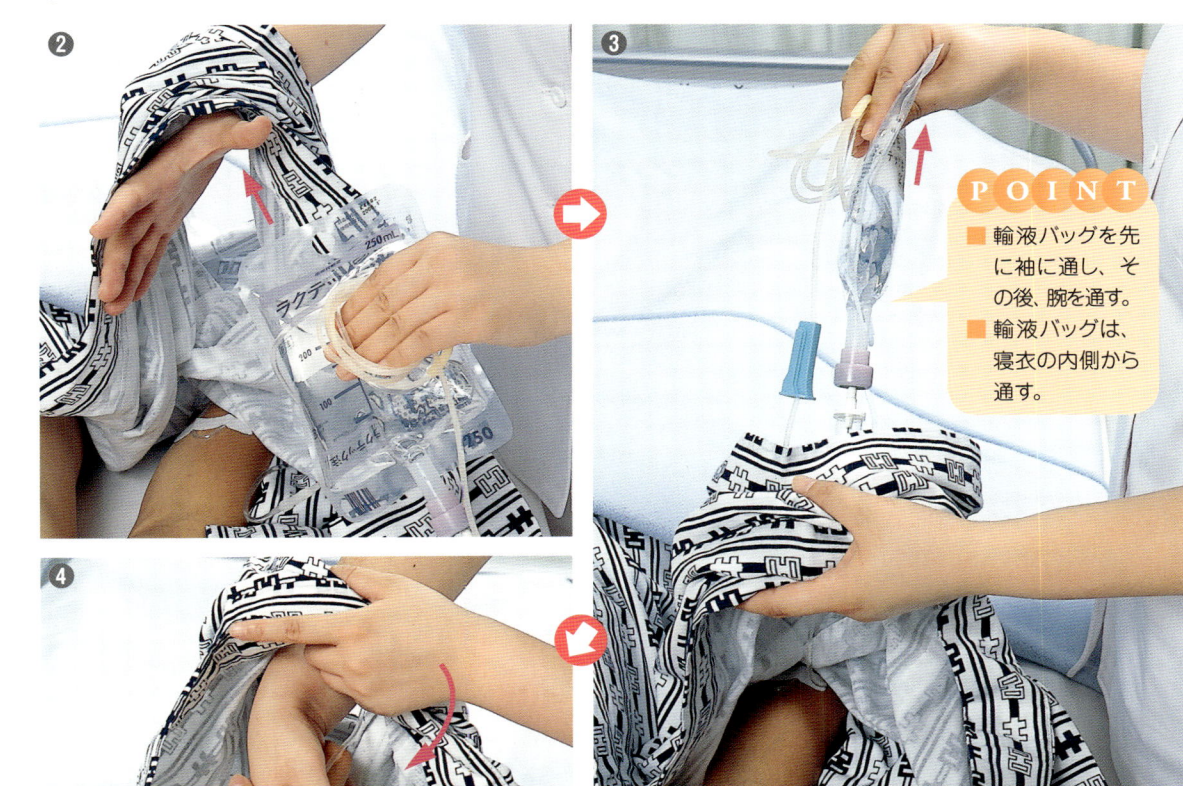

POINT
- 輸液バッグを先に袖に通し、その後、腕を通す。
- 輸液バッグは、寝衣の内側から通す。

❷❸ 点滴側の袖に、内側から輸液バッグを通す。この際、袖は扇子折にして看護師の手首にかけ、反対側の手で輸液バッグとラインをまとめて持ち、迎え手で把持して、袖をくぐらせる。

❹ 袖に輸液バッグを通した後、点滴側の手を袖に通す。この際、点滴刺入部が袖に引っかからないよう注意。

CHAPTER 9

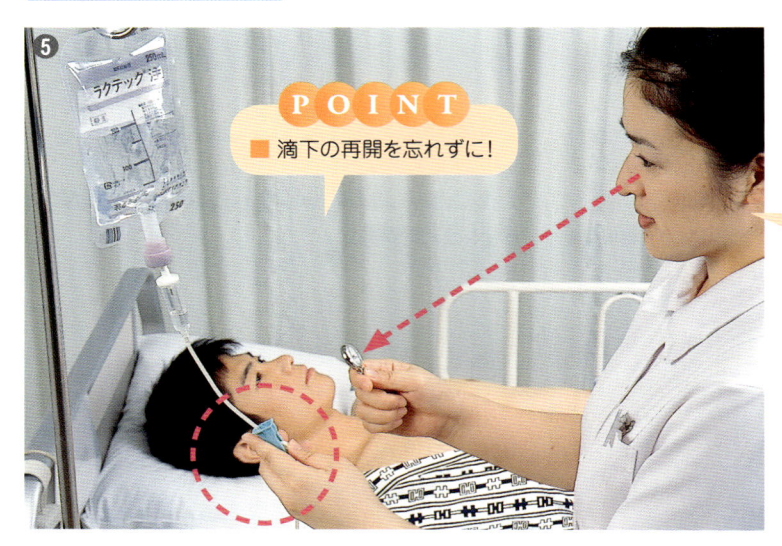

❺ 点滴側の腕に袖を通したら、点滴を再開する。クレンメを開き、滴下数を調節する。

POINT
■ 滴下の再開を忘れずに！

POINT
■ 一連の作業に熱中するあまり、患者の状態を観察することを忘れないよう注意する。

EVIDENCE
■ 残りの寝衣は、扇子折にしておくと取り出しやすい。

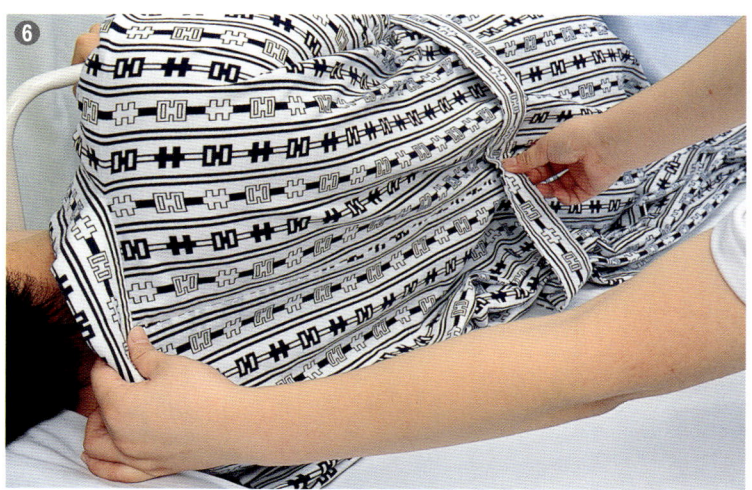

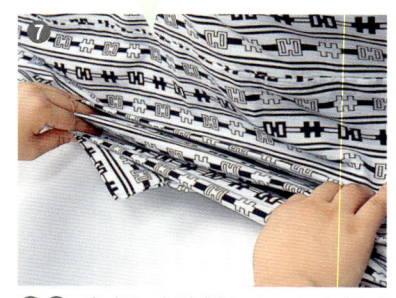

❻❼ 患者に点滴側を上にした側臥位をとってもらい、寝衣の正中線と背中の正中を合わせる。この際、腰ひもも、ひもの中央と背中の正中を合わせておく。残りの寝衣は扇子折にしておく。

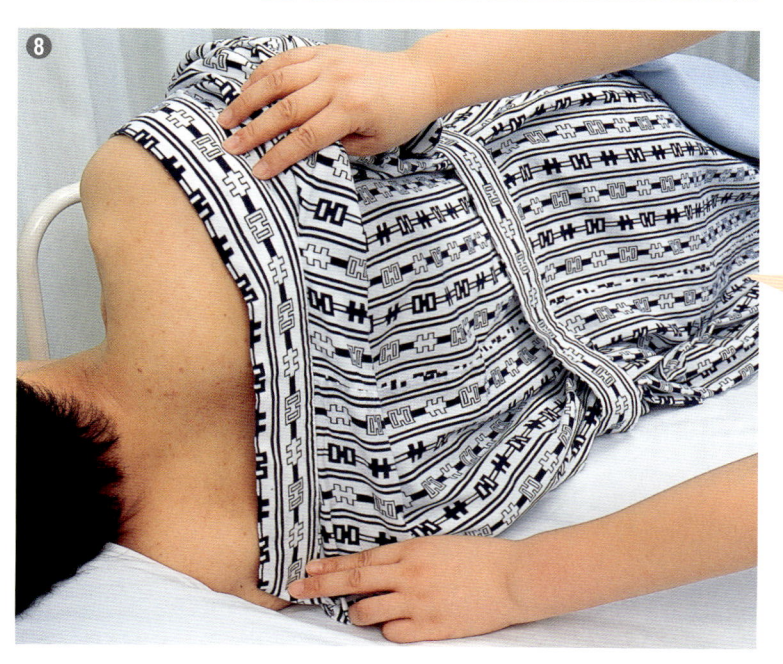

POINT
■ いったん首に合わせた襟を肩口まで下げると、反対側の腕を袖に通しやすくなる。
■ 側臥位では、特に顔色に注意。

❽ いったん首に合わせた襟を肩口まで、少し下げる。こうすることで、残りの腕に袖を通しやすくなる。

輸液中の寝衣交換

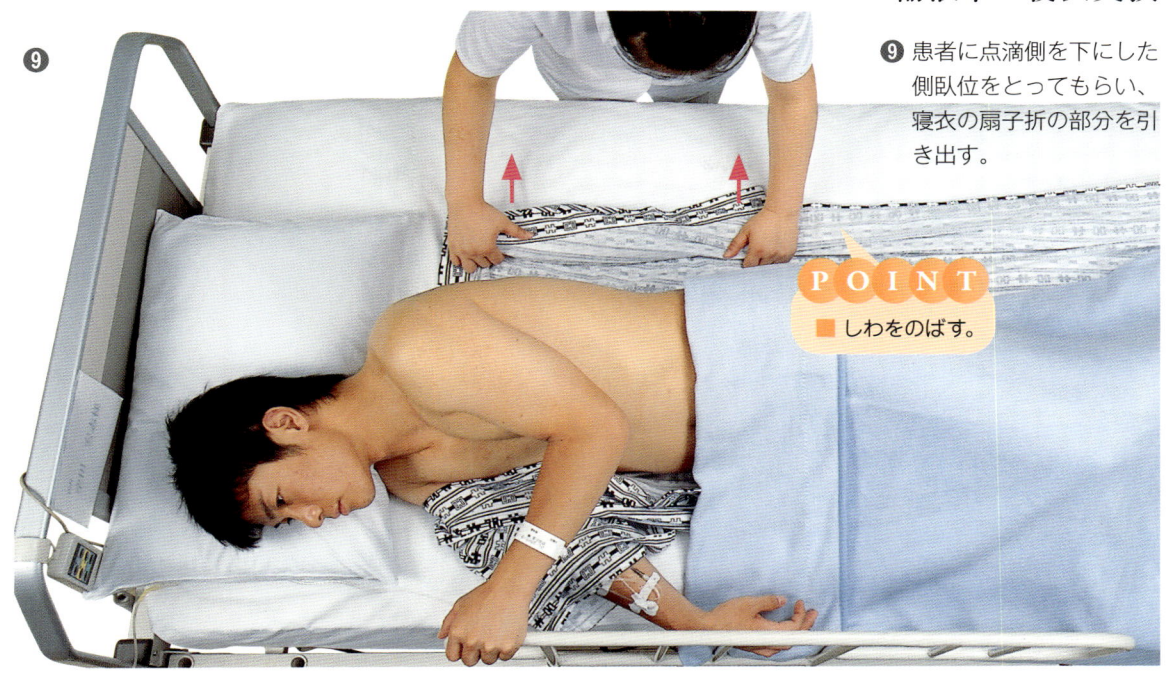

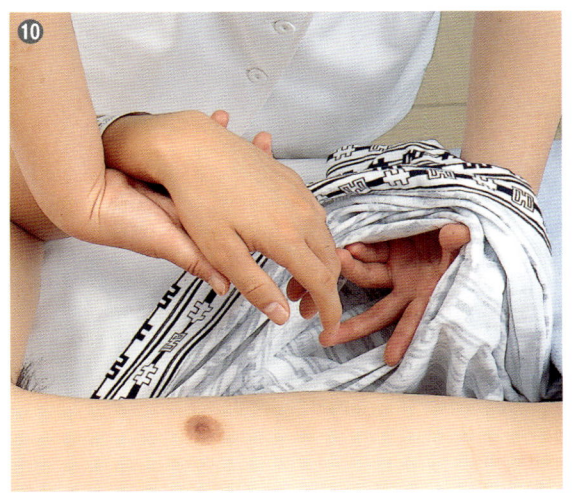

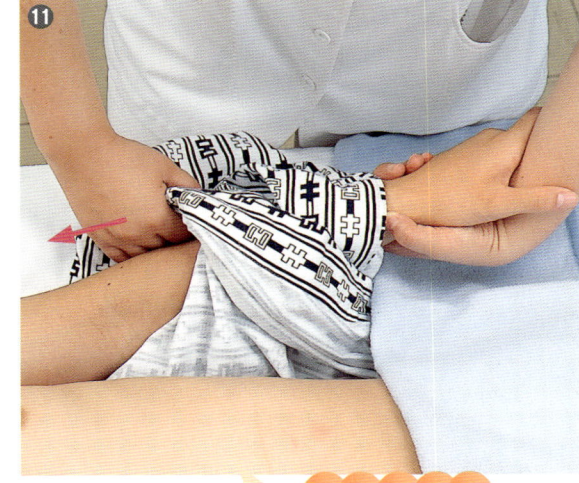

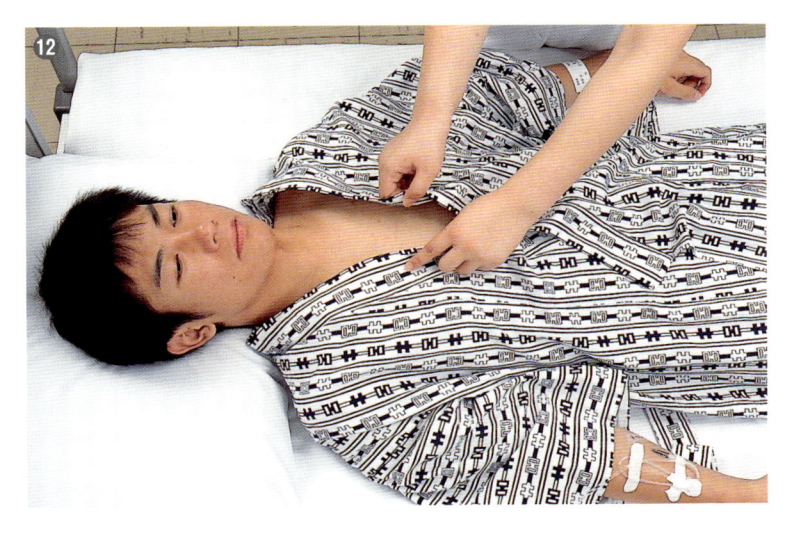

❾ 患者に点滴側を下にした側臥位をとってもらい、寝衣の扇子折の部分を引き出す。

POINT
■ しわをのばす。

POINT
■ 迎え手をして、患者の手首を下から支える。

❿⓫ 患者に仰臥位になってもらい、残りの腕を袖に通す。この際、袖は扇子折にして看護師の手首にかけ、反対側の手で患者の手首を支え、迎え手をして袖を通す。

⓬ 寝衣の襟・肩口を整える。襟は右が下、左が上になるように重ねる。

CHAPTER 9

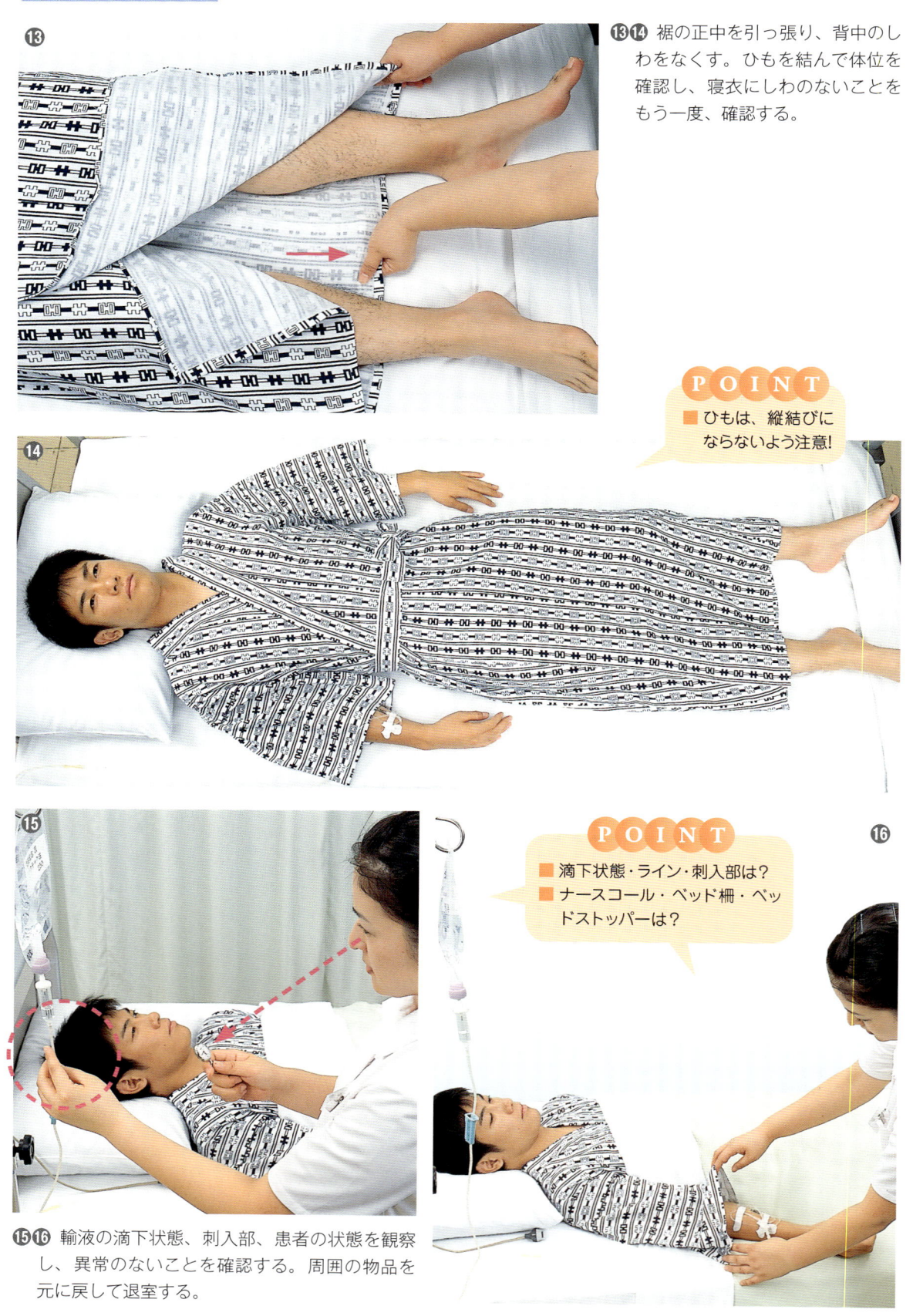

❸❹ 裾の正中を引っ張り、背中のしわをなくす。ひもを結んで体位を確認し、寝衣にしわのないことをもう一度、確認する。

POINT
- ひもは、縦結びにならないよう注意!

POINT
- 滴下状態・ライン・刺入部は?
- ナースコール・ベッド柵・ベッドストッパーは?

❺❻ 輸液の滴下状態、刺入部、患者の状態を観察し、異常のないことを確認する。周囲の物品を元に戻して退室する。

輸液中の寝衣交換 Q&A

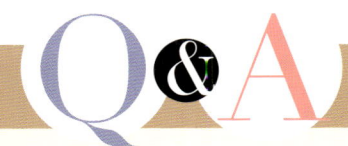

Q かぶり式の袖口から、輸液バッグが通らない場合は？

A 輸液終了後に、寝衣交換を行うようにする。
三方活栓から輸液ラインを外して寝衣交換を行う場面がみられるが、これは感染予防の観点から望ましくない。
寝衣は、輸液刺入部が観察しやすい、袖口の広いものを選ぶことが望ましい。

POINT
- かぶり式で袖口が狭い場合は、輸液終了後に寝衣交換。

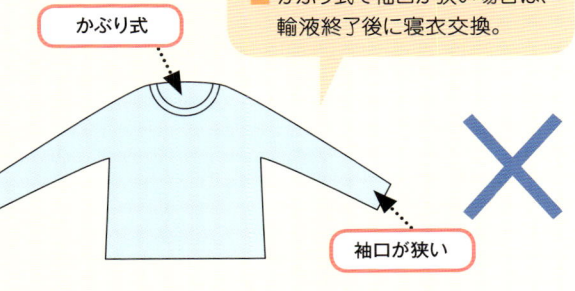

かぶり式 / 袖口が狭い ✕

Q よくあるトラブルは？

A 次のようなものである。ちょっとした工夫で、トラブルを防ぐことができる。

Q 麻痺側と反対側の腕に輸液ラインがある場合は？

A 麻痺の程度にもよるが、拘縮して伸展しない場合は、輸液ラインのある健側より袖を脱ぎ、麻痺側より通す。その際、ラインにゆとりをもたせて、袖の出し入れを行うよう注意する。

うっかり！
- 寝衣の袖を通すとき、輸液バッグを袖口のほうから通してしまった！

→ **対策**
- 「輸液バッグは内側から」と覚える。患者が次にどこを着るのか？ できあがりの状態は？とイメージするとよい。

うっかり！
- 寝衣交換の後、私物の靴下・ハンドタオル・アイマスクがなくなった！靴下・タオルは脱いだ寝衣の中から、アイマスクはベッド下から発見！

→ **対策**
- 寝衣交換を始める前に、患者の了解を得て、ベッド上の物を別の場所に移動させる。脱がしたもの、移動させたものは1か所にまとめ、戻す際に患者とともに確認する。

うっかり！
- 寝衣が片側によってしまった！直そうと引っ張ったら、寝衣が破れてしまった！

→ **対策**
- 寝衣の正中線を背中の正中に合わせることが大切。肩口まで襟を下げる場合は、いったん首に合わせてから下げる。
- 着衣後にずれに気づいた場合は、無理に引っ張らず、寝衣が余っているほうを上にした側臥位をとり、正中線を合わせる。次に、反対の側臥位をとり、ずれを直していく。

COLUMN

看護師による静脈注射

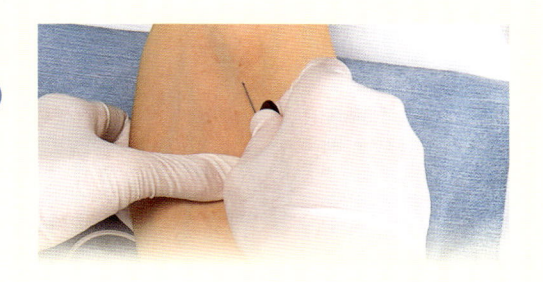

●特別寄稿／新横浜ソーワクリニック　**別府宏圀**

歴史的経過と新しい法解釈

歴史的経過

　これまで静脈注射は「看護師（婦）の業務範囲を超える」というのが国の公式見解だった。この判断は、ある医療過誤事件（国立S病院におけるヌペルカイン誤注射事件）をきっかけに、昭和26年（1951年）9月に当時の厚生省薬務局長通知として表明された見解に基づく。この事件は、右の図に示すようなものだった（図1）。

　しかし、この局長通知以後も、現実の医療現場では医師が多忙であるなどの理由によって、看護師（婦）が静脈注射を実施することを黙認している医療機関が少なくなかった。国の公式見解と現実との乖離は、当事者である看護師はもちろん、医療機関の管理責任者、監督官庁である厚生省（当時）のいずれにとっても頭痛の種であった。

●図1　国立S病院におけるヌペルカイン誤注射事件（昭和26年）

① 薬剤師Aはブドウ糖注射液とヌペルカイン液を調製し、それぞれの容器に薬品名を記入したが、ヌペルカインの容器に赤字で記すべき劇薬表示を入れなかった。これらを同一滅菌器で滅菌し、格納棚に収納せずに帰宅した。

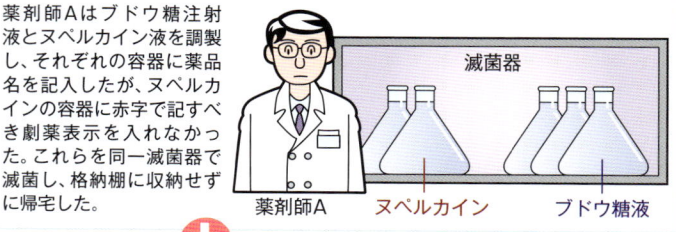

② 翌朝、事務員Bがこれらの薬剤を滅菌器から格納棚に移したが、容器の外観が似ており、区別しないまま棚に並べた。

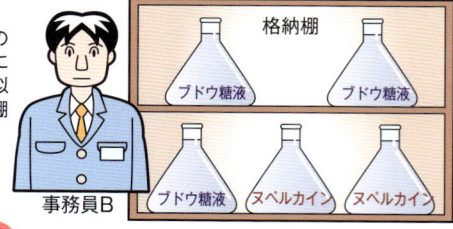

③ 事務員Bは、看護師Cにブドウ糖液を渡すべきところ、ヌペルカイン溶液を渡してしまった。Cはラベル表示がブドウ糖液でないことに気づき、これを区別する意味で格納棚に戻さず、処置台の上に置いた。

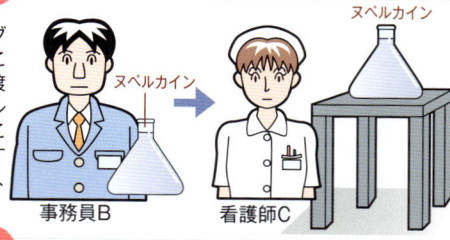

④ 准看護師Dは、処置台上にあった容器の外観がブドウ糖液の容器に似ていたことから、これがヌペルカイン溶液であることに気づかず、患者に静脈注射し、死に至らしめた。

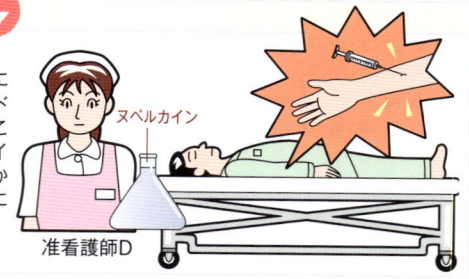

看護師による静脈注射

法解釈の見直し

このような状況を変えることになったのは、平成14年（2002年）5月に設置された厚生労働省諮問委員会「新たな看護のあり方に関する検討会」（図2）の中間報告（同9月6日）であり、この内容を受けて同9月30日、厚生労働省医政局長通知（表1）が出された。この通知によって静脈注射は「看護師の業務の範囲を超える」という判断から、「診療の補助行為の範疇に含まれる」という判断に変わったのである。

このような判断は、保健師助産師看護師法の第5条と第37条に基づいている（表2）。

●図2　法解釈の見直し

1. 新たな看護のあり方に関する検討会（2002年5月設置）
2. 中間報告答申（2002年9月）⇒厚生労働省
3. 厚生労働省医政局長通知（2002年9月30日）「静脈注射は診療の補助行為の範疇に含まれる」

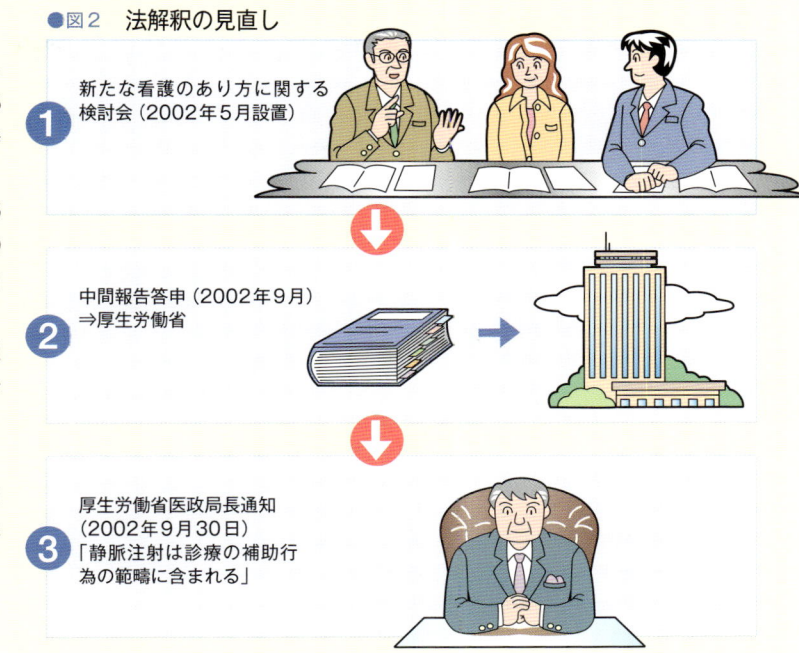

●表1　厚生労働省医政局長通知（医政発第0930002号より、一部抜粋）

　医師又は歯科医師の指示の下に保健師、助産師、看護師及び准看護師（以下「看護師等」という）が行う静脈注射は、保健師助産師看護師法第5条に規定する診療の補助行為の範疇として取り扱うものとする。
　ただし、薬剤の血管注入による身体への影響が大きいことに変わりはないため、医師又は歯科医師の指示に基づいて、看護師等が静脈注射を安全に実施できるよう、医療機関及び看護師等学校養成所に対して、次のような対応について周知方お願いいたしたい。

（1）　医療機関においては、看護師等を対象にした研修を実施するとともに、静脈注射の実施等に関して、施設内基準や看護手順の作成・見直しを行い、また個々の看護師等の能力を踏まえた適切な業務分担を行うこと。

（2）　看護師等学校養成所においては、薬理作用、静脈注射に関する知識・技術、感染・安全対策などの教育を見直し、必要に応じて強化すること。

●表2　保健師助産師看護師法

【看護師の定義】	第5条	この法律において「看護師」とは、厚生労働大臣の免許を受けて、傷病者若しくはじょく婦に対する療養上の世話又は診療の補助を行うことを業とする者をいう。
【医療行為の禁止】	第37条	保健師、助産師、看護師又は准看護師は、主治の医師又は歯科医師の指示があった場合を除くほか、診療機械を使用し、医薬品を授与し、医薬品について指示をしその他医師又は歯科医師が行うのでなければ衛生上危害を生ずるおそれのある行為をしてはならない。ただし、臨時応急の手当てをし、又は助産師がへその緒を切り、浣腸を施しその他助産師の業務に当然に附随する行為をする場合は、この限りでない。

COLUMN

法解釈変更の持つ意味

厚生労働省医政局長通知（2002年9月30日付）によって、何が変わったのだろうか。従来も看護師による静脈注射は黙認されていたのだから、実状は何も変わらないようにもみえるし、看護師としての業務が拡大し、その結果として労働強化に連なるのではないかと懸念する人々もいる。

ここで誤解してならないのは、医政局長通知が「静脈注射は看護師が行わなければならない行為である」と規定しているわけではなく、「看護師が行っても違法ではない」という保証を与えたに過ぎない点である。

しかも、通知の後半には重要な2つの但し書きが添えられている。

そこでは、薬剤の血管注入による身体への影響が大きいことを考慮し、
(1)医療機関に対しては研修の実施、基準・手順の作成と見直し、個々の看護師の能力に応じた業務分担を求め、
(2)看護師の教育機関に対しては、薬理作用、静脈注射に関する知識・技術、感染・安全対策の教育を見直し、必要に応じて強化することを求めている。

静脈注射の分類と看護師の責任

静脈注射の分類

一口に静脈注射といっても、その内容は表3に示すようにさまざまである。また、点滴静脈注射により混注を行う場合にも、いろいろなバリエーションがある（表4）。

点滴は自然滴下で行うこともあれば、さまざまな機器を用いて滴下速度をモニターし、調節する場合もある。もちろん、薬剤によって効果や毒性は異なるから、それぞれの特性に応じた用量や注入速度が求められる。

看護師が静脈注射を行っても安全かどうかは、これらの諸条件を組み合わせたときに、はじめて決まるものである。日本看護協会が作成した「静脈注射の実施に関する指針」では、静脈注射の実施範囲をレベル1から4までの4段階に分けて、それぞれ該当する内容を例示している（表5）。

静脈注射の技術的難易度や危険性の違いを考慮に入れたこのようなレベルの設定は、勤務している看護師の知識や技術レベルによっても異なるし、また医療機関により教育・指導・管理がどれくらい十分に行われているかによっても異なる。同じ医療機関でも、外来専門のクリニックと多くの入院病床を持つ病院では異なるし、救急患者を取り扱う病院と慢性病院でも異なる。後述するような訪問看護システムでは、さらに条件が異なる。したがって、すべての施設に一律、画一的なレベルの適用はできない。

● 表3　静脈注射の分類

末梢静脈	静脈注射	①ワンショット（1回のみの薬液投与）	静脈に注射針を刺入し、注射器を用いて投与する
	点滴静脈注射	②短時間持続注入	短時間、持続的に投与して終了、抜去する（いわゆる、「抜き刺し」）
		③長時間持続注入	長時間あるいは長期間、持続的に投与する
		④間欠的注入	ヘパリンロック等により血管確保し、1日のうち一定時間帯に投与する
中心静脈	中心静脈（栄養）法	持続注入	24時間持続的に投与する
		間欠的注入	1日のうち一定時間帯に投与する

静脈注射の実施に関する指針．日本看護協会, 2003, p4 より引用

● 表4　点滴静脈注射による混注の方法

側管注	側注管から注射器を用いて1回で投与する
ピギーバック法	側注管に別の輸液セットを接続して投与する
タンデム法	2種類以上の薬液を並列に接続して投与する

静脈注射の実施に関する指針．日本看護協会, 2003, p4 より引用

看護師による静脈注射

● 表5　看護師による静脈注射の実施範囲

レベル1： 臨時応急の手当てとして看護師が実施することができる（註1）	■ 緊急時の末梢からの血管確保 ■ 異常時の中止、注射針（末梢静脈）の抜去
レベル2： 医師の指示に基づき、看護師が実施することができる	■ 水分・電解質製剤の静脈注射、短時間持続注入の点滴静脈注射 ■ 糖質・アミノ酸・脂肪製剤の静脈注射、短時間持続注入の点滴静脈注射 ■ 抗生物質の静脈注射、短時間持続注入の点滴静脈注射（過敏症テストによって安全が確認された薬剤） ■ 輸液バッグの交換・輸液ラインの管理 ■ 上述薬剤投与時のヘパリンロック、生食ロック（生理食塩水の注入） ■ 中心静脈カテーテル挿入中の患者の輸液バッグ交換、輸液ラインの管理 ■ 中心静脈カテーテルラインからの上述薬剤の混注
レベル3： 医師の指示に基づき、一定以上の臨床経験を有し、かつ、専門の教育を受けた看護師のみが実施することができる	■ 末梢静脈留置針（カテーテル）の挿入 ■ 抗がん剤等、細胞毒性の強い薬物の静脈注射、点滴静脈注射 ■ 循環動態への影響が大きい薬物の静脈注射、点滴静脈注射 ■ 麻薬の静脈注射、点滴静脈注射
レベル4： 看護師は実施しない	■ 切開、縫合を伴う血管確保、及びそのカテーテル抜去 ■ 中心静脈カテーテルの挿入、抜去 ■ 薬剤過敏症テスト（皮内反応を含む） ■ 麻酔薬の投与

註1：医療行為の実施には保健師助産師看護師法第37条に基づき医師の指示が必要であるが、緊急に患者のリスクを回避し、安全・安楽を確保する必要がある場合には、レベル1の行為に限って、臨時応急の手当てとして看護師のみの判断で行うことができる。

静脈注射の実施に関する指針.日本看護協会，2003，p6-7より一部改編のうえ引用

訪問看護における静脈注射

訪問看護における静脈注射は、病院内で実施する場合とは異なり、より厳しい条件を課せられている。患者の状態観察や急変時の対応などに不安があるうえに、地域の家庭医との連携にも多くの困難がある。

しかし、看護師による静脈注射の実施が長く待ち望まれていたのは、病院よりもむしろ家庭に臥床している患者であり、訪問看護における静脈注射の意義は非常に大きい。日本看護協会の作成した指針では、訪問看護の場合、表6のような実施条件を整えることが重要であると指摘している。

● 表6　訪問看護における静脈注射の実施条件

1. 医師が診察したうえでの指示であること
2. 十分な器材、衛生材料等が提供されること
3. 看護師が責任をもって実施前・中・後の観察を行い、対応できること

* 医師の指示と看護師の実施範囲を明確にするため、施設内基準に基づき、医師との取り決めの文書を交わしたうえで、訪問看護師が静脈注射などを行うことが望ましい。

静脈注射の実施に関する指針.日本看護協会，2003，p7より一部改編のうえ引用

静脈注射を行う看護師の責任

看護師が静脈注射を行い、不注意や知識・技術の不足から患者に被害を与えてしまった場合、これまでは「違法行為の結果、患者に被害を与えた」という理由で処罰されていた。今後は、医師の指示のもとに静脈注射を行う限り、その行為自体には違法性はないことになる。

ただし、医師の指示を正しく理解し、それを行うことが適切であり、安全であるかを看護専門職として判断しなければならない。予想される効果や副作用を念頭に置いたうえで、予想外の事態が発生した場合の対応・処置についても考慮し、疑問や不確かな点があれば、指示した医師に確認することも必要である。

そこで問われているのは、看護専門職としての総合的な知識・判断力・技術であり、もし、そのどこかに欠陥や不備があったために患者に被害を与えれば、看護師としての法的責任が問われるのである。

COLUMN

静脈注射に必要な知識と技術

「薬学的知識」「観察」がもっとも大切

　看護師が静脈注射を安全・確実に行うためには、注射部位の局所解剖・生理、使われる薬剤に関する薬理学や生理学の知識、感染症合併など想定される合併症への対処法などを熟知しておく必要がある。

　図3は静脈注射にもっともよく使われる橈側皮静脈、尺側皮静脈と、その周辺の構造を肘関節の高さの断面図で示したものである。針先が少し深部に及ぶと、正中神経や橈骨神経を損傷するおそれがあることが理解できる。

　しかし、注射針を間違いなく静脈内に挿入する技術は、静脈注射の安全性管理という意味からいえば、むしろ小さな問題である。大切なのは、個々の薬剤の特性や危険性、薬物動態・薬力学・薬物相互作用などの薬理学的知識、各種疾患の病態生理を踏まえたうえで患者の表す症状や所見を正しくとらえることである。

　なぜなら、静脈注射の安全性確保は、注射針を刺入した瞬間から抜去するまで、患者の状態を継続的に観察し、状態の変化に適切に対応するという一連のプロセスによって可能なのであり、そのためには総合的な知識と理解が欠かせないからである。

● 図3　静脈注射によく使われる肘部皮静脈とその解剖学的位置関係

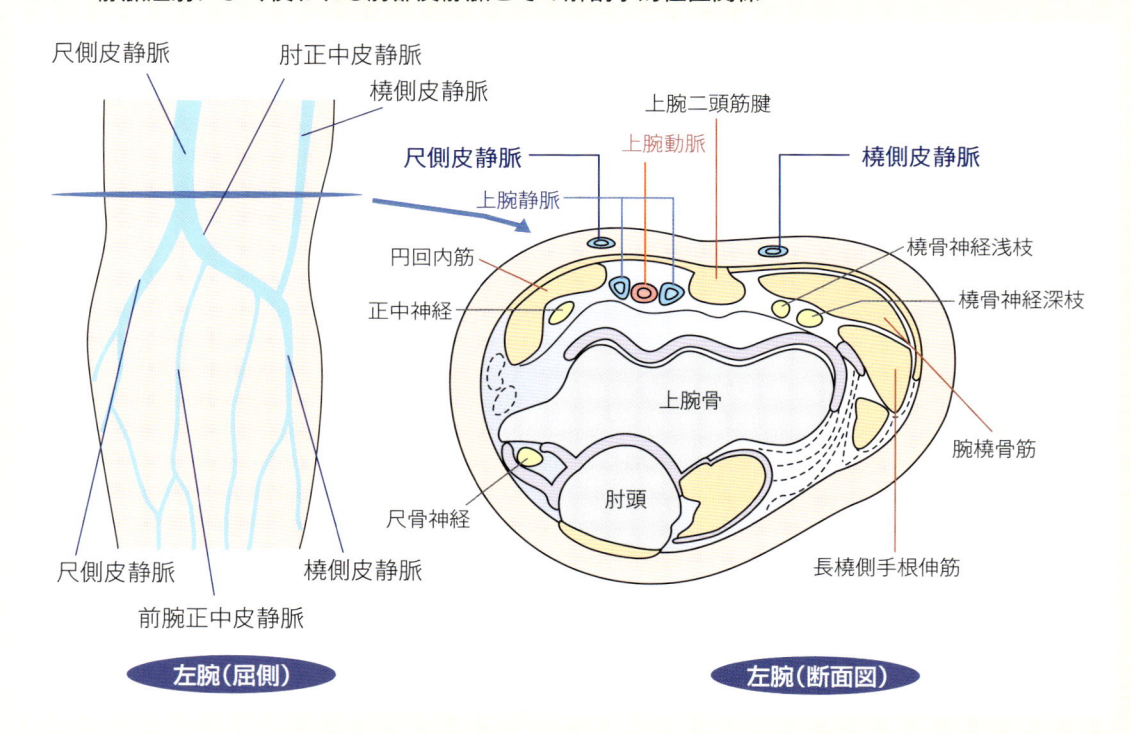

左腕（屈側）：尺側皮静脈、肘正中皮静脈、橈側皮静脈、尺側皮静脈、橈側皮静脈、前腕正中皮静脈

左腕（断面図）：上腕二頭筋腱、尺側皮静脈、上腕動脈、橈側皮静脈、上腕静脈、円回内筋、正中神経、橈骨神経浅枝、橈骨神経深枝、上腕骨、腕橈骨筋、肘頭、尺骨神経、長橈側手根伸筋

経口投与と静脈注射の違い

　薬剤を静脈内に直接注入する行為が静脈注射である。

　薬を経口的に服用すると、その成分は腸管から吸収され、多くは肝臓での代謝処理を経たうえで（初回通過効果、図4）、全身循環血液の中に入っていく。

　ところが静脈注射の場合は、そうした吸収・代謝の影響を受けないまま、直接血液の中に薬剤が注入されるのである（図5）。しかも、筋肉注射や皮下注射などと違って、即時に血管内に入るわけだから、一気に高濃度の薬が血液内に送り込まれることとなる（図6）。したがって、効果の発現は早く、いったん注入してしまえば後戻りはできない。薬の種類はもちろん、用量や注入速度に関しても、最大限の注意を払わなければならない。

看護師による静脈注射

●図4　初回通過効果

経口的に投与された薬物は消化管から吸収されて、最終的には標的臓器に運ばれ、その薬効を発揮するわけだが、初めに消化管で吸収された量と比べると、実際に作用する量ははるかに少なくなる。

消化管から吸収された薬が門脈から肝臓を通過する間に、薬の一部が処理（代謝）されてしまう（これを初回通過効果と呼ぶ）ためである。つまり、経口薬の場合、薬はまず最初に肝臓での代謝を経なければ体循環血液中には入れない。

肝臓で処理される割合は、各薬剤によって異なる。例えば、この図で例示した薬の場合、体循環血液中に到達するのは経口投与された全量の18％に過ぎない。

初回通過効果は、肝臓の代謝機能に影響されるので、肝機能が低下すると初回通過効果が低下し、健常者と比べて血中濃度が高くなるため、副作用も発現しやすい。

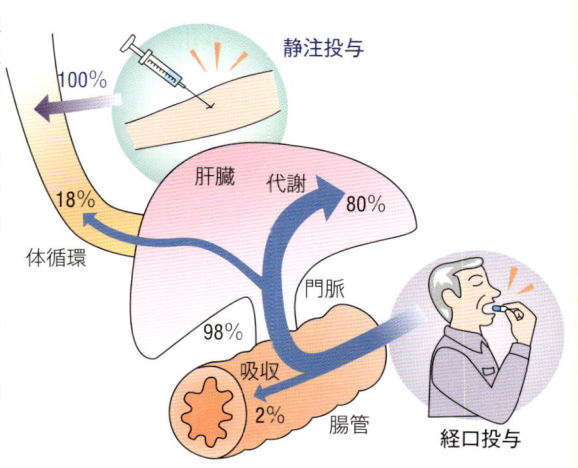

●図5　経口投与と注射投与では、薬物動態にどのような違いがあるか

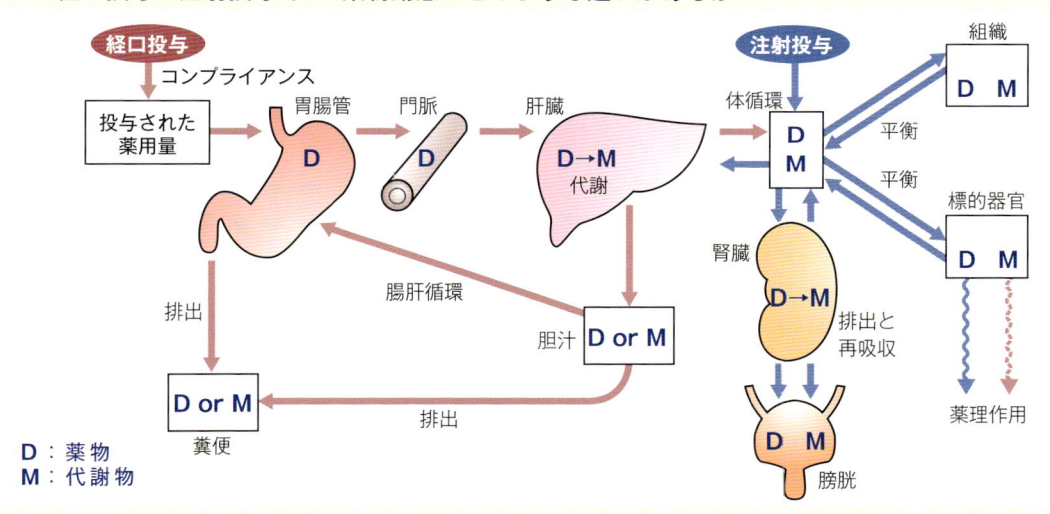

D：薬物
M：代謝物

●図6　投与法の違いによる血中濃度の違い

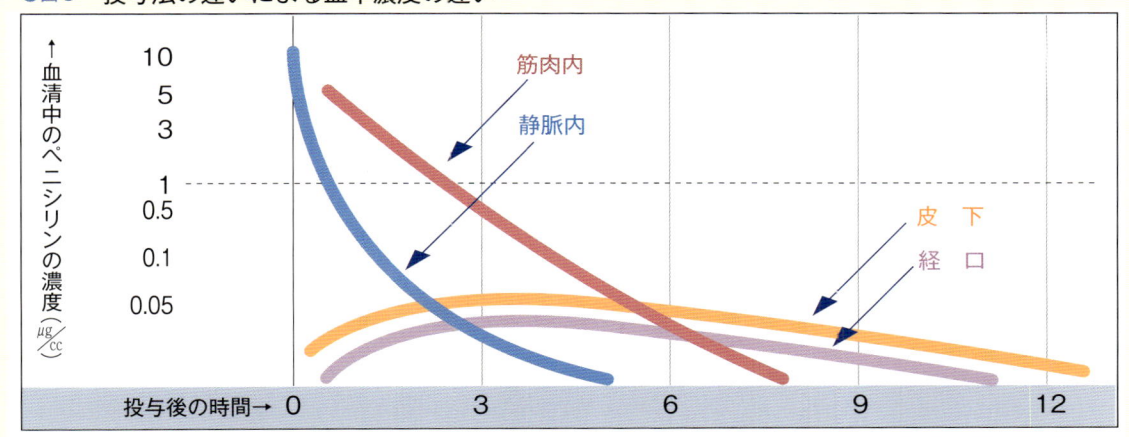

COLUMN

添付文書を熟読することが必要

注射剤に含まれる主成分の作用はもちろん、その代謝産物、添加剤の有無などにも留意する必要がある。特に、pHがどちらかに偏っていたり、濃度によっては刺激性・毒性があるような物質の場合、少しでも血管外へ漏れると組織を損傷し、ときには水疱や壊死を生じることもある（図7・表7）。

また、薬によっては、漏れなくても血管痛や血管閉塞を起こすことがある。注射速度が速すぎれば、血中濃度が危険域を超えて心停止や痙攣、腎障害などを引き起こす薬剤もある。

投与経路や投与量、注入速度などに関する注意事項は、添付文書に必ず記載されているので、不慣れな薬剤を注射する場合には必ず「警告」や「使用上の注意」の項を熟読し、疑問があれば指示を出した医師や薬剤師に遠慮なく尋ねるべきである。

注射にあたって注意すべき薬剤の具体例を表8に示した。これは、あくまでも代表的な薬剤だけを示したものであり、個々の薬剤に関しては添付文書を参照されたい。

●図7　フェニトイン静脈注射の漏出で壊死に陥った指

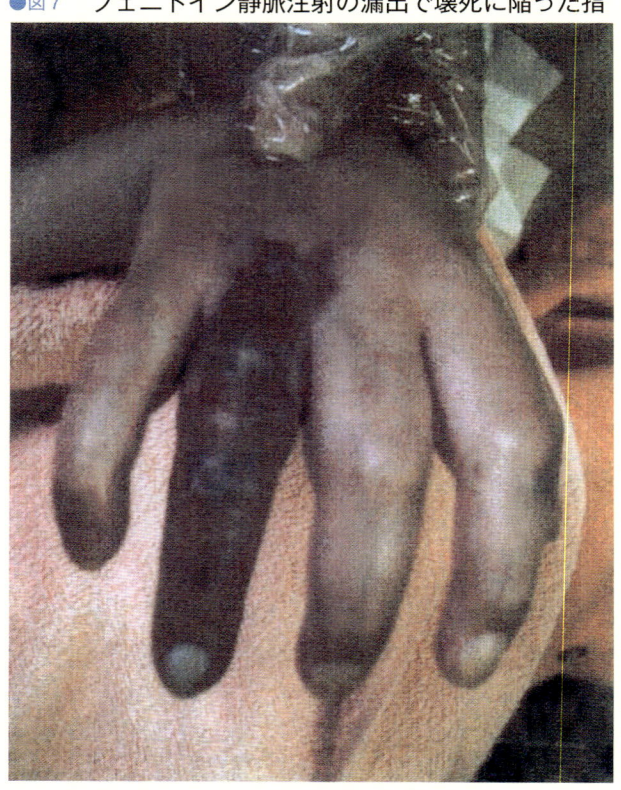

●表7　血管外漏出で特に注意すべき薬剤

薬剤群	例
発疱性抗がん剤	マイトマイシンC、アクチノマイシンD、ドキソルビシン、ダウノルビシン、エピルビシン、ネオカルチノスタチン、ビンブラスチン、ビンクリスチン、ビンデシン、ミトキサントロン
刺激性抗がん剤	アクラルビシン、シスプラチン、シクロホスファミド、ダカルバジン、エトポシド、フルオロウラシル、チオテパ
非発疱性抗がん剤	ブレオマイシン、ペプロマイシン、アスパラギナーゼ、シタラビン、メトトレキサート、ニムスチン
強塩基性薬剤	フェニトイン、チオペンタールナトリウム、重炭酸ナトリウム
血管収縮性薬剤	エピネフリン、ノルエピネフリン、ドブタミン、メタラミノール
高浸透圧薬剤	高張ブドウ糖液、造影剤
電解質補正薬剤	グルコン酸カルシウム、塩化カルシウム、塩化カリウム
その他	メシル酸ガベキサート、ジアゼパム、ジゴキシン、ヒドロキシジン、テトラサイクリン

田村敦志：点滴漏れによる皮膚障害. 診断と治療, 増刊号, Vol.87, Suppl.1999, p289より一部改編のうえ引用

看護師による静脈注射

● 表8　注射を行うにあたって注意すべき薬剤

筋注できない薬剤、静注できない薬剤	
筋注不可	■ ミノサイクリン（pH2.0〜3.5） ■ フェニトイン（pH12） ■ カンレノ酸カリウム（pH9〜10） ■ フルニトラゼパム（pH3.5〜5.5） ■ アシクロビル（pH10〜11）
静注／点滴静注不可	■ 懸濁液（粒子150μ以下）は血栓を起こす可能性があるが、乳濁液（粒子70μ以下）は静注可。 ■ 油性液：各種デポー製剤 ■ その他：金チオリンゴ酸ナトリウム、レボメプロマジン

ワンショット（ボーラス）静注できない薬剤					
薬剤	副作用	薬剤	副作用	薬剤	副作用
■ カリウム製剤 ■ リドカイン ■ フェニトイン ■ クリンダマイシン ■ リンコマイシン	心停止	■ バンコマイシン	アレルギー 血圧低下 red man 症候群 腎障害	■ イミペネム・シラスタチンNa ■ パニペネム・ベタミプロン ■ メロペネム ■ 塩化アンモニウム	痙攣
■ トブラマイシン ■ アミカシン	聴覚障害 腎障害	■ キタサマイシン	悪心 腹痛 血圧低下 心停止	■ ビタミンK₁（フィトナジオン） ■ ビタミンK₂（メナテトレノン）	ショック

点滴静注の速度に注意を要する薬剤			
注入法	薬剤	注入法、ほか	薬剤
30分〜1時間以上かけて注入	■ ミノサイクリン ■ アシクロビル ■ バンコマイシン ■ プロスタグランジン製剤 ■ アムホテリシンB ■ エトポシド ■ エノシタビン	半減期が短いため、持続点滴が必要な薬剤	■ 塩酸ドパミン ■ 塩酸ドブタミン ■ オザグレルナトリウム
		浸透圧性利尿剤	■ 濃グリセリン製剤
		脂肪製剤	■ イントラファット®（ダイズ油注射製剤） ■ イントラリピッド®（ダイズ油注射製剤）
なるべく長時間での点滴が望ましい	■ シメチジン注 ■ 補正用塩化カリウム	アミノ酸製剤	■ プロテアミン®

COLUMN

チームとしての安全管理

静脈注射実施マニュアルの作成

看護師が静脈注射を実施するためのマニュアルを作成するにあたっては、表9のような事項を盛り込むことが必要である。

マニュアル作成は、看護部門だけの一人相撲ではできない。これらのマニュアルは、作成段階から医師、薬剤師、検査技師などとの協力が必要である。それがなければ、職員間に意見や理解の不一致を生じ、適正な運用は期待できない。

●表9　看護師の静脈注射実施マニュアルに盛り込むべき事項

1	行政解釈の変遷と法的責任の説明
2	静脈注射の原理と目的
3	臨床薬理学の基礎知識：薬物動態、薬力学、副作用、相互作用などの意味
4	末梢静脈・動脈、末梢神経などに関する局所解剖
5	個別薬剤に関する主要情報源と検索法
6	静脈注射に用いられる器材の特性、使用法、手技上の問題点、準備の手順
7	無菌的取り扱いや感染予防の原理
8	注射部位の確保・点検・維持に関する注意
9	静脈注射に伴う合併症やリスクとその回避法・対策
10	患者の観察と記録に関する注意事項、用語の統一
11	リスクマネジメント：組織体制と個別処置の点検、事故発生時の対応と記録

医師・薬剤師とともに安全管理

安全な管理体制は、病院や訪問看護施設、そのほかの管理・運営者側に強い実行への意志と根気がなければ組むことはできない。そのうえで、各職場における全員の協力姿勢をつくり出す必要がある。マニュアル作成や研修プログラムの作成段階から、医師・薬剤師の協力が求められる。

医師は静脈注射実施の指示を出すにあたって、あらゆる不測の事態を想定し、二重、三重の安全策を講じておく必要がある。また、その指示は簡潔で明確でなければならない。

指示簿、記録簿、伝票なども、業務が煩雑にならず、しかもわかりやすく運営できるように改訂し、使い方に工夫を加えることが必要となる。薬剤名、用量、適用ライン、所要時間などの記載は、約束された共通用語や単位を用いてわかりやすく書く努力が必要である。また、その記載の順序にも注意を払う必要がある。

薬剤師は、個々の薬剤の調整や出庫を管理するだけでなく、注射伝票の記載や物品の流れにも十分注意し、個々の薬剤に関する看護師の知識不足や誤解による事故が起こらないように、適切な指導・研修のスケジュールを立てる必要がある。

また、病院内でいっせいに開始するのではなく、看護職員の理解や技術がもっとも進んだ部署から、段階的・試行的に行い、状況をみながら少しずつレベルを上げていくようにすべきだろう。

その間に観察されたヒヤリ・ハット事例を集積し、現場にフィードバックしたり、研修プログラムの改訂に取り入れることも重要である。

CHAPTER 10 検査時の看護

検査にはスクリーニング、病気の診断、
治療効果の判定のために行うものなど、さまざまな目的がある。
多くの検査が、患者にとって何らかの苦痛を伴う。
それらを最小限にし、かつ正確な検査結果が得られるように援助する。

目的 検査に伴う苦痛を緩和し、同時に正確な検査結果が得られるよう援助する。

■臨床検査の目的

臨床検査を行い、その結果をアセスメントして、次のように活用する。

身体に変調がみられる場合	●疾患の診断・治療方針を決定する手がかりを得る。
治療中の場合	●治療効果や副作用、重症度、回復状況の判定の手がかりを得る。

■臨床検査の種類

検査法にはさまざまな種類があるが、「人体から採取したものを試料として化学的、形態学的に調べる検体検査」「人体そのものにアプローチして臓器の機能や形態を直接見たり、画像として撮影し調べる生体検査」に大きく分けることができる。
検体検査、生体検査ともに、患者にもたらされる苦痛、侵襲の程度はさまざまである。検査を受ける人の状況によっても苦痛の程度は異なる。

検体検査		(例)●尿 ●便 ●胃液 ●痰 ●脳脊髄液 ●骨髄液 ●血液 などの体液
生体検査	生理機能検査	●人体の臓器の機能評価を行う。 (例)肺機能検査、心電図検査、脳波検査、筋電図検査、視力検査、聴力検査など
	放射線検査	●放射線・磁気を使用して臓器の形態や機能を撮影し、評価する。造影剤を使用して、画像をより鮮明にする場合がある。 (例)X線検査、CT検査、MRI検査、胆嚢・胆道造影検査など
	超音波検査	●超音波を使用し、臓器の機能や形態を視覚的に観察する。
	内視鏡検査	●臓器の内部に直接機器を挿入し、組織を肉眼的に観察する。 (例)消化器内視鏡(食道・胃・大腸など)、気管支鏡、膀胱鏡など

CHAPTER 10

検査時の援助

患者にとって検査は、さまざまな意味合いを持つ。悪い病気ではないかという不安、治療の成果が出ているかという期待、検査自体の苦痛への心配などである。患者あるいは家族も含め、検査前後には日常生活行動全体にどのような影響があるのかを想像し、援助を進めていくとよい。

患者の理解状況を確認

患者が検査の目的や内容、方法をどのように理解しているか、納得しているかなど確認する。
必要に応じて、医師に再度説明してもらったり、患者の理解度に合わせて看護師が説明する。

事前準備

検査の中には、事前に飲食の制限があったり、患者に準備してもらう必要のあるものがある。
検査内容に合わせて、患者に説明する。

食事
- 食事制限、禁飲食の有無について説明する。

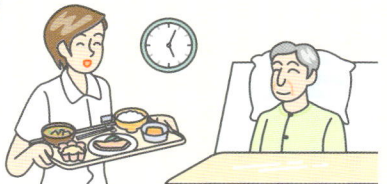

排泄
- 事前に下剤を内服したり、排尿せずに検査にのぞむ場合などについて説明する。

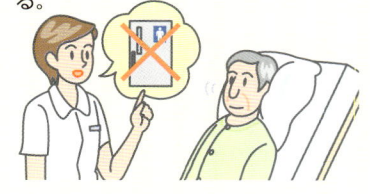

衣類・装飾品
- 検査時は、着脱しやすい衣類を身に着けること、金属などの装飾品・義歯を外すことを説明する。

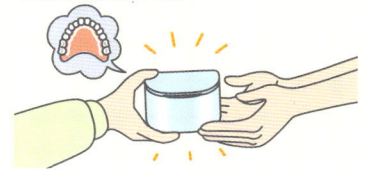

内服薬
- 常用している内服薬などを、内服するかどうかについて説明する。

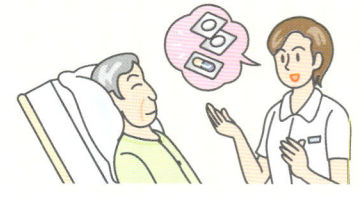

苦痛軽減、安全確保、日常生活行動の支援

検査前
- 検査内容や方法、苦痛の程度に対する不安、検査準備に伴う生活上の不安などを軽減する。
- 検査薬に対するアレルギー反応の有無を確認しておく。

検査中
- 疼痛、気分不快、姿勢による苦痛、恥ずかしさへの配慮などを行う。

検査後
- 安静が必要な場合の配慮(トイレなど)を行う。
- 食事・運転などの日常生活をいつ再開したらよいか、検査後に出やすい症状と対応、検査後の診察予定などについて確認する。

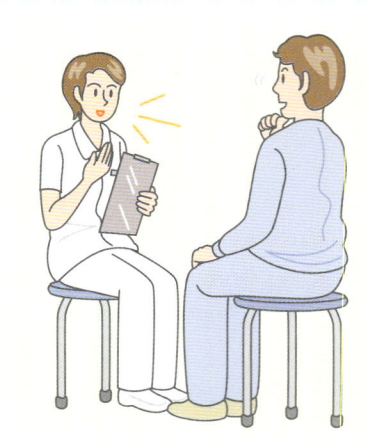

検査時の看護

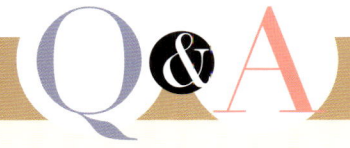

医師・検査技師との連携

- **物品準備**: 検査に必要な器具・物品などを準備し、スムーズに検査が行われるように介助する。
- **検体の取り扱い**: 採取した検体の保管、検査室への運搬を確実に行い、検体の誤った取り扱い方法によって検査結果に影響が出ないようにする。
- **苦痛状況・対応**: 患者が長時間同一体位を保持できない場合、疼痛がある場合、移動時に援助が必要な場合など、確実に検査が行われ、かつ患者の苦痛が最小限になるように、検査技師・医師と連携して対応する。

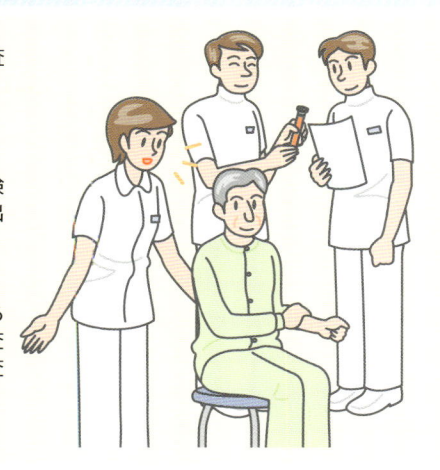

検査結果の確認、看護への反映

- **アセスメント**: 検査結果に基づき、患者の状態をアセスメントする。
- **医師と連携**: 医師と連携しながら、現在行っている治療・看護について検討する。
- **患者に説明**: 検査結果、日常生活行動について、医師と連携して患者に説明する。

検査時の看護 Q&A

Q 髄液検査のために腰椎穿刺を受ける患者に、検査後の生活について行う説明は？

A 検査後、髄液の漏出が増加した場合、頭蓋内圧が低下し、頭痛や吐き気が出現する。検査終了後は、枕を外して頭を低くした仰臥位で、2時間程度はベッド上で安静にする必要がある。2時間経過後に、状態の変化がなければ、通常の生活に戻れること、食事も普通にとれることを説明する。

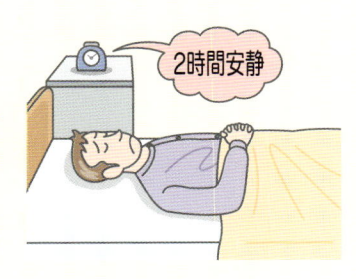

（2時間安静）

ヒヤリ・ハット 事例から学ぼう！

事例1 同姓の患者と間違えて、X線検査室へ入室！
- → 胸部X線検査のはずが、検査技師から下肢の撮影だと聞き、誤りに気付くことができた。
- → 検査室から呼ばれたときには、氏名を必ずフルネームで確認してから入室してもらう。

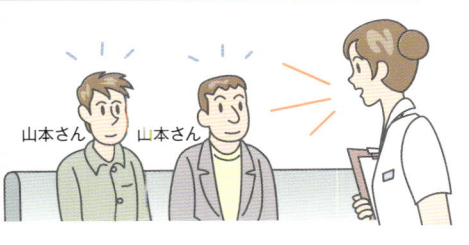

CHAPTER 10

❓ あなたならどうする？　複合事例③

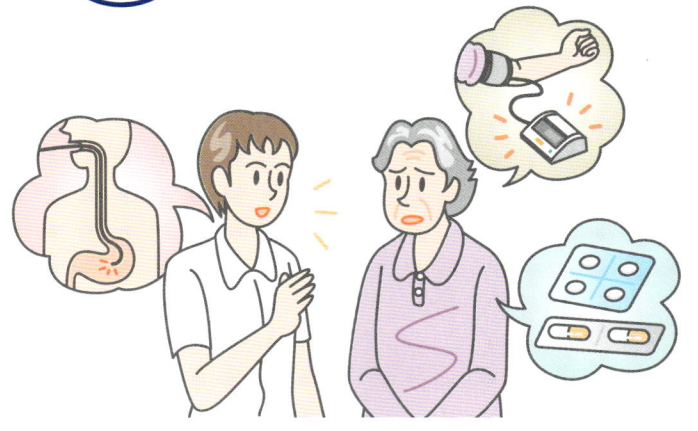

斉藤和子さんが、外来を受診しました。
斉藤さんは、70歳の女性。
高血圧のため、長年、降圧薬を内服しています。

次回の外来日には、胃の内視鏡検査が予定されています。

あなたは、**胃の内視鏡検査の準備、検査の実際について、斉藤さんに説明**をすることになりました。

あなたなら、どのような説明をしますか？

対応例

≪胃の内視鏡検査の準備≫

● 前日の夕食は遅くならないよう、早めの時間に済ませてください。お茶などの水分は、とっていただいてかまいません。

● 検査当日の朝は、食事はせず、水分もなるべく控えてください。

● 前日夜の内服薬は、普通通りに飲みます。検査当日の内服薬は、主治医と相談しましょう。

≪検査の実際≫

● 検査は、口もしくは鼻から管を通して、胃まで入れます。

● 検査室に入ってから、終了するまで40分から50分かかります。

● 検査終了後は、麻酔などの影響が残っていますので、1時間程度は飲食をしないでください。

● 1時間後に、水を飲み、むせずに飲めるようでしたら、そのあとは飲食していただいてかまいません。

CHAPTER 11 静脈血採血

静脈血採血は、日常的に行われている検体検査であり、
疾病の診断や治療などに活用される重要な検査の1つである。
採血時に神経や動脈を損傷しないように、解剖学的理解に基づき、
実施することが大切である。
疼痛など、採血時の患者の反応についても、十分な留意が必要である。
的確で、かつ患者・看護師にとって安全な静脈血採血の実施法を紹介する。

目 的 疾病の診断と治療、予防のための検体検査に必要な静脈血を採取すること。

■静脈血採血に使われる主な血管

肘正中皮静脈
深部に正中神経があるので注意が必要であるが、多くの場合この静脈が選択される。

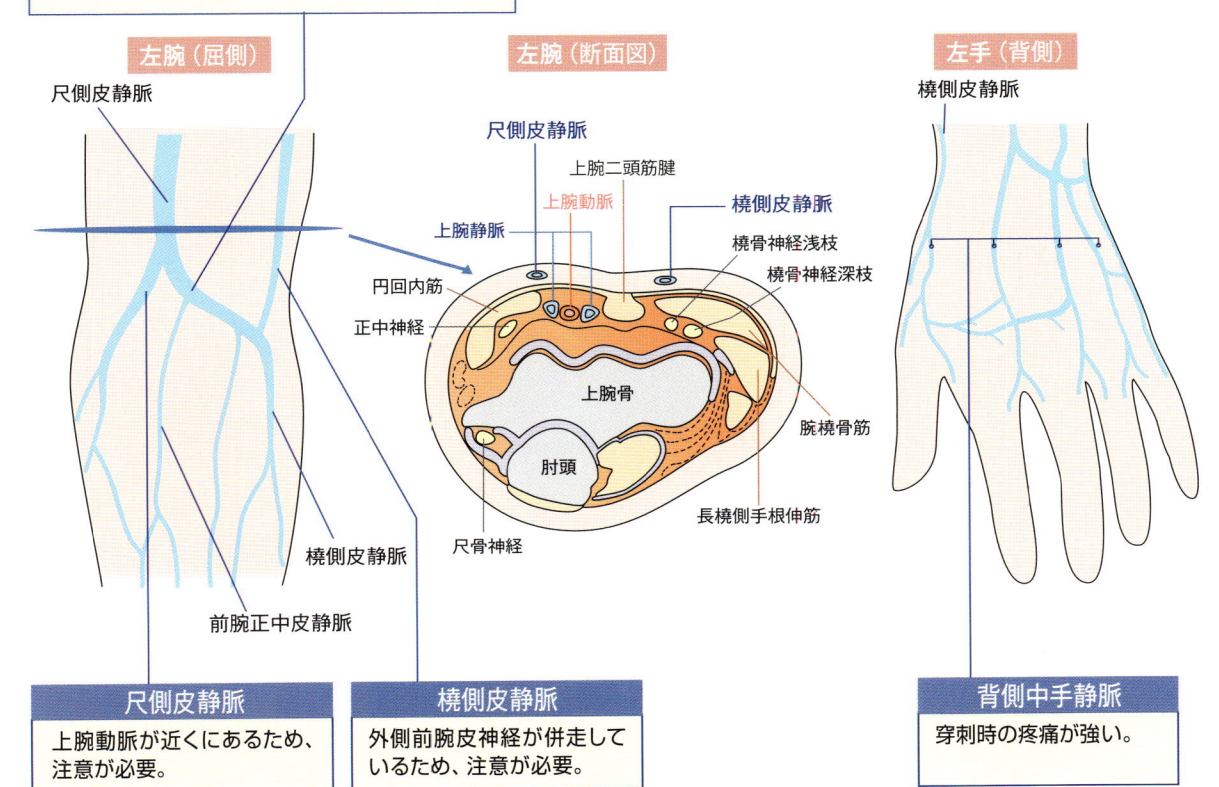

左腕（屈側）
- 尺側皮静脈
- 橈側皮静脈
- 前腕正中皮静脈

左腕（断面図）
- 尺側皮静脈
- 上腕二頭筋腱
- 上腕動脈
- 橈側皮静脈
- 上腕静脈
- 橈骨神経浅枝
- 円回内筋
- 橈骨神経深枝
- 正中神経
- 上腕骨
- 腕橈骨筋
- 肘頭
- 長橈側手根伸筋
- 尺骨神経

左手（背側）
- 橈側皮静脈

尺側皮静脈
上腕動脈が近くにあるため、注意が必要。

橈側皮静脈
外側前腕皮神経が併走しているため、注意が必要。

背側中手静脈
穿刺時の疼痛が強い。

CHAPTER 11

翼状針とホルダーによる真空採血

翼状針とホルダーによる真空採血では、ホルダーは針とともに使用後に使い捨てとするため、ホルダー付翼状針が主流である。
また、針刺しを防ぐために、安全機能付翼状針が使用されるようになってきた。

PROCESS 1 必要物品の準備

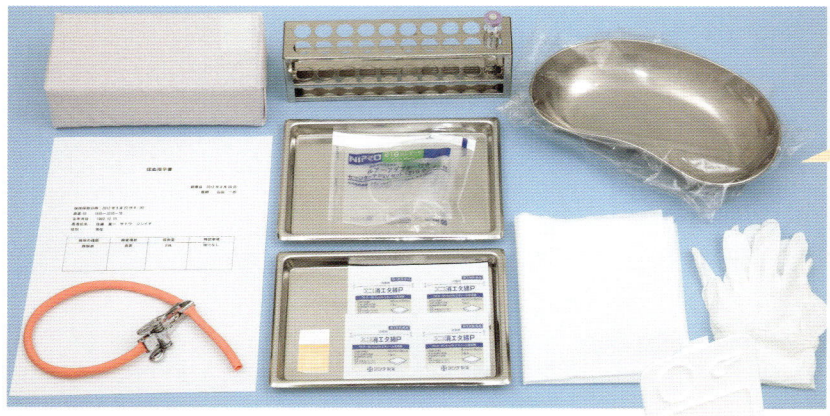

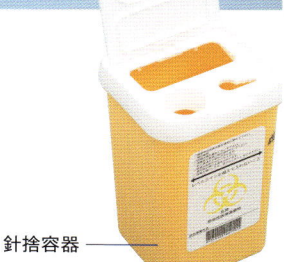

❶ 静脈血採血指示書
❷ 指示された採血に必要な真空採血管
❸ 採血用翼状針（ホルダー付：19～23Gが一般的）
❹ 70％エタノール綿　❺ 肘枕　❻ 駆血帯
❼ 固定用テープ　　　❽ トレー　❾ 手袋
❿ 針捨容器　⓫ 膿盆（ビニール袋をかけておく）
⓬ 処置用シーツ

針捨容器

POINT

- 指示書と真空採血管を照合し、検査項目に合致した採血管であるか、ラベルの患者氏名は正しいかを確認。
- 抗凝固剤入りの採血管は、内容物を採血管下部に落とすため、軽く叩いておく。
- 冷蔵庫保管の採血管は、室温に戻しておく。

EVIDENCE

- 冷蔵庫保管の採血管は、温度差によって生じる圧力差により、採血管内容物が血管内に逆流することがあるため、必ず、使用前に室温に戻す（文献1）。

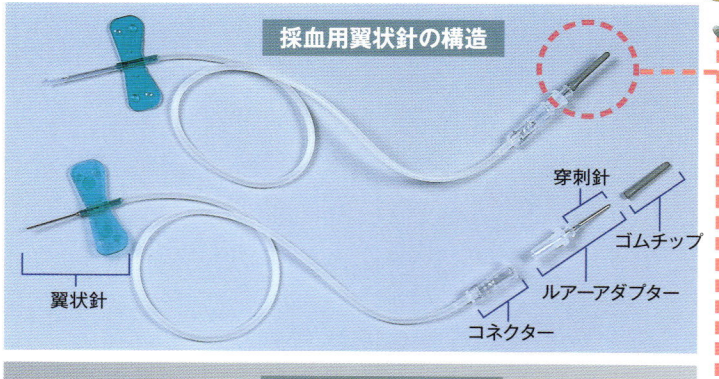

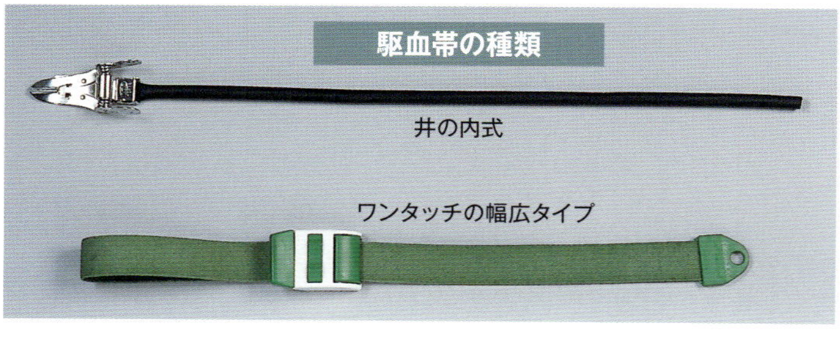

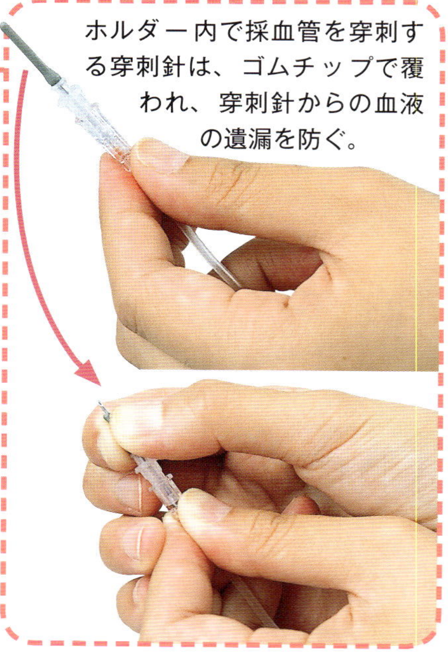

採血用翼状針の構造

翼状針　コネクター　ルアーアダプター　ゴムチップ　穿刺針

ホルダー内で採血管を穿刺する穿刺針は、ゴムチップで覆われ、穿刺針からの血液の遺漏を防ぐ。

駆血帯の種類

井の内式

ワンタッチの幅広タイプ

静脈血採血

PROCESS ❷ 患者への説明と同意

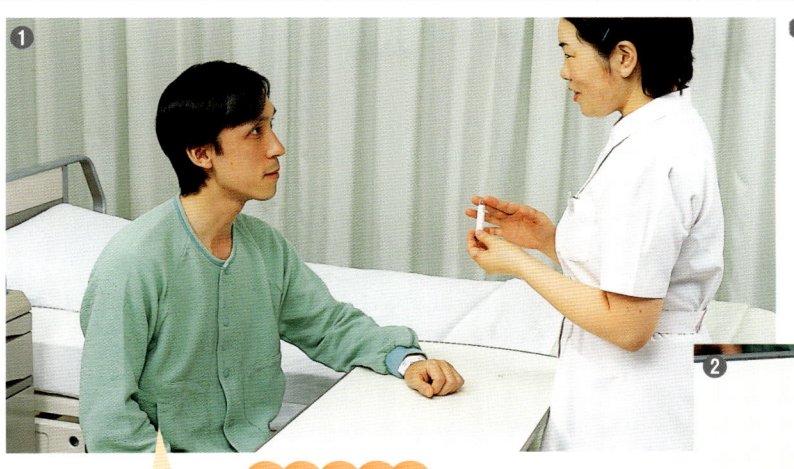

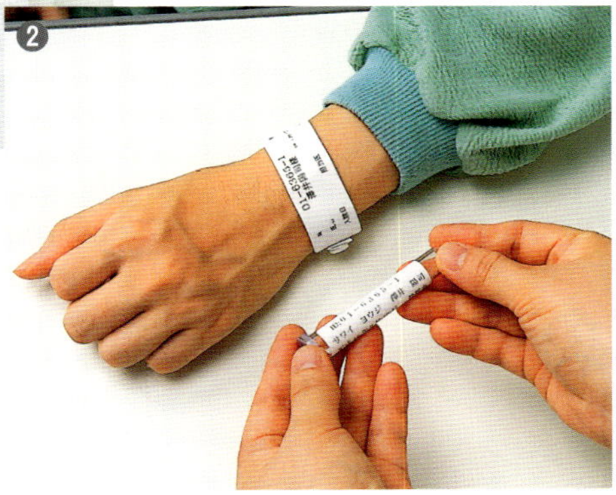

❶❷ 患者に採血の目的と手順を説明し、了解を得る。可能な場合は患者に氏名を言ってもらい、採血管のラベル、ネームバンドと照合する。

採血に苦手意識を持っている患者は少なくない。リラックスできる雰囲気をつくることが大切である。

POINT
- 採血時に気分不快や意識消失を起こしたことのある患者の場合、臥位での採血が安全である。
- 採血時に血管迷走神経反応を起こす場合があることに留意して行う。
前駆症状として、眼前暗黒感、発汗、嘔気、倦怠感、身体の温かくなる感じ、顔面蒼白などがある(詳しくはQ&A参照)。

PROCESS ❸ 採血の実施

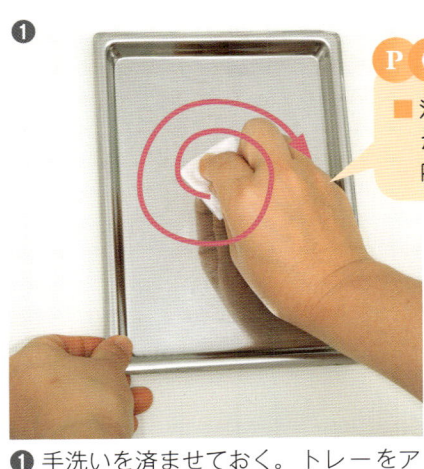

11-1

POINT
- 消毒は、中心から外側へ円を描く。

POINT
- 針刺しを防ぐため、安全機能付翼状針が使用されるようになってきた。
- 写真の翼状針には、誤刺防止機構(ストッパー部)がついている。
- 誤刺防止機構は製品によって異なるため、使用方法を確認する必要がある。

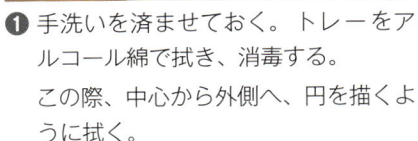

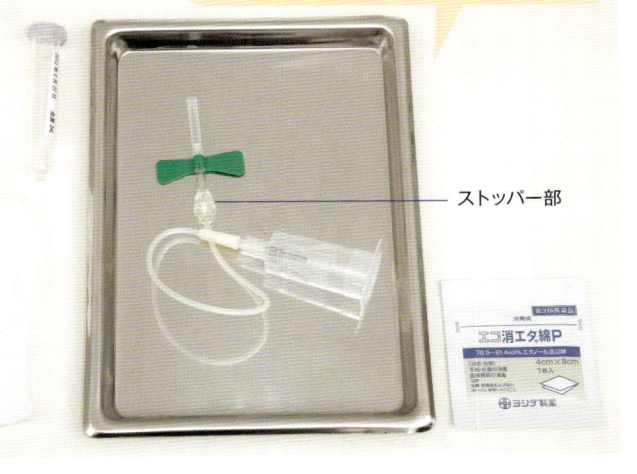

ストッパー部

❶ 手洗いを済ませておく。トレーをアルコール綿で拭き、消毒する。
この際、中心から外側へ、円を描くように拭く。

❷ 袋を開封し、採血用翼状針(ホルダー付)をトレーに出す。

CHAPTER 11 静脈血採血

153

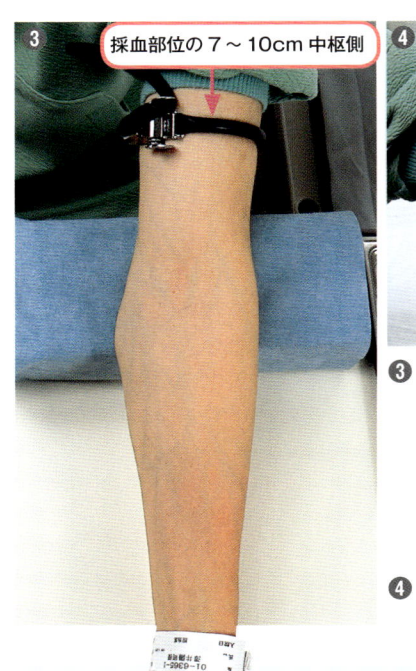

CHAPTER 11

③ 採血部位の7〜10cm 中枢側

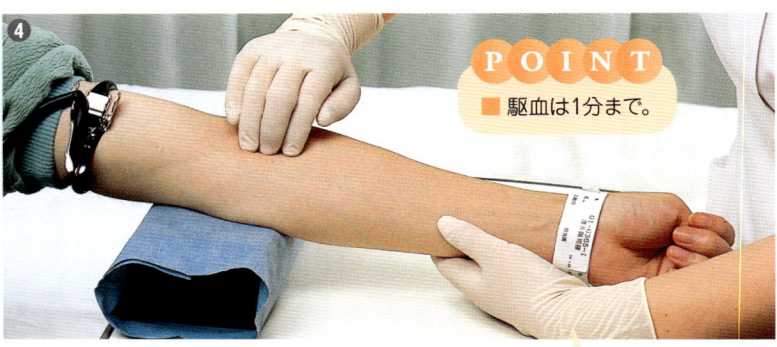

POINT
- 駆血は1分まで。

❸ 手袋を装着し、患者の左右の腕を視診・触診して、採血する部位を決める。患者の体位を決め、肘枕をして採血部位を伸展させる。駆血帯を巻き、患者に母指を中にして手を握ってもらう。

POINT
- 駆血帯の締め方が強すぎると、止血状態となるので注意。
- 拍動性の血管は、動脈なので注意！

❹ 候補の血管と部位を触診する。血管の走行、弾性、可動性、拍動の有無を再度、確認する。

EVIDENCE
- 母指を中にして握ると前腕部の筋肉が収縮し、静脈血の還流を促進させる（文献4）。

CHECK!

採血部位の選択
- 両側の血管が同じような状態の場合は、神経損傷の可能性を考慮し、利き腕を避ける。
- 患者の希望がある場合には、それを優先する。
- シャント側、麻痺側、乳房切除側の腕を避ける。
- 視診・触診により、太くまっすぐな、弾力のある血管を選択。拍動性の血管は動脈なので避ける。
- 血腫や感染のある部位、火傷痕や重症のアトピー性皮膚炎、輸液箇所の中枢側の血管は避ける。
- 血管の、どのあたりに針先がいくのかをイメージして、穿刺部を決める。
- 部位の決定が困難な場合は、手袋を装着する前に、駆血して触診する。駆血は1分まで。検査データに影響が生じる場合があるため、1分を過ぎたらいったん外し、2分おいて再度駆血する。

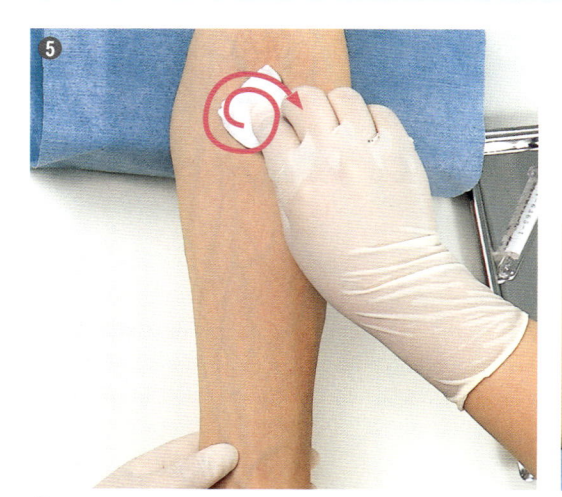

POINT
- 針先の刃断面を上に向けて穿刺。
- 伸展させる指が穿刺部に近すぎると、針に角度がつきすぎてしまう。
- 刺入角度が大きいと神経の損傷リスクが高まる。

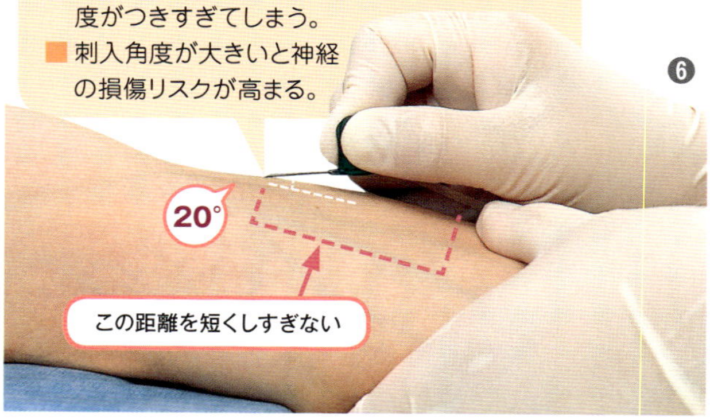

20°
この距離を短くしすぎない

❺ アルコール綿で中心から外側に円を描き、穿刺部を消毒する。アルコールは乾燥により消毒効果が発揮されるため、消毒薬の乾燥を待つ。

❻ 針を持たない手で腕を握るようにして皮膚を伸展させる。翼状針の翼を合わせて持ち、血管の走行に沿って、皮膚に対して約20度の角度で末梢側から針を刺入する。

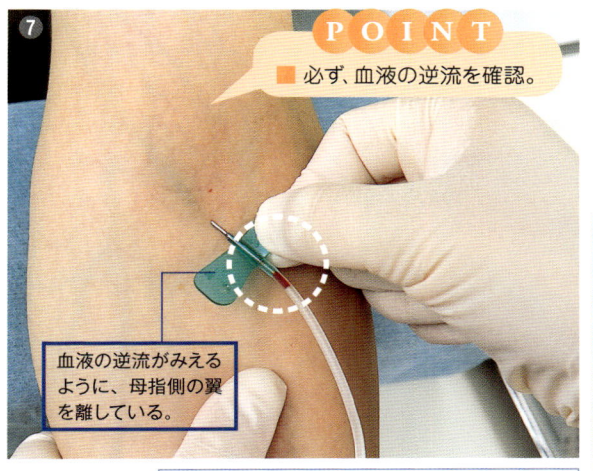

静脈血採血

❼ POINT
■ 必ず、血液の逆流を確認。

うっかり！
■ 血液の逆流がないので、穿刺したまま針先で血管を探ってしまった！
→ 血管や神経を損傷する危険が！ 逆流がなければ、抜針して再穿刺。

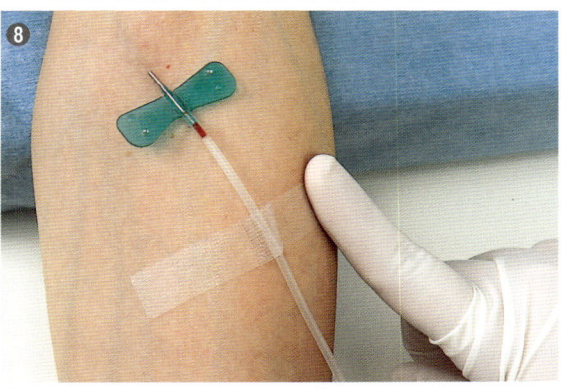

血液の逆流がみえるように、母指側の翼を離している。

※血液の逆流を明示するため、便宜的に旧タイプの翼状針を使用している（写真❼〜❿）。

❼ 血液の逆流を確認する。針の刺入直後、患者にピリピリする痛みやしびれの有無を確認する。それらがみられた場合は、駆血帯を外し、抜針する。

❽ 血液の逆流を確認後、テープで固定する場合がある。

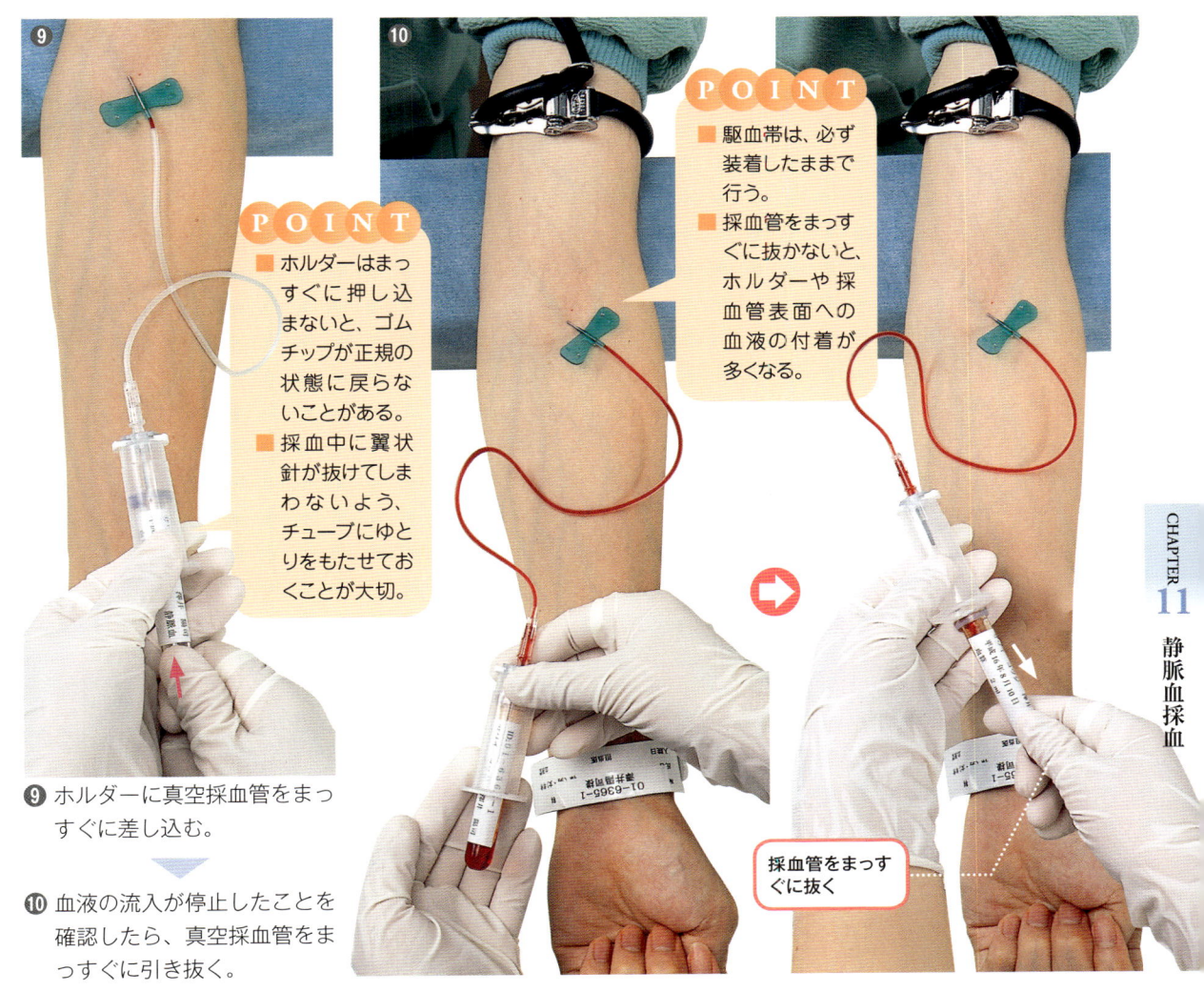

POINT
■ ホルダーはまっすぐに押し込まないと、ゴムチップが正規の状態に戻らないことがある。
■ 採血中に翼状針が抜けてしまわないよう、チューブにゆとりをもたせておくことが大切。

POINT
■ 駆血帯は、必ず装着したままで行う。
■ 採血管をまっすぐに抜かないと、ホルダーや採血管表面への血液の付着が多くなる。

採血管をまっすぐに抜く

❾ ホルダーに真空採血管をまっすぐに差し込む。

❿ 血液の流入が停止したことを確認したら、真空採血管をまっすぐに引き抜く。

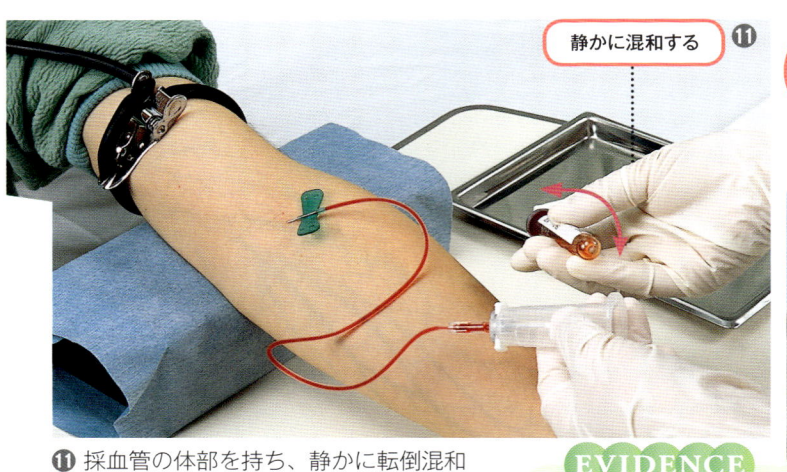

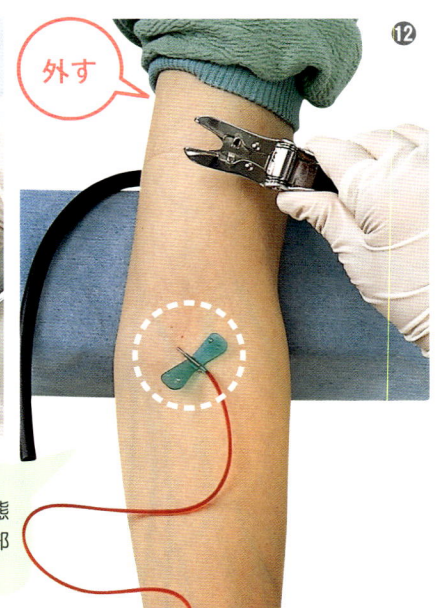

CHAPTER 11

⓫ 採血管の体部を持ち、静かに転倒混和する。

静かに混和する

⓬ 握っていた手を開いてもらい、駆血帯を外す。

外す

EVIDENCE
- 駆血帯を巻いた状態で抜針すると、穿刺部から流血してしまう。

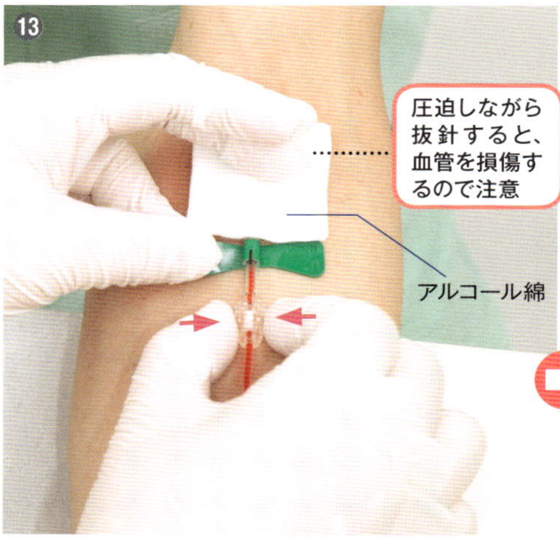

⓭ ストッパーの両側を押さえ、ロックを外す。
そのまま「カチッ」と音または手の感触があるまでストッパーを引いて、針を収納する。

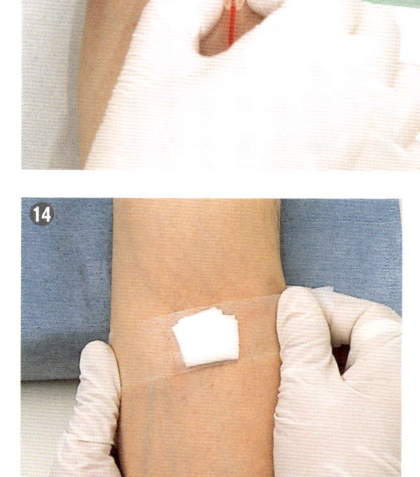

圧迫しながら抜針すると、血管を損傷するので注意

アルコール綿

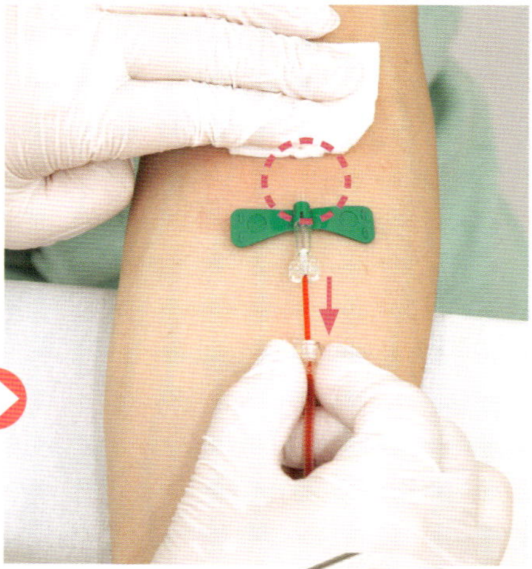

⓮ アルコール綿をテープで固定または、患者に3分程度圧迫してもらう。採血部をもまないように説明し、顔色・発汗など、患者の状態を観察する。出血傾向がある場合は、止血状態に注意する。

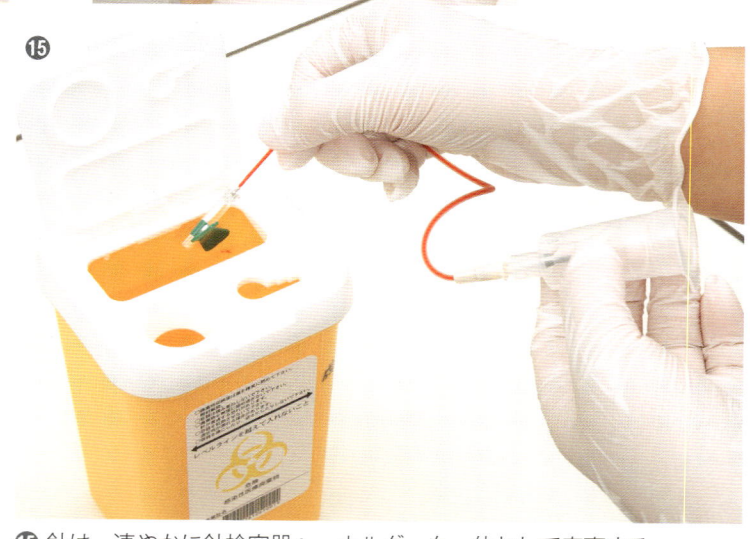

⓯ 針は、速やかに針捨容器へ。ホルダーも一体として廃棄する。

静脈血採血

直針とホルダーによる真空採血

本項では、直針とホルダーによる採血を説明する。
ホルダーは交差感染を防ぐために、使用後は針とともに使い捨てとする。

PROCESS 1 必要物品の準備

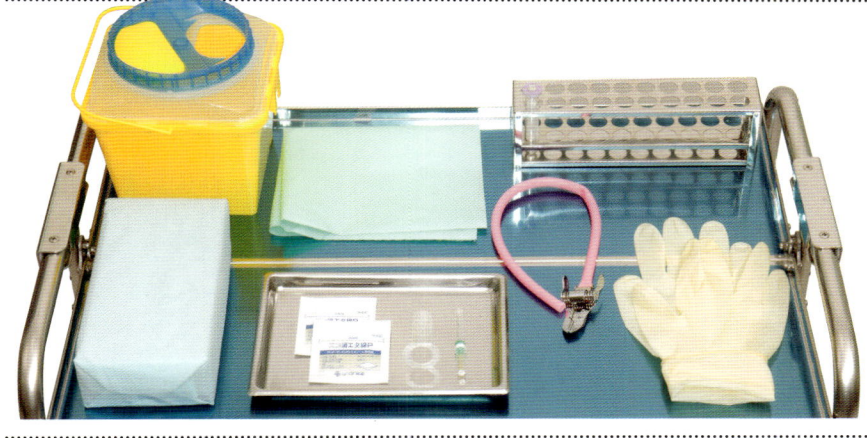

① 静脈血採血指示書
② 採血針（21～22G）
③ ホルダー（使い捨て）
④ 70％エタノール綿
⑤ 真空採血管
⑥ 手袋
⑦ 針捨容器
⑧ トレー
⑨ 駆血帯
⑩ 肘枕

PROCESS 2 採血の実施

*本項では、手技のポイントのみ説明する。

11-2

① 採血針をホルダーに、カチッと音がするまで、しっかりと差し込む。

② 採血部位の中枢側に駆血帯を巻き、注射部位を消毒する。針の刃断面が上を向くように、皮膚に対して約20度以下の角度で針を刺入する。この際、ホルダーの厚みの分、刺入角度が大きくなりやすいので注意する。

③ 針が動かないようしっかりと保持しながら、ホルダーに真空採血管を差し込む。

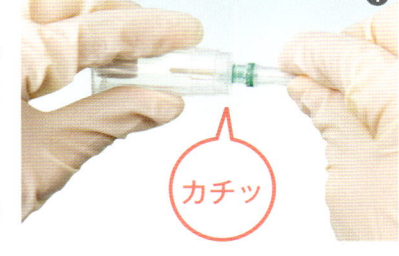

④ 血液の流入後、真空採血管を外してから、駆血帯を外して抜針する。

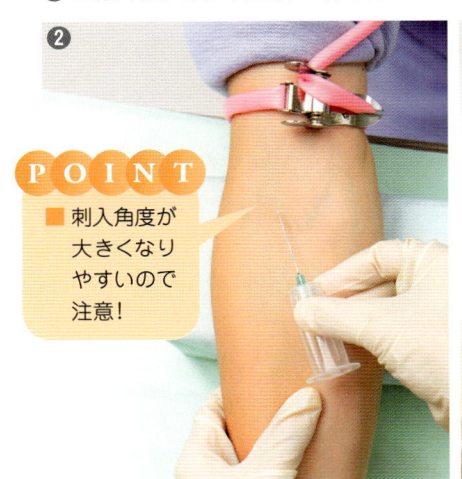

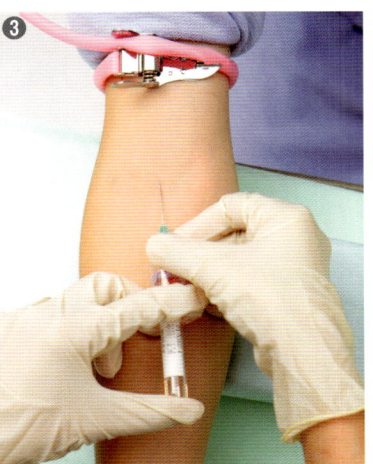

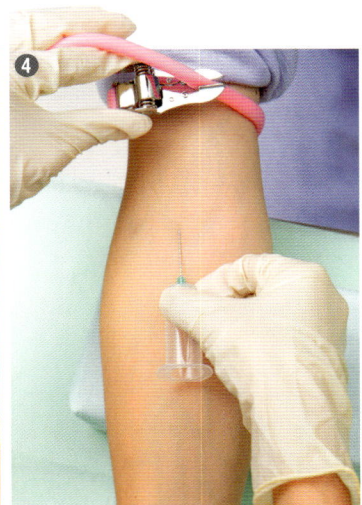

カチッ

POINT
■ 刺入角度が大きくなりやすいので注意！

CHAPTER 11 静脈血採血

CHAPTER 11 注射針と注射器による採血

注射針と注射器による採血では、注射器に採取された血液を、検体容器（主に真空採血管）に注入する必要がある。その際、針刺しを起こさないよう、注意が必要である。

PROCESS 1 必要物品の準備

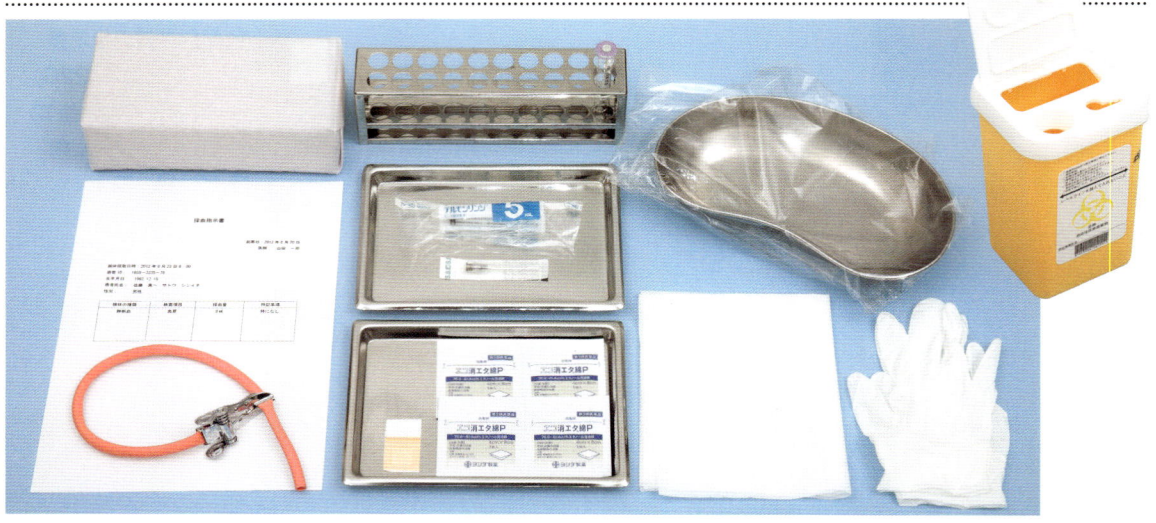

❶ 静脈血採血指示書
❷ 注射針（21～22G, ショート・ベベル）
❸ 注射器（必要な採血量に応じたサイズ）
❹ 70％エタノール綿
❺ 検体容器（主に真空採血管）
❻ 検体容器立て
❼ 手袋
❽ 針捨容器
❾ トレー
❿ 駆血帯
⓫ 肘枕
⓬ 処置用シーツ

PROCESS 2 採血の実施

*本項では、手技のポイントのみ説明する。

❶ 注射針と注射器を接続しておく。

❷ 採血部位の中枢側に駆血帯を巻く。利き手で注射器を持ち、針を刺入する。

POINT
- 血管の太さや走行を確認しながら、針の刺入部位を決定する。
- 利き手で注射器を持ち、もう一方の手で皮膚を伸展させ、血管を固定し、刺入する。

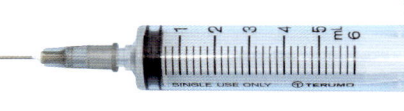

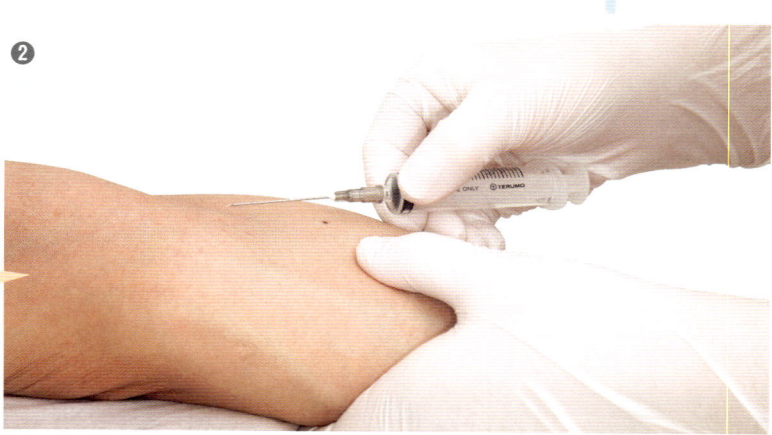

静脈血採血

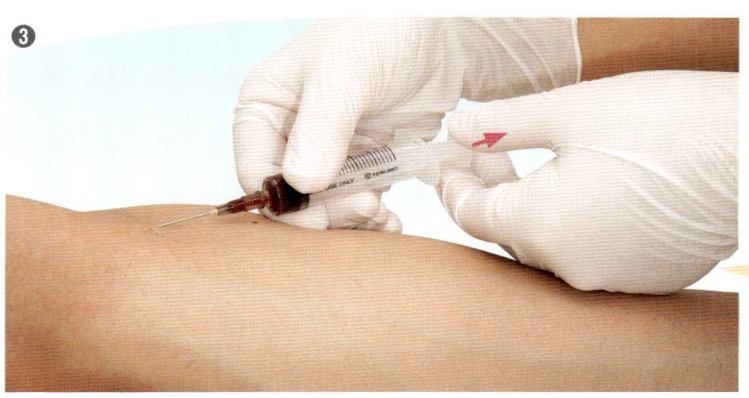

❸

❸ 針基に血液の逆流が認められたら、注射器の内筒をゆっくりと引き、必要量を採血する。

POINT
- 血液の流出速度に合わせるイメージで、ゆっくりと内筒を引く。
- 急激な吸引などで陰圧が加わると、赤血球は容易に破壊され、溶血を起こす。

外す

❹

❹ 駆血帯を外し、患者に手を開いてもらい、抜針する。

POINT
- 抜針したら、すぐにアルコール綿で圧迫止血をする。

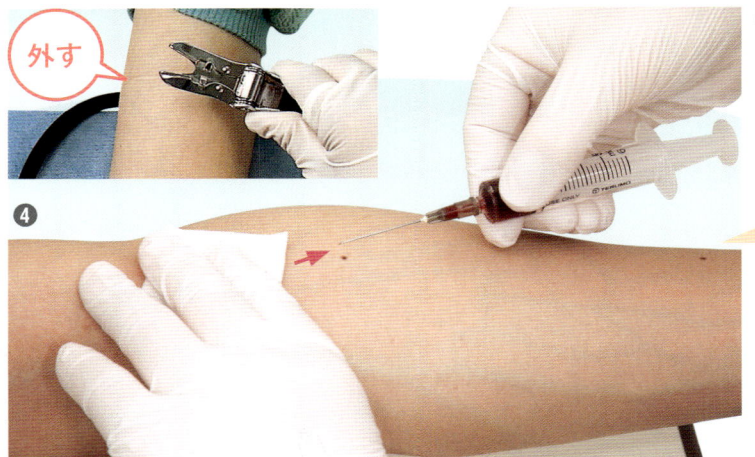

❺ 検体容器は容器立てに立て、血液を注入する。

血液注入時に針刺しに注意する。

POINT
- 手で容器を持たずに注入し、針刺しを防止する。

POINT
- 手袋をした状態で行い、血液による手の汚染を防止する。

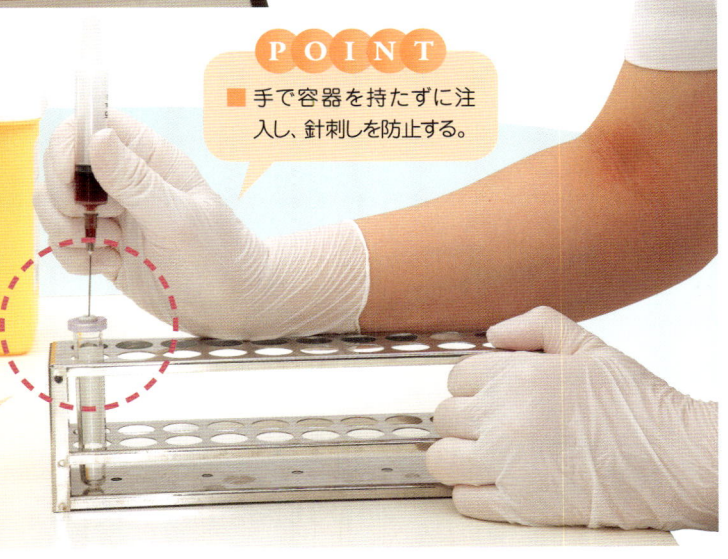

ヒヤリ・ハット 　**分注時の溶血**！

事例1 分注時に急いでいて、シリンジのプランジャーを強く押して血液を検体容器に入れたら、溶血した！

→溶血の要因になるため、シリンジのプランジャーは強く押さない。

CHAPTER 11 静脈血採血

CHAPTER 11

静脈血採血 Q&A

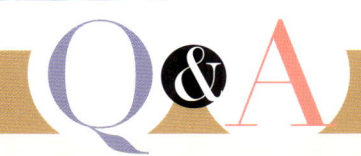

Q いろいろな採血法の長所・短所は？

A 採血法には、次に示す4種類の方法がある。
① 翼状針とホルダーによる真空採血
② 採血針とホルダーによる真空採血
③ 注射針と注射器を用いる方法
④ 翼状針と注射器を用いる方法
それぞれの採血法の長所・短所、適応される対象を考慮して、採血方法を選択する。

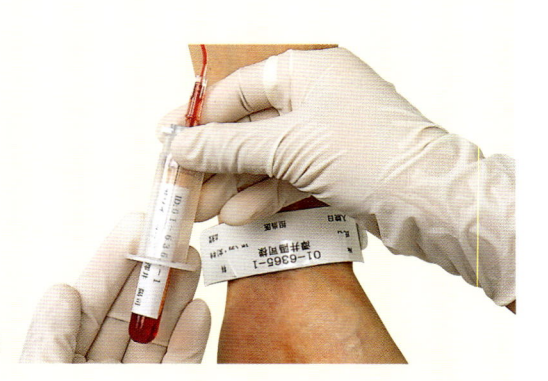

	① 翼状針とホルダーによる真空採血	② 採血針とホルダーによる真空採血	③ 注射針と注射器 ④ 翼状針と注射器
長所	●穿刺直後に血液の逆流が確認できる	●①に比べて、針のコストを低く抑えられる ●③④に比べ、針刺しのリスクが少ない	●穿刺直後に血液の逆流が確認できる
短所	●デッドスペースが大きいため、凝固検査などで注意が必要	●細い血管での採血はむずかしい	●検体容器への分注時に、針刺しのリスクがある
適応される対象者と血管の特徴	●②に比べて、まっすぐな走行部分が少ない血管 ●検体容器の本数が多い場合（真空採血管を交換するときの振動が、針先に伝わりにくいため）	●まっすぐに走行しており、かつ太い血管 ●ホルダーの高さによって生じる針の角度でも、穿刺できる血管	●血管が細く、真空採血が困難である患者

Q 血管が怒張しにくい場合は？

A 血管が怒張しにくい場合は、駆血した状態で腕を末梢から中枢へマッサージする。また、腕を温タオルで温めたり、一度腕を下げて、指先までの血液量を増やした後で駆血するなどの方法がある。

Q 採血に失敗した場合は？

A 失敗を患者に謝り、可能であれば、再度採血をする。2回失敗した場合は、無理をせず、ほかの看護師に変わってもらうとよい。

静脈血採血

Q 血管迷走神経反応を予防するには？

A 血管迷走神経反応（vasovagal reaction, VVR）は、採血中あるいは採血後（多くは直後）に、一時的に血圧が低下し、気分不快・冷汗・失神などを生じることである。

針の穿刺に伴う神経生理的反応と考えられるが、正確なメカニズムは明らかでない。心理的不安・緊張により起こりやすいとされ、まれに穿刺前にも起こる。

迷走神経の興奮に伴う血圧低下や徐脈によって、脳への酸素供給が不足し、症状が出現すると考えられる。軽度の場合は気分不快・あくび・冷汗・顔面蒼白など、重度の場合は嘔吐・意識消失・痙攣・失禁などがみられる。

血管迷走神経反応を予防するため、次のような事項に留意する。

① ていねいに説明する。
② 不安を与えるような会話を避ける。
③ 問診を行い、血圧値や脈拍数に注意し、身体的コンディションを把握する。
④ 採血中の患者の様子を観察し、VVRの疑いのある症状がみられたら、直ちに採血を中止する。
⑤ 音楽などでリラックスをはかる。

採血中に前記のような症状がみられた場合は、次のように対応することが重要である。

① 直ちに採血を中止し、仰臥位にする。
② 血圧・脈拍・呼吸数をチェックする。

血圧の低下が認められた場合はVVRと考え、頭部への血流を確保するため、両足を頭部より高く挙上する。

通常は数分以内に改善するが、回復後も15～30分間ベッドで安静にし、経過観察を行う。最終的には、立ちくらみを起こさずに自力歩行できることを確認する。

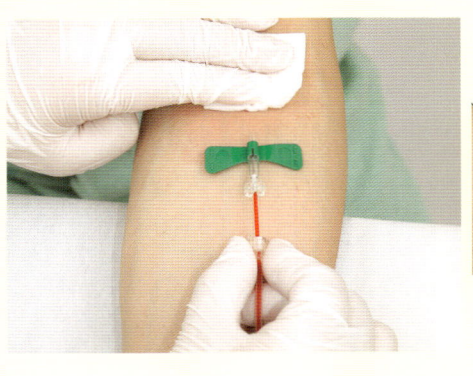

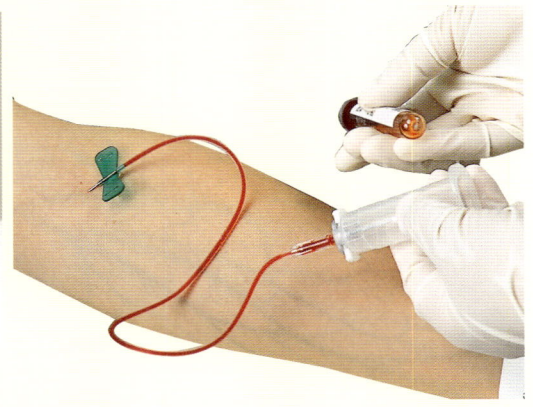

Q 針刺しを起こした場合は？

A 針刺しを起こした場合は、まず針を刺した部分を大量の流水と石けんで洗浄する。

なお、穿刺部位からの血液の絞り出し、および洗浄時に消毒薬を使用することは、いずれも有効性が証明されておらず、その後の対処が遅れるため、推奨されない。

その後、所属部署の取り決めに従って報告を行い、指示に従う。

針刺しを起こした際に落ち着いて行動できるように、普段から針刺し後の対応方法について理解しておくことが重要である。

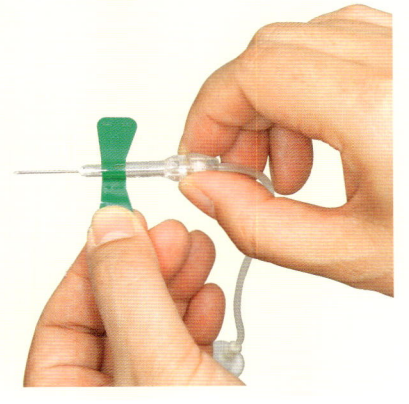

CHAPTER 11

あなたならどうする？　　　　　　　　複合事例④

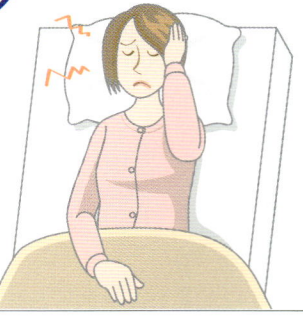

西田かおりさんは、28歳の女性。
発熱、貧血が強いため、原因を調べるために入院しています。

明日は、血液検査が予定されています。

あなたは**西田さんのカルテを見て、次のような記載**に気づきました。

《外来看護師記録》
○月△日：採血時、気分不快となり、30分程度ベッドで休み、帰宅

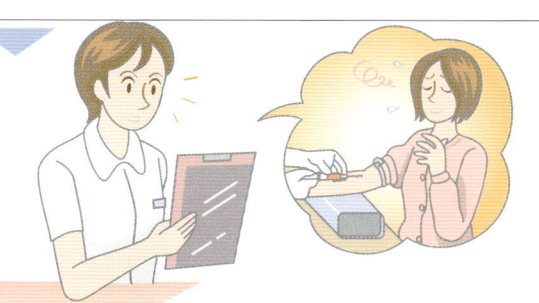

あなたなら、このとき外来で、西田さんに何が起こったとアセスメントしますか？

推　測

- 西田さんが外来の採血時に気分不快となったのは、血管迷走神経反応のためではないかと推測できる。

明日の採血時に、同じように気分不快とならないよう、どのようにかかわりますか？

対応例

- 前日に、西田さんに外来での採血時の状況について話を聞く。
- 血管迷走神経反応は不安・緊張により起こりやすいため、西田さんに過度に不安にならないよう話す。
- 採血当日は、ベッドに臥床した状態で採血を行う。座位で行うと、気分不快となったときに転倒する可能性があり危険である。衣類などは締めつけないものを着用してもらい、リラックスを促す（Q&A参照）。

CHAPTER 12 血糖自己測定

血糖自己測定(self-monitoring of blood glucose：SMBG)は、
簡易血糖測定器を用いて、患者が自ら血糖値を測定して
状態を把握することができ、糖尿病のセルフコントロールに有効である。
血糖測定の手技は、初めは看護師とともに実施し、
やがて自己測定が実施できるよう、指導案を作成する。

目的

1. 即座に血糖値を測定し、状態を把握する。
2. 患者自身がよりよい血糖コントロールの維持を行う。
   - 各自の目標血糖値に近づける。
   - 合併症を予防する。
   - インスリン注射量を決められた範囲内で調節する。
   - 生活に幅をもたせる（運動、食事時間・食事量）。

適応

1. インスリン療法を行っている患者。
   - 1型糖尿病。
   - インスリン治療を必要とする2型糖尿病。
   - 特殊なインスリン療法が行われる場合。
2. 妊娠中に認められる耐糖能異常（妊娠糖尿病、糖尿病合併妊娠）、妊娠を希望している糖尿病の女性。
3. 血糖値の変動を把握することが血糖コントロールの動機づけとなる患者。
4. シックデイ（発熱、下痢、嘔吐、食欲不振のため食事ができないとき）や低血糖が疑われる場合。
5. 仕事上などの理由で、医療機関を訪れることが困難な場合。

CHAPTER 12

■血糖値（静脈血漿）の正常範囲と異常値への対応

	空腹時	経口ブドウ糖負荷試験*の2時間値
正常範囲	100mg/dL 未満 100〜109mg/dL（正常高値） HbA1c(NGSP)：4.6%〜5.5%	140mg/dL 未満

* oral glucose tolerance test：OGTT

	症状 自覚症状をあまり感じずに経過する人もいるので注意が必要	対策
高血糖	●疲労感・多尿・口渇・体重減少 ●脱力感・脱水傾向・激しい疲労感 ●吐き気・嘔吐 ●意識障害・昏睡	●水分の補給。 ●医師の指示に従い、輸液療法やインスリンの投与などが行われる。
低血糖	●交感神経系の症状： 脱力感、冷汗、手指振戦、顔面蒼白、頻脈、動悸など（一般に70mg/dL以下）。 ●中枢神経系の症状： 頭痛、眼のかすみ、眠気、動作緩慢、集中力低下など（一般に50mg/dL以下）。 ●意識障害、痙攣、昏睡（一般に30mg/dL以下）。	●経口摂取が可能な場合はブドウ糖10〜20gまたは、これに相当する糖質を含むジュースなどを摂取する。 ●意識障害があり、経口摂取できない場合は、無理に糖質を摂取させない。 直ちに医師の指示に従い、ブドウ糖を静脈内投与する（医療機関外の場合は、医療機関到着までの緊急処置としてグルカゴンの筋肉注射を行う）。

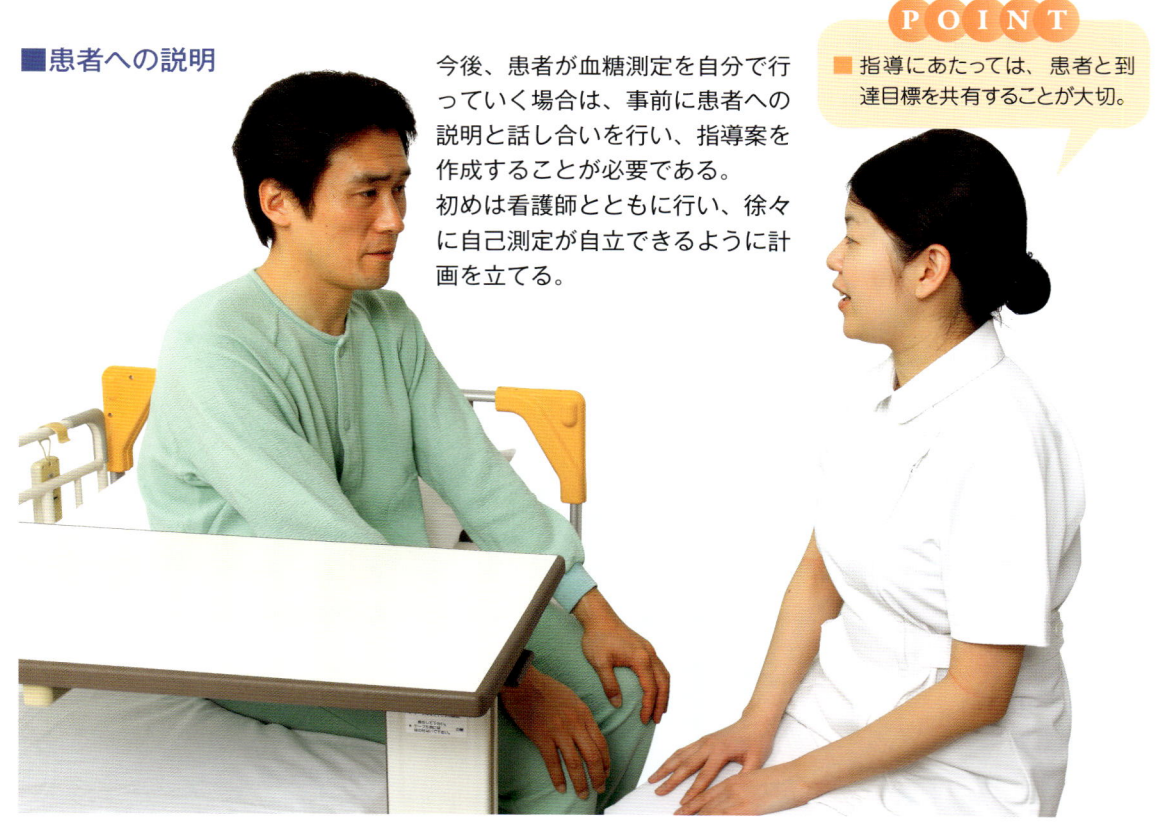

■患者への説明

今後、患者が血糖測定を自分で行っていく場合は、事前に患者への説明と話し合いを行い、指導案を作成することが必要である。
初めは看護師とともに行い、徐々に自己測定が自立できるように計画を立てる。

POINT
■ 指導にあたっては、患者と到達目標を共有することが大切。

血糖自己測定

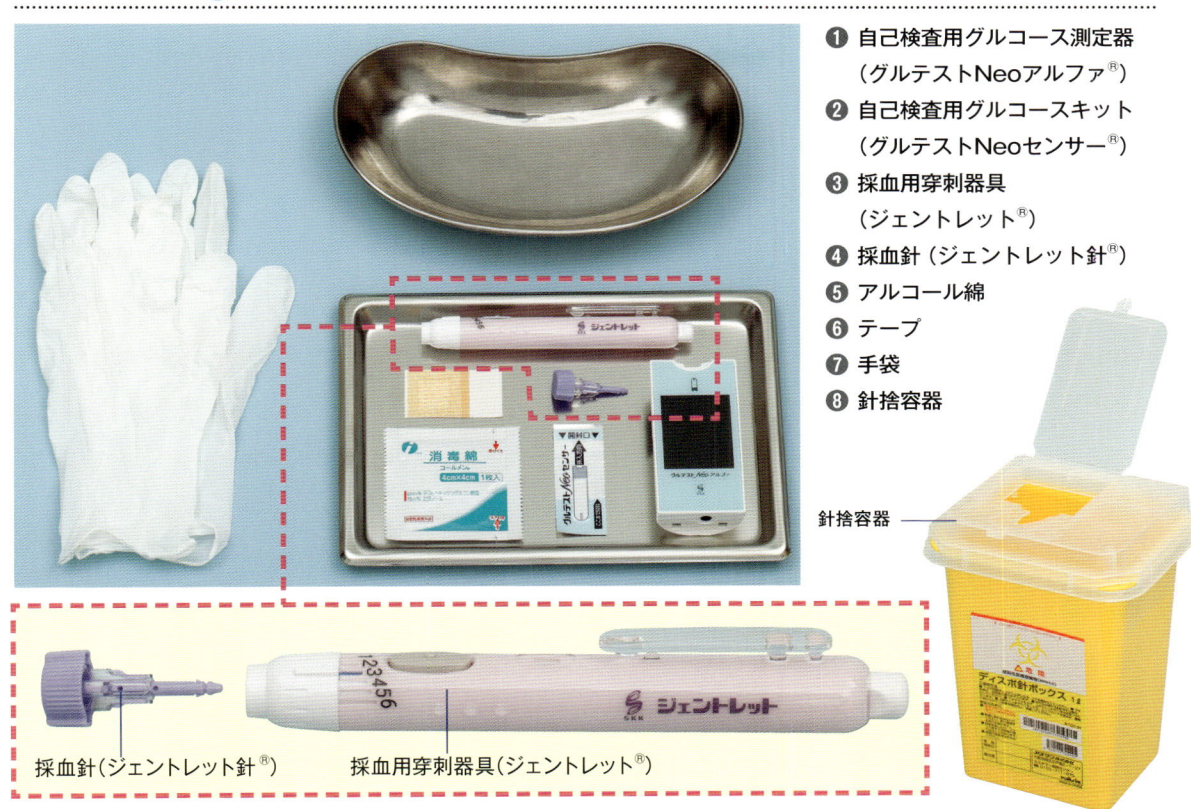

PROCESS ① 必要物品の準備

❶ 自己検査用グルコース測定器
　（グルテストNeoアルファ®）
❷ 自己検査用グルコースキット
　（グルテストNeoセンサー®）
❸ 採血用穿刺器具
　（ジェントレット®）
❹ 採血針（ジェントレット針®）
❺ アルコール綿
❻ テープ
❼ 手袋
❽ 針捨容器

針捨容器

採血針（ジェントレット針®）　　採血用穿刺器具（ジェントレット®）

PROCESS ② 採血の準備

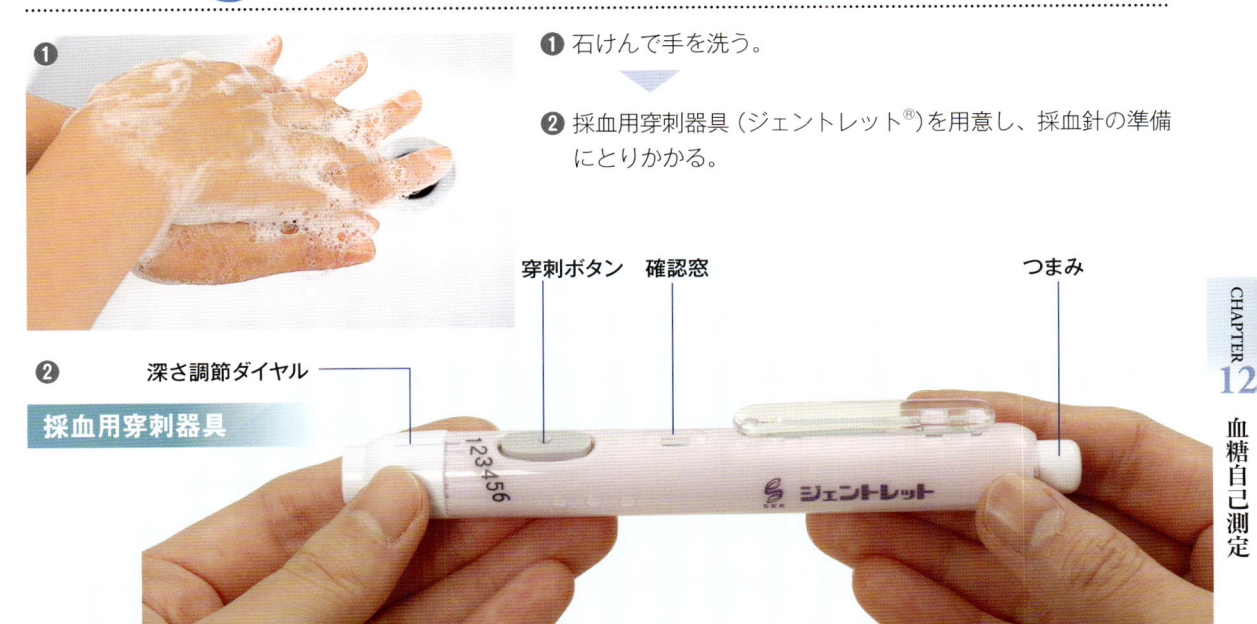

12-1

❶ 石けんで手を洗う。

❷ 採血用穿刺器具（ジェントレット®）を用意し、採血針の準備にとりかかる。

採血用穿刺器具

穿刺ボタン　確認窓　　　　　　　　　　つまみ

深さ調節ダイヤル

CHAPTER 12 血糖自己測定

165

CHAPTER 12

❸

POINT
- 1〜2：より浅く穿刺
- 3〜4：標準的な深さ
- 5〜6：より深く穿刺

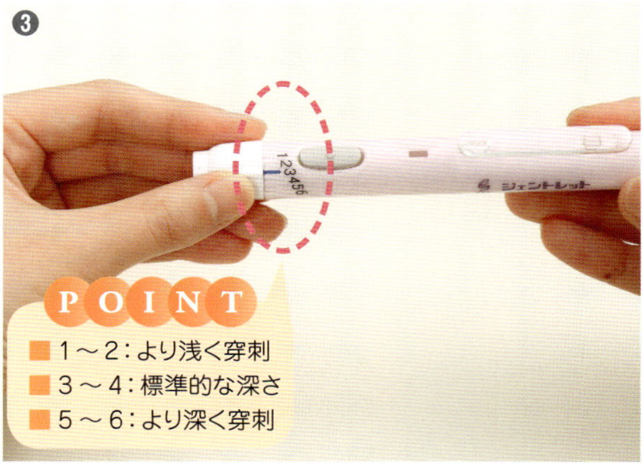

❸ 深さ調節ダイヤルを回し、青色のバーを数字に合わせて、穿刺する深さを設定する。患者の指の太さ、表皮の厚さなどにより、到達する深さを考慮する。

❹

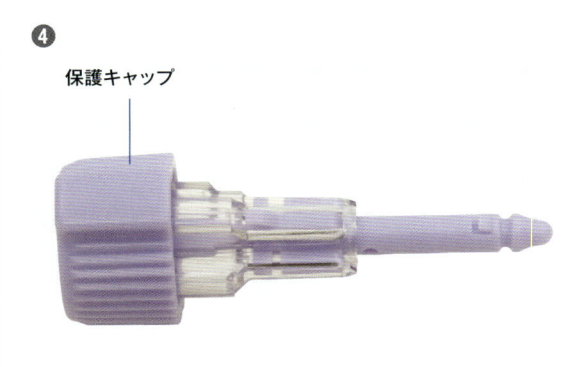

保護キャップ

採血針

❹ 新しい採血針を用意する。

❺

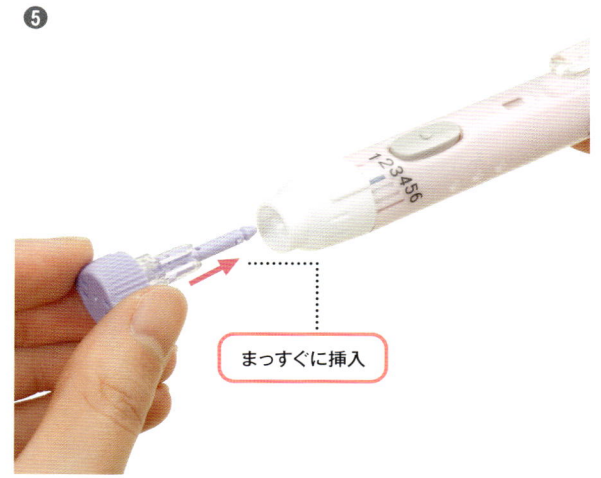

まっすぐに挿入

❺ 採血針を採血用穿刺器具の先端に挿入する。

❻

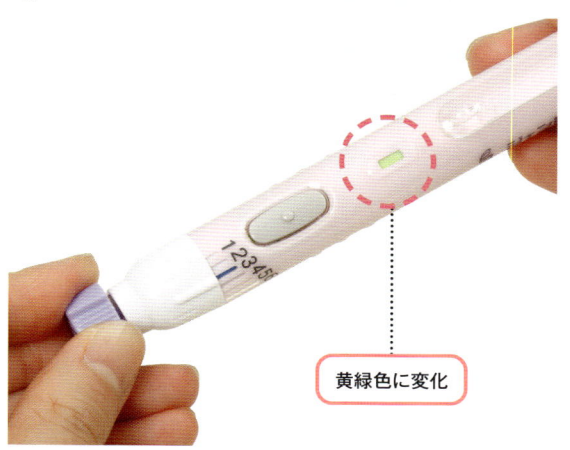

黄緑色に変化

❻ 確認窓全体が黄緑色になるまで、しっかりと押し込む。

❼

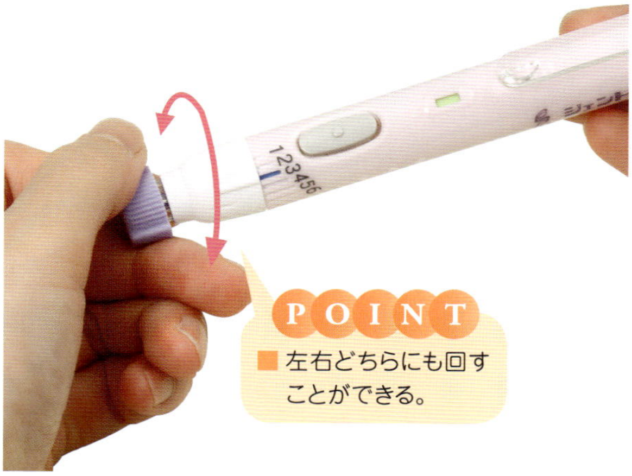

POINT
- 左右どちらにも回すことができる。

❼ 採血針の保護キャップを半回転以上回す。

❽

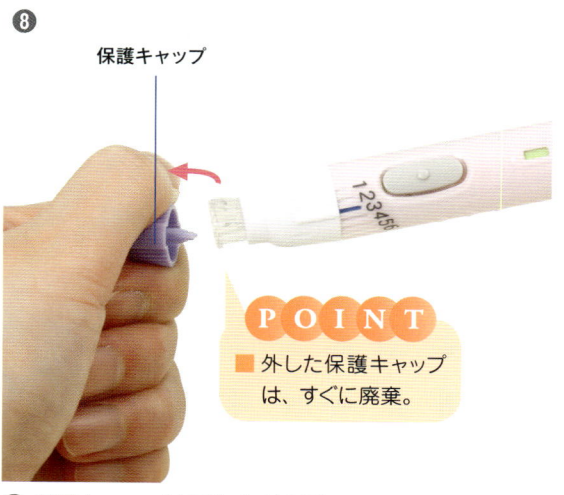

保護キャップ

POINT
- 外した保護キャップは、すぐに廃棄。

❽ 保護キャップを回しながら引っ張って外す。

血糖自己測定

PROCESS 3 血糖値測定の準備

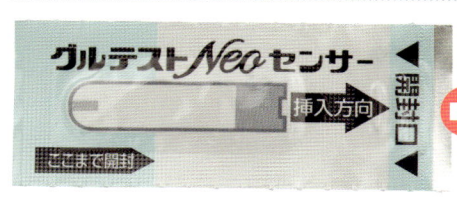

❶ 自己検査用グルコースキット（グルテストNeoセンサー®）のアルミパックを指定のところまで開ける。

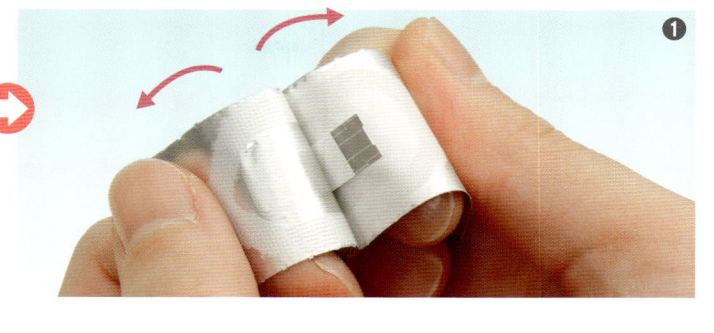

❷ グルコースキットをアルミパックの上からつかみ、電極の図があるほうを表にして、測定器にまっすぐ差し込む。

❸ 自動的に電源が入って「ピッ！」と鳴る。血液の吸引を促す画面が表示されていれば血糖値の測定ができる。

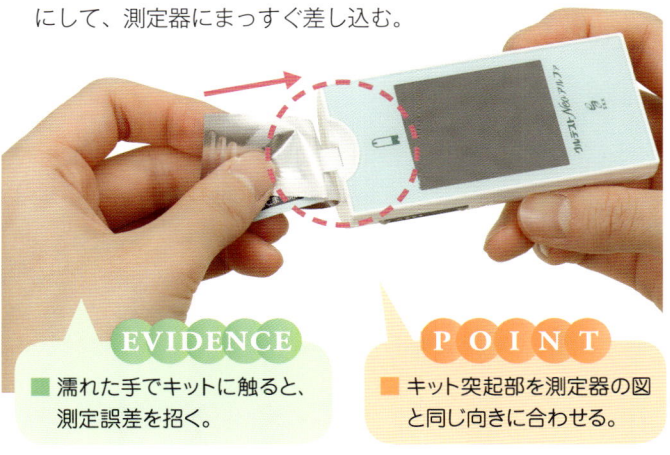

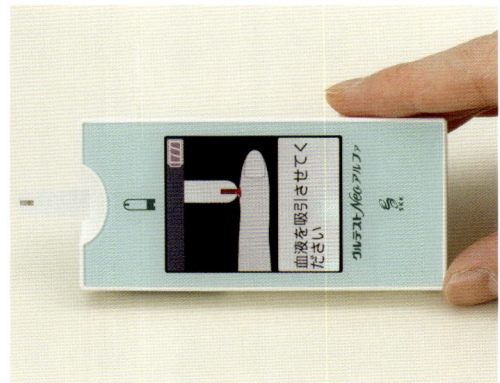

EVIDENCE
- 濡れた手でキットに触ると、測定誤差を招く。

POINT
- キット突起部を測定器の図と同じ向きに合わせる。

PROCESS 4 血糖値測定
＊本項では、看護師が血糖測定を実施する手順について説明する。

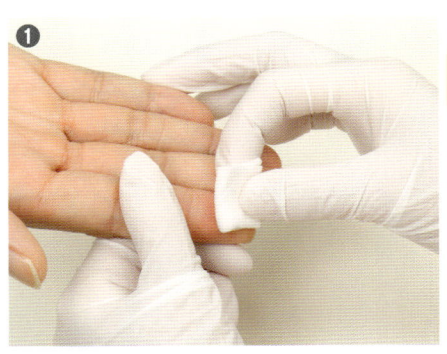

❶ 看護師は手袋を装着する。説明を行い、アルコール綿で穿刺部を消毒し、乾燥させる。

❷ 穿刺部をしっかり固定し、穿刺ボタンを押す。

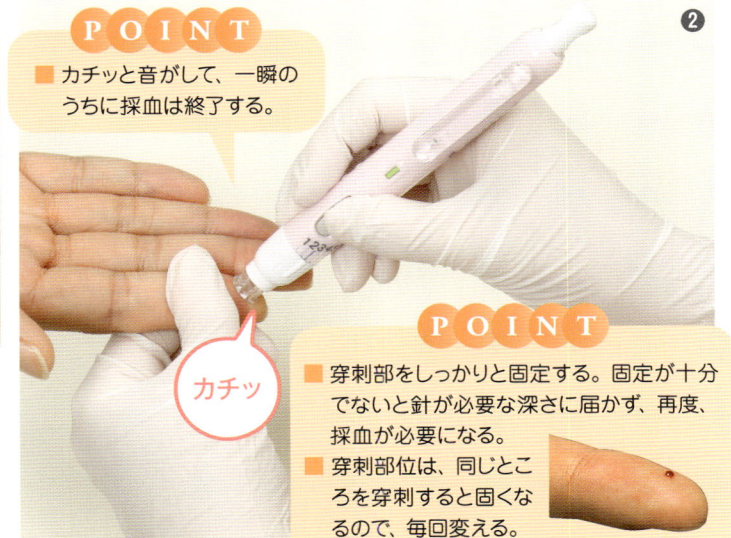

POINT
- カチッと音がして、一瞬のうちに採血は終了する。

カチッ

POINT
- 穿刺部をしっかりと固定する。固定が十分でないと針が必要な深さに届かず、再度、採血が必要になる。
- 穿刺部位は、同じところを穿刺すると固くなるので、毎回変える。

CHAPTER 12 血糖自己測定

CHAPTER 12

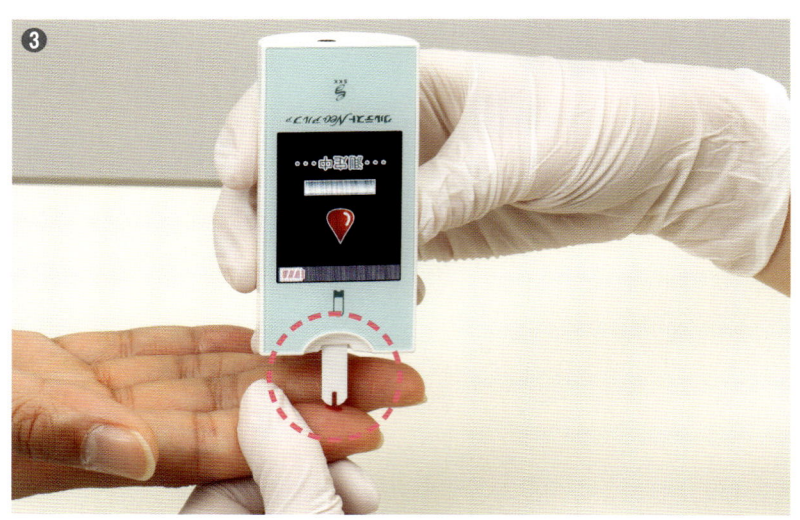

❸ グルコースキットの先端を血液に触れさせると、自動的に吸引される。

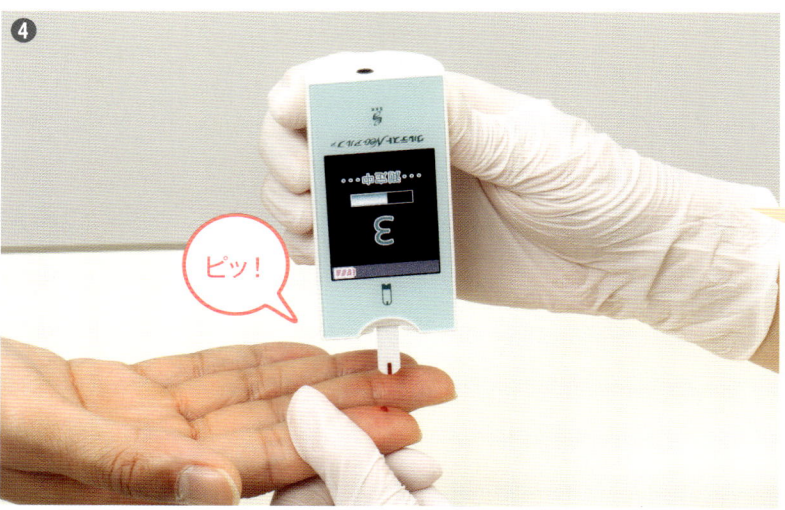

❹ 血液が吸引されると「ピッ！」と音がして、測定開始。5.5秒間カウントダウンされる。

ピッ！

POINT
- 血液が十分に吸引されないと、「ピー」と長いブザーが鳴り、「E-9」と表示される。その場合は、新しいグルコースキットで再度測定する。

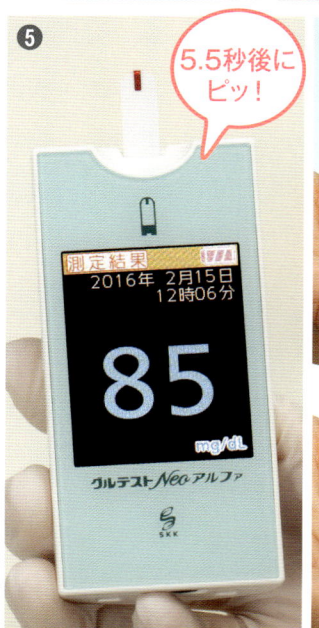

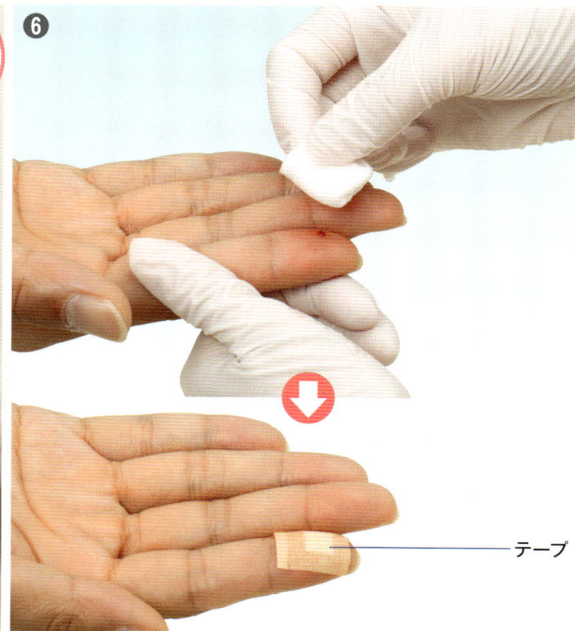

5.5秒後にピッ！

❺ 測定開始から5.5秒後に、再び「ピッ！」と音がして、測定結果が表示される。

❻ 血糖値測定が終了したら、採血部位をアルコール綿で消毒し、テープを貼る。

テープ

血糖自己測定

PROCESS 5 後片付け

12-1

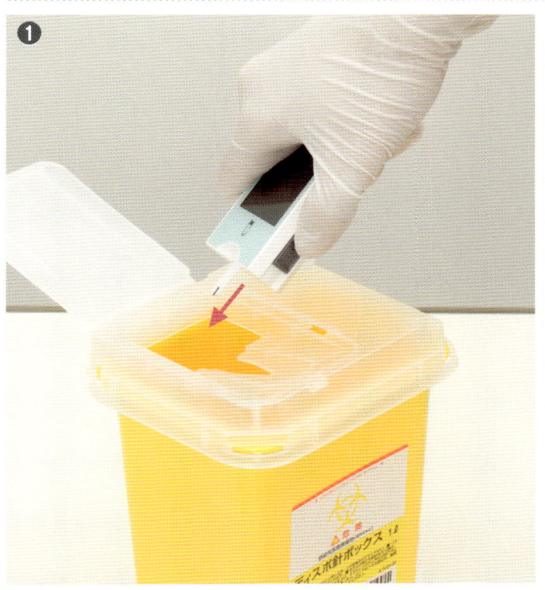

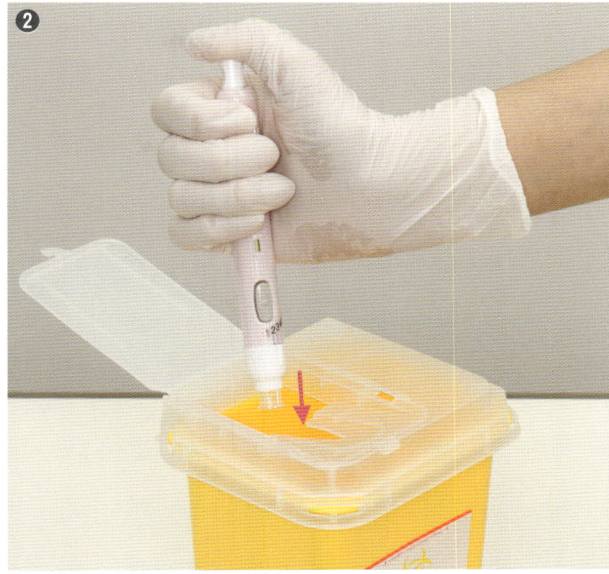

❶ 測定器の廃棄レバーをスライドさせると、グルコースキットが飛び出して、手を触れずに針捨て容器に廃棄できる。測定器の電源が、自動的に切れる。

POINT
- 血液が付着したグルコースキットは、他の人に触れないよう注意。感染を防止する。

❷ 採血用穿刺器具のつまみを押すと、採血針が飛び出して、手を触れずに針捨て容器に廃棄できる。

POINT
- 採血針のリキャップは禁忌！
- リキャップすると未使用の針と区別がつかなくなり、再使用から感染する危険性もある。

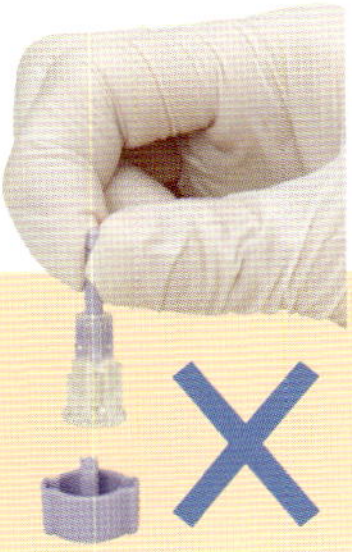

CHECK!

自己測定の場合

患者が自ら採血・測定を行う場合は、手袋は必要ない。
また、両手を机の上に固定して採血・測定を行うとよい。
穿刺時に指が逃げたり、測定時に手がぶれたりすることを防ぐ。

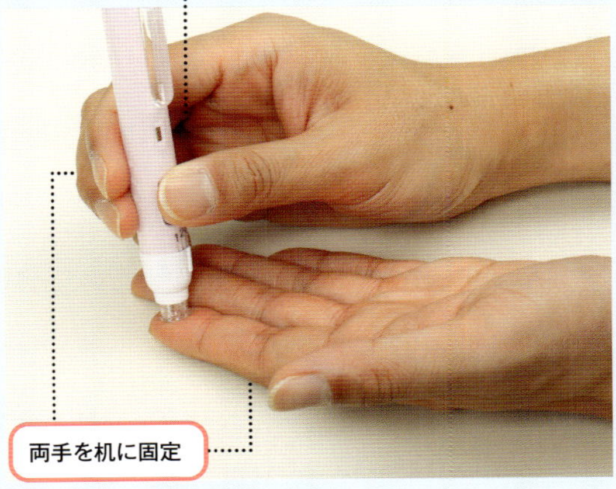

鉛筆を持つように保持

両手を机に固定

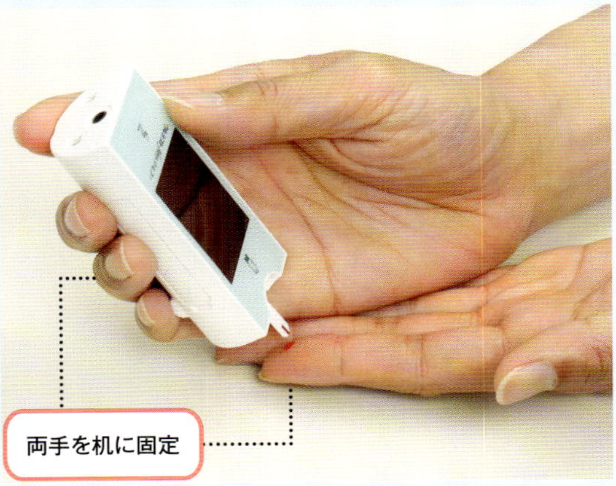

両手を机に固定

CHAPTER 12 血糖自己測定

CHAPTER 12

血糖自己測定 Q&A

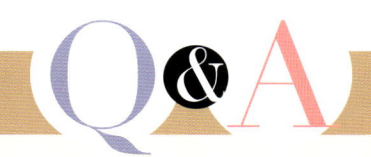

Q うまく値が出ないときは？

A 血糖値が10mg/dLを下回ったときは「Lo」、600mg/dLを超えると「Hi」と表示される。うまく値が出ないときは、次の点を確認する。

CHECK!

濡れた手で触れなかった？

グルコースキットは、濡れると測定値が不正確になる。

キット挿入後、すみやかに吸引？

グルテストNeoセンサー®の場合、キットを挿入して5分を過ぎると表示が消える。その際は、キットを抜き取り、再度差し込むと測定が可能になる。

適切に血液が吸引された？

血液は、グルコースキットに毛細管現象で吸引される。血液吸引量が不十分な場合は、血糖値を測定することができない。
また、キットの上に直接血液を滴下すると、測定器の電極挿入口に流入するなどして、故障するおそれがある。

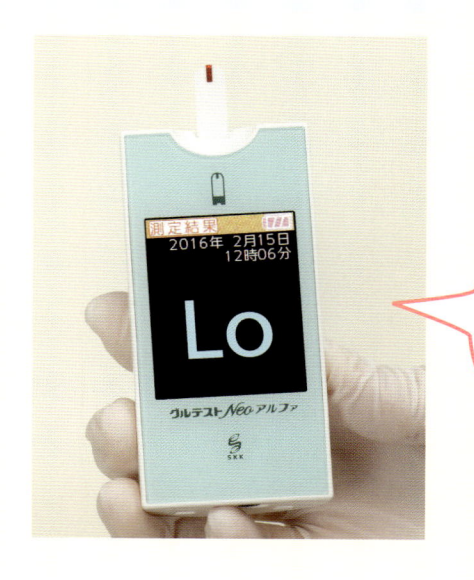

Q 血糖値が低く出たので、すぐに飴をなめてもらったほうがよい？

A 本当に血糖値が低いのかどうか、確認する必要がある。

CHECK!

自覚症状の有無は？

自覚症状がない場合は、再度測定。再び低い値が出るようであれば、採血をして、検査室で正確な値を確認する必要がある。

消毒後、採血部位は乾いていたか？

アルコール綿での消毒後、アルコールが乾いてから穿刺する必要がある。アルコールが残っていると、測定値が不正確となる。

血液を無理にしぼり出さなかったか？

血液を無理にしぼり出すと、組織液が混入して値が低く出ることがある。必要な血液量が得られるよう、しっかりと穿刺することが大切である。採血部位を事前にマッサージしておくと、血行がよくなり採血しやすい。

低すぎる場合は「Lo」

高すぎる場合は「Hi」

血糖自己測定

Q 微量採血のための穿刺器具とは？

A 血糖自己測定には、微量採血用の穿刺器具が用いられる。
微量採血用の穿刺器具には、次の3種類がある。

> ①器具全体がディスポーザブル
> ②針周辺部がディスポーザブル
> ③針周辺部がディスポーザブルではない

このうち、「針周辺部がディスポーザブルではない穿刺器具」は、個人の自己使用に限定する。針を交換しても、皮膚に接触する「針周辺部」に血液が付着するため、複数人で使用すると感染の危険性がある。

POINT
複数患者使用不可の場合
- 針周辺部がディスポーザブルでない穿刺器具は、複数患者での使用は不可。感染の危険性がある。
- このタイプの穿刺器具にはシールを貼付して、注意を促す。

複数患者使用不可　氏名

シールを貼付して、個人の自己使用に限定

Q ジェントレット®は、どのタイプの穿刺器具？

A 本書で紹介したジェントレット®は、「針周辺部がディスポーザブル」の穿刺器具である。
穿刺時に皮膚と接触する先端部分（半透明部分）がディスポーザブルとなっており、この部分を交換することにより、穿刺器具本体は複数の患者に使用可能となる。

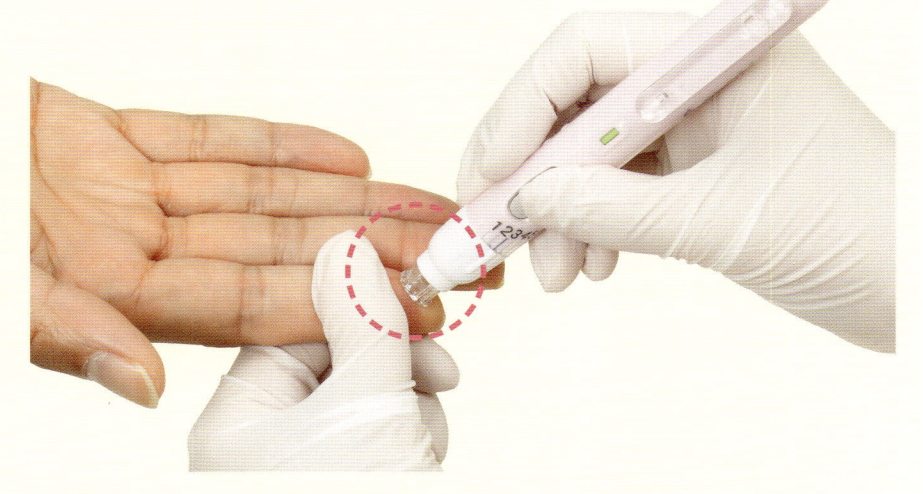

Q 微量採血は、指以外にどの部分に穿刺する？

A 微量採血は、指のほかに耳朶で穿刺することもある。しかし、穿刺針が耳朶を貫通し、耳朶を支えていた医療従事者の指を刺すという事例が報告されている。耳朶を穿刺する際には、穿刺部位の裏側を直接指で支えないなどの注意が必要である。

CHAPTER 12

❓ あなたならどうする？　複合事例⑤

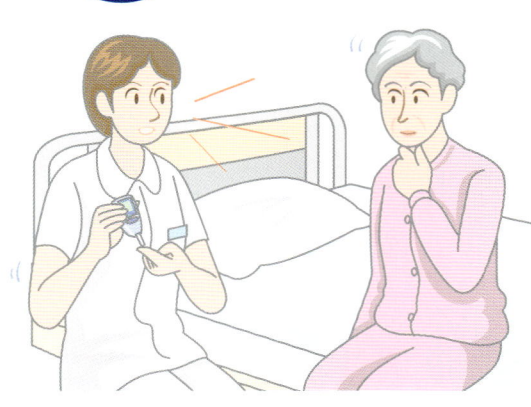

名古屋さくらさんは80歳の女性。
糖尿病で教育入院をしています。
老眼で視力が低下し、
高齢のため聴力が低下しています。
名古屋さんは「もう年だから、
1回聞いてもよくわからないのよね」
「針を刺すなんてこと、できるのかしら」
と言っています。

あなたは、名古屋さんに
血糖自己測定の指導をすることに
なりました。

あなたなら、どのような指導上の工夫を行いますか？

対応例

- 名古屋さんは視力が低下しているため、パンフレットの文字を大きくし、色をつけて見やすくする。「1回聞いただけでは、わからない」ことから、繰り返し確認できるようなパンフレットを使う。

- 加齢による聴力低下は、高音域は聞きづらいという特徴があるため、低めの大きな声で話す。

- 名古屋さんは、「できるのかしら」と自信がない様子。最初は看護師が血糖測定を行い、見学から始める。その後、測定器の準備などできることから始め、順次、できることを増やしていく。

- 穿刺する手を机の上に置いて、安定させる。穿刺の深さは、その人の皮膚の厚さに合わせ、血液が採取できる程度にする。

- 退院後、名古屋さんを支える家族などに指導していくことも1つの方法。名古屋さんを取り巻く支援者について情報収集をしてみよう。

ヒヤリ・ハット　耳朶の穿刺

事例1　穿刺針が耳朶を貫通し、耳朶を支えていた医療従事者の指を刺した！
→耳朶を使った血糖測定を行う場合は、穿刺部の裏側を直接指で支えないよう注意する。

CHAPTER 13 経管栄養法

経管栄養法は、経口的な栄養摂取が不十分、
または不可能な場合に行われる栄養法の1つである。
単なる栄養補給ではなく、食事としての側面もあることを念頭におき、
実施していきたい。

目 的　経口的に食事を摂取できない、あるいは摂取が不十分な患者への栄養補給。

適 応
1. 咀嚼・嚥下障害のある患者。
2. 経口摂取だけで必要な栄養を充足できない患者。
3. 開口できない、口筋の運動障害がある患者。
4. 意識障害によって経口摂取ができない患者。
5. 静脈栄養から経口摂取への移行期にある患者。
6. 吸収不良症候群・炎症性腸炎などの消化器系内科疾患患者。
7. 食道・胃など消化管の術前術後の栄養管理が必要な患者。
8. 口腔外科手術後の患者。

■栄養法の種類

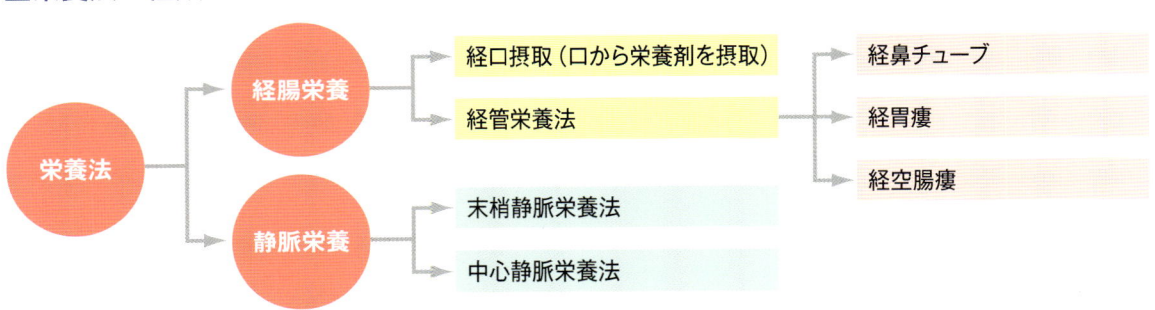

- 栄養法
  - 経腸栄養
    - 経口摂取（口から栄養剤を摂取）
    - 経管栄養法
      - 経鼻チューブ
      - 経胃瘻
      - 経空腸瘻
  - 静脈栄養
    - 末梢静脈栄養法
    - 中心静脈栄養法

CHAPTER 13

■経腸栄養と静脈栄養の特徴

	メリット	デメリット
経腸栄養	● 生理的な経路による栄養法であり、腸管などの消化吸収機能が保たれる。 ● 手技が比較的簡単である。 ● 静脈栄養に比べると費用が安い。	● 腸管の消化吸収機能に問題がある人に対しては、使うことができない。 ● チューブトラブルや皮膚トラブルのリスクがある。 ● 経鼻栄養の場合、チューブが肺に誤挿入されるリスクがある。
静脈栄養	● 消化吸収機能に問題がある人に対しても使用することができる。 ● 末梢静脈栄養は、容易に実施できる。 ● 中心静脈栄養では、高カロリーの栄養を補給することができる。	● 消化吸収機能が低下するおそれがある。 ● 末梢静脈栄養は投与エネルギー量に限界がある。 ● 中心静脈栄養は手技が複雑である。 ● チューブトラブルや感染症のリスクがある。 ● 経腸栄養に比べて、費用が高い。

■経腸栄養の投与経路

経腸栄養の投与経路には、経鼻・経胃瘻・経空腸瘻がある。患者の状態に合わせて選択される。

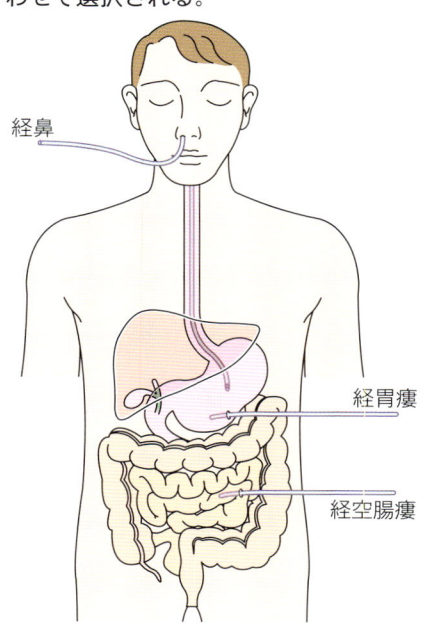

経鼻
経胃瘻
経空腸瘻

■経腸栄養に使用される栄養剤の特徴

種類	天然濃厚流動食	人工濃厚流動食		
		半消化態栄養剤	消化態栄養剤	成分栄養剤
特徴	● 自然食品をミキサーにかけたもの、自然食品をベースに他の栄養剤を添加したものがある。	● 高エネルギー、高たんぱく、低残渣の栄養剤。 ● たんぱく質はたんぱく質の形で含まれる。	● 高エネルギー、低残渣。 ● たんぱく源はアミノ酸やペプチドの形で、炭水化物はデキストリンの形で含まれる。	● 低脂肪、低残渣。 ● 消化管での吸収が容易なように、たんぱく源はアミノ酸、炭水化物はデキストリンの形で含まれる。
適応	消化吸収能が保たれている人。	消化吸収能が保たれているか、障害が軽度な人。	消化吸収能に異常がある人にも使える。	消化吸収能に異常がある人にも使える。
メリット	● 経済的である。 ● 消化吸収能が保たれる。	● 他の栄養剤より味がよい。	● 半消化態栄養剤よりも、消化管からの吸収が容易。	● 消化管からの吸収が容易。
デメリット	● 調理に時間がかかる。 ● 残渣が多く、消化吸収能が低下している人には向かない。	● 消化機能に障害がある人には適さない。	● 成分栄養剤よりも消化機能が必要とされる。	● 脂肪分は他で補う必要がある。
製品例		エンシュア・リキッド® ラコール®NF配合経腸用液 など	ツインライン®NF配合経腸用液、エンテミール®R など	エレンタール®配合内用剤、ヘパンED®配合内用剤 など

174

経管栄養法

PROCESS ❶ 必要物品の準備、経鼻栄養チューブの挿入

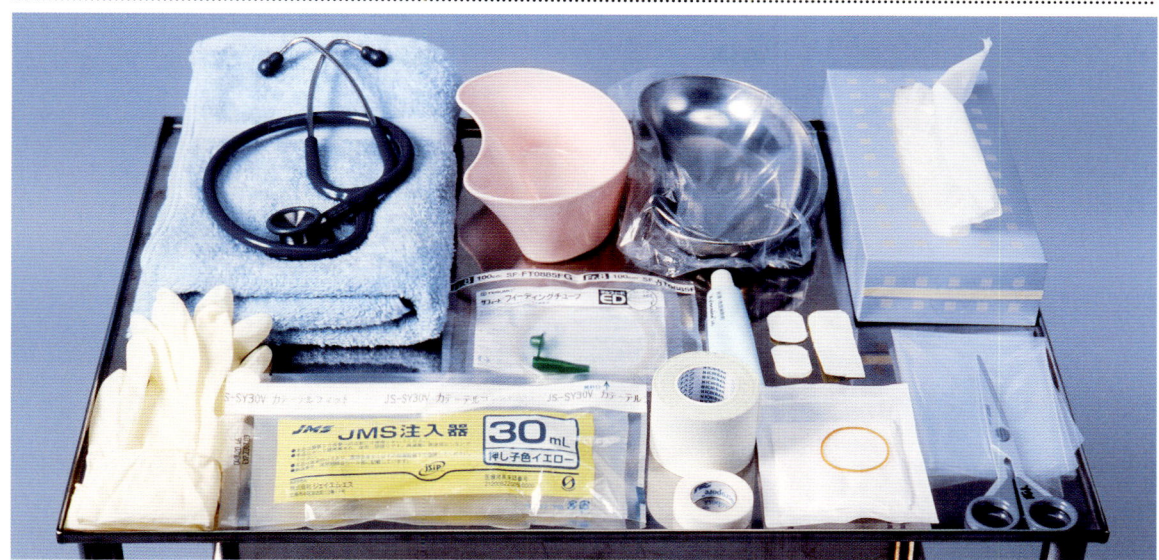

▶ 13-1

❶ 経鼻栄養チューブ（カテーテルテーパー接続型）
❷ 注入器（30mL・カテーテルチップ型）
❸ バスタオル　　　　　❹ 聴診器
❺ 膿盆（ビニール袋付き）
❻ テープ（エラストポア®）/はさみ/ビニール袋
❼ ガーゼ、潤滑剤　　　❽ 手袋
❾ 輪ゴム　　　　　　　❿ ガーグルベースン
⓫ ティッシュペーパー　⓬ 油性ペン

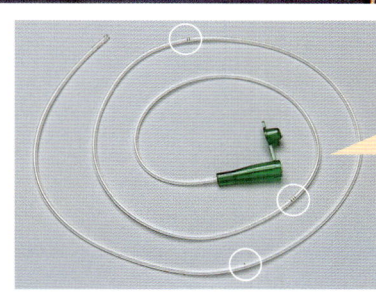

POINT
■ 経鼻栄養チューブには、多くの場合、25cm・50cm・75cmの部分に印がついている。

❶❷ 患者に、栄養チューブ挿入の目的を説明する。手洗いを済ませておく。

カーテンを引き、使用物品を準備する。患者を半座位または座位にし、患者の襟元にバスタオルをかけ、マスクと手袋をつける。
口腔ケアを行う。

POINT
■ 医師から患者に栄養チューブ挿入の説明がなされ、同意が得られていることを、あらかじめ確認しておく。

POINT
■ ベッドは30度程度挙上し、膝を曲げて体位を安定させる。

POINT
■ 襟元をバスタオルで覆う。
■ 患者は、自然に顎を引いた体位とする。

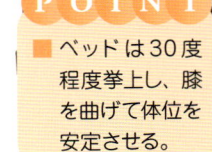

CHAPTER 13 経管栄養法

CHAPTER 13

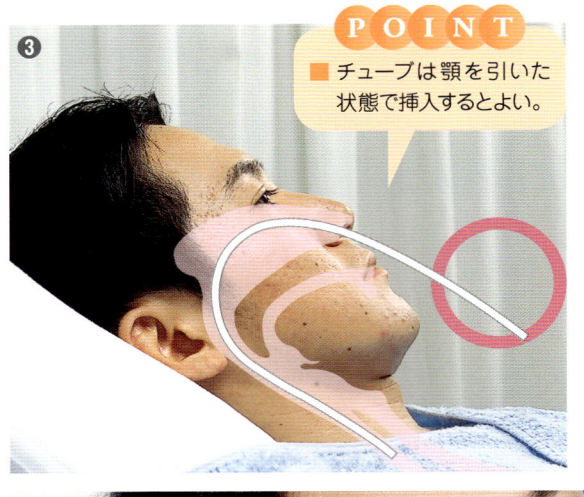

POINT
■ チューブは顎を引いた状態で挿入するとよい。

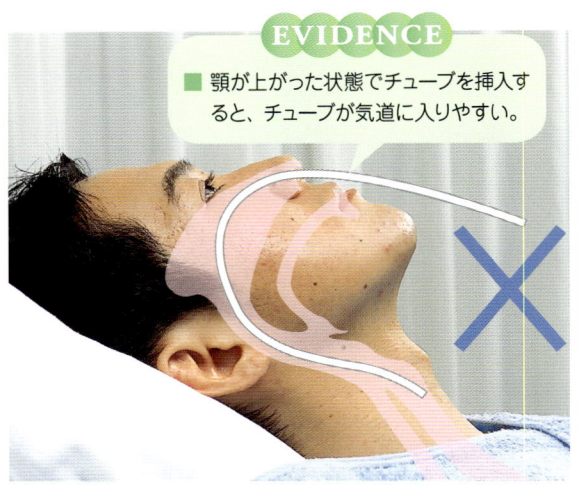

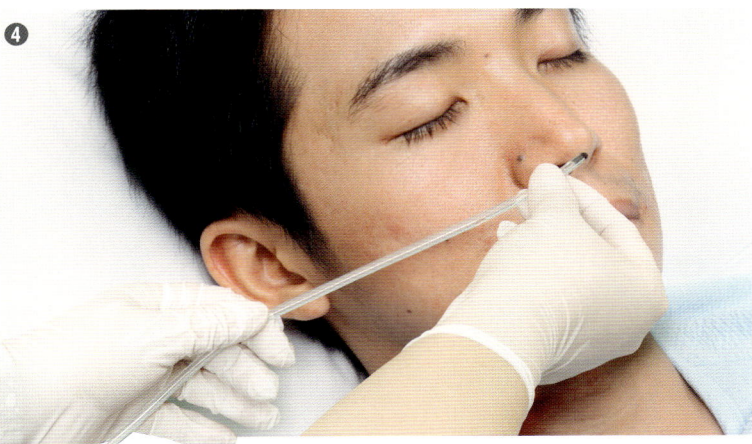

EVIDENCE
■ 顎が上がった状態でチューブを挿入すると、チューブが気道に入りやすい。

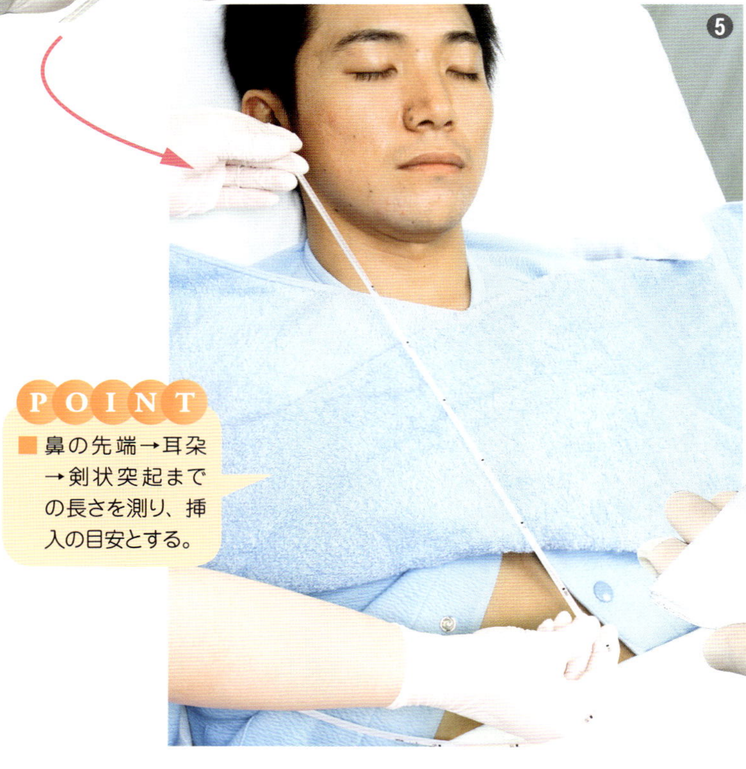

❸ 顎を引いた自然な状態となるよう、体位を整える。顎が上がっていると、チューブが気道に入りやすくなるため、注意。

❹ 膿盆をベッドに置き、経鼻栄養チューブの袋を開封する。チューブを取り出し、挿入の長さを決める。まず、チューブ先端を鼻の先端に置き、耳朶までの距離を測る。

❺ 耳朶から剣状突起までの長さを測り、胃までの長さの目安とする。

❻ ガーゼに潤滑剤を出す。経鼻栄養チューブの先端5cm程度の部分に、潤滑剤をつける。

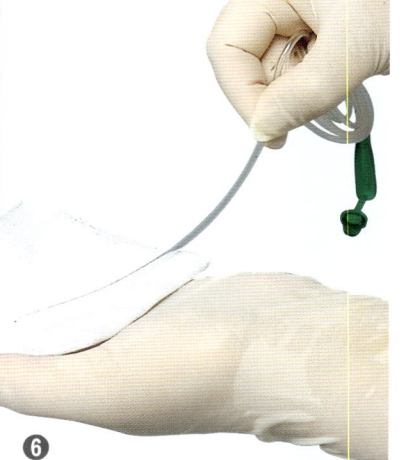

POINT
■ 鼻の先端→耳朶→剣状突起までの長さを測り、挿入の目安とする。

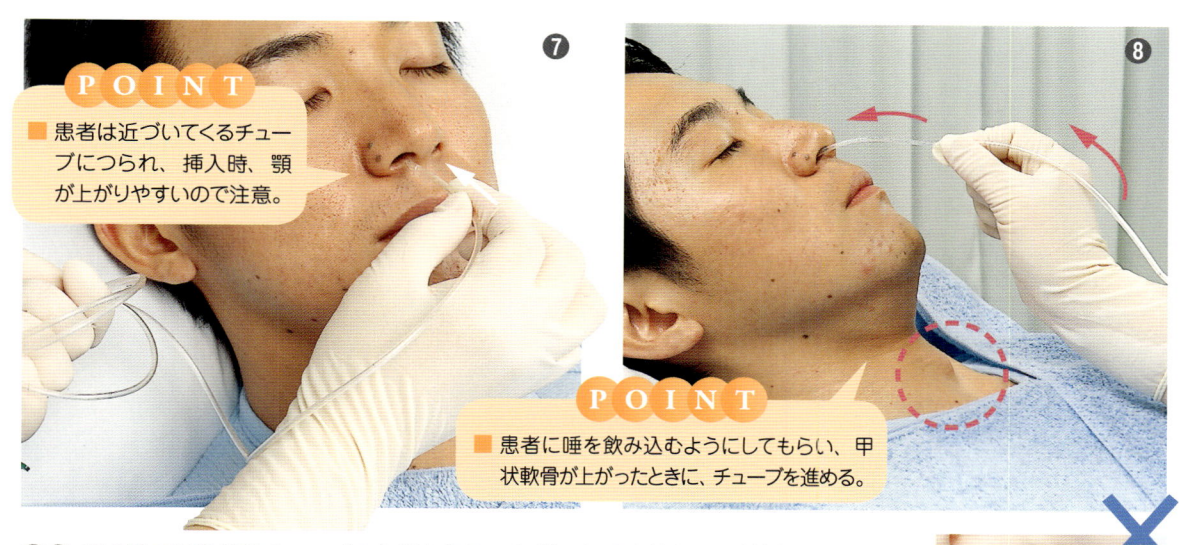

経管栄養法

❼

POINT
- 患者は近づいてくるチューブにつられ、挿入時、顎が上がりやすいので注意。

❽

POINT
- 患者に唾を飲み込むようにしてもらい、甲状軟骨が上がったときに、チューブを進める。

❼❽ 利き手で経鼻栄養チューブの先端から5cmほどの部分を持ち、反対側の手にチューブの尾部を巻きつける。チューブの先端を鼻腔に挿入し、咽頭まで約12cm進める。さらに、数cm進め、口腔内でとぐろを巻いていないことを確認する。

患者に「ごっくん、ごっくんと唾を飲み込むようにしてください」と声をかけ、甲状軟骨が上がったときにチューブを進める。1回の嚥下で5〜10cm進め、あらかじめ目安にしていた長さまでチューブを挿入する。

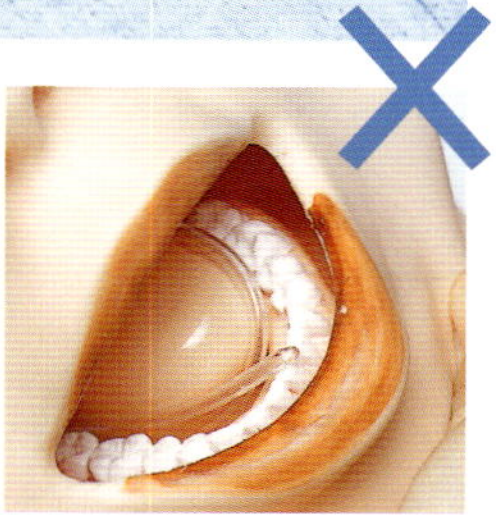

❾ 経鼻栄養チューブの先端が胃内にあることを以下の方法で確認する。

（1）注入器で胃液を吸引する。
（2）聴診器を上腹部に当て、チューブに注入器で空気5〜10mLを勢いよく注入し、気泡音を聴取する。

以上の2つを確認後、チューブの挿入の長さを記録する。

栄養チューブ末端のキャップを閉める。

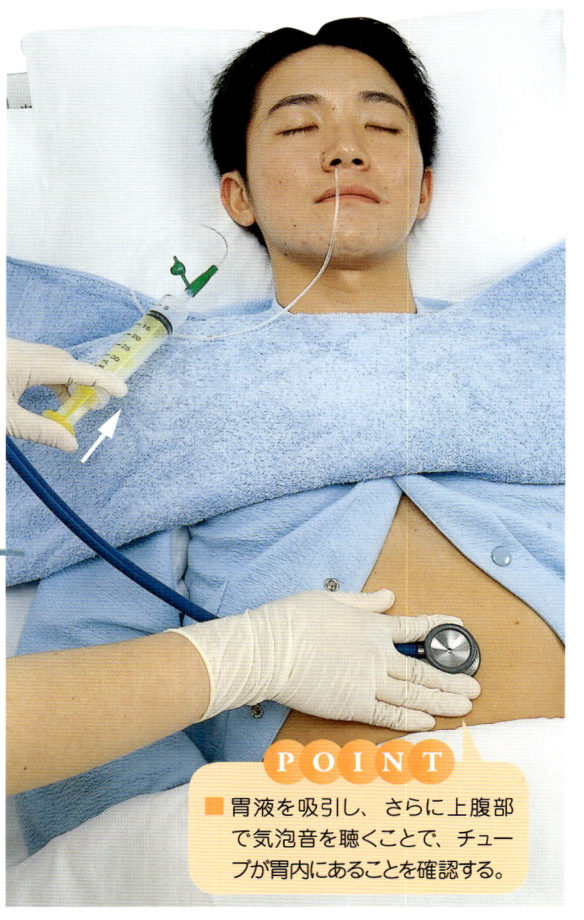

❾

POINT
- より確実な確認法として、吸引液のpH測定、X線写真撮影によるチューブ位置の確認を行う施設もある。

POINT
- 胃液を吸引し、さらに上腹部で気泡音を聴くことで、チューブが胃内にあることを確認する。

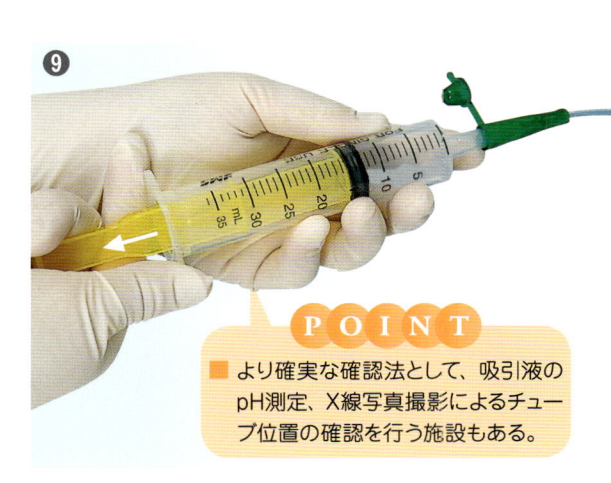

CHAPTER 13 経管栄養法

CHAPTER 13

PROCESS ❷ 経鼻栄養チューブの固定

▶ 13-1

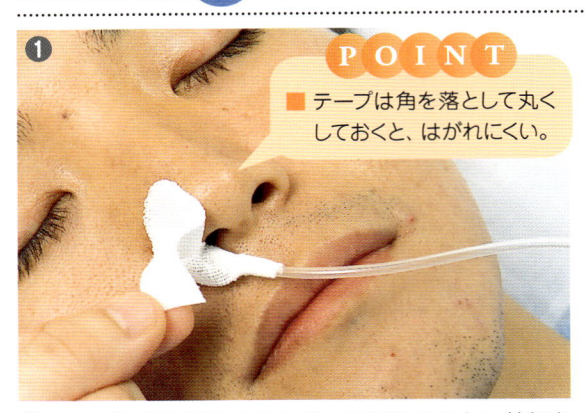

❶

POINT
- テープは角を落として丸くしておくと、はがれにくい。

❶ テープに切り込みを入れる。切り込みのない基部を鼻に貼り、切り込みの片方をチューブに巻きつける。

❷

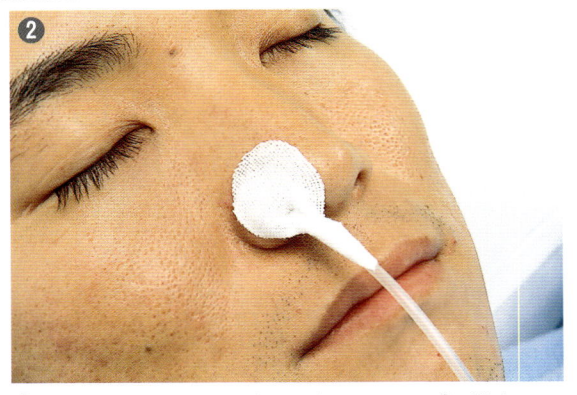

❷ もう片方の切り込みを、さらにチューブに巻きつける。

❸

EVIDENCE
- チューブで鼻翼を圧迫するとびらんの原因となる。ゆとりをもって、固定することが大切。

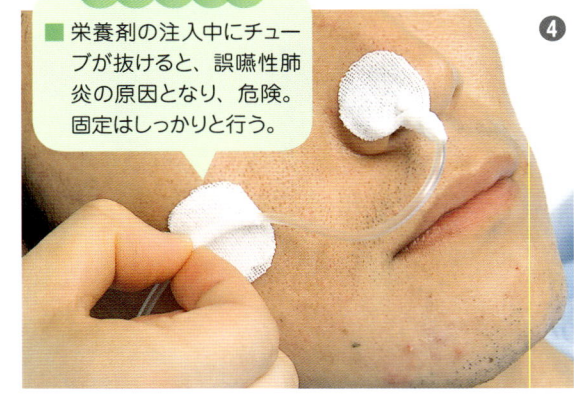

EVIDENCE
- 栄養剤の注入中にチューブが抜けると、誤嚥性肺炎の原因となり、危険。固定はしっかりと行う。

❹

❸❹ 鼻翼を圧迫しないようチューブを彎曲させ、テープで上下をはさんでとめる。

❺ 経鼻栄養チューブを束ねて輪ゴムをかけ、ガーゼで包んでテープなどで、患者の寝衣に固定する。

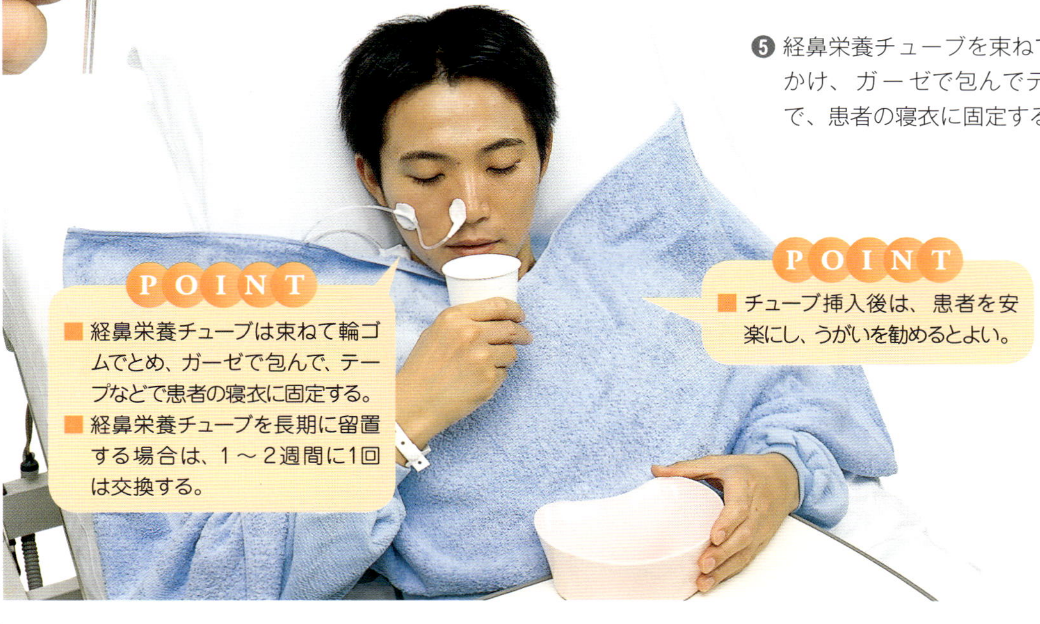

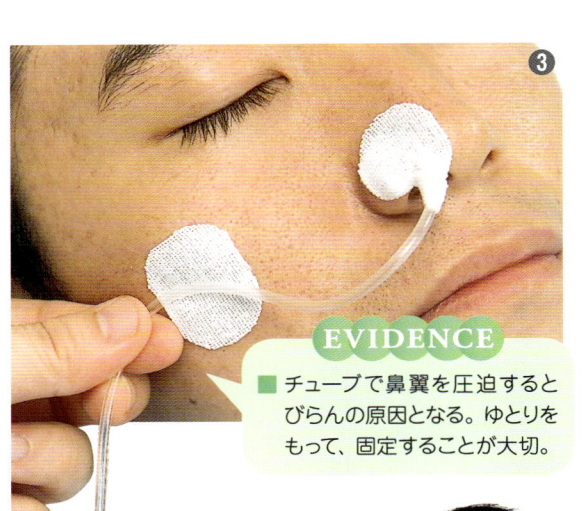

POINT
- 経鼻栄養チューブは束ねて輪ゴムでとめ、ガーゼで包んで、テープなどで患者の寝衣に固定する。
- 経鼻栄養チューブを長期に留置する場合は、1〜2週間に1回は交換する。

POINT
- チューブ挿入後は、患者を安楽にし、うがいを勧めるとよい。

経管栄養法

PROCESS ❸ 栄養剤の注入準備（注入用の容器と栄養剤が一体となっているタイプを使用）

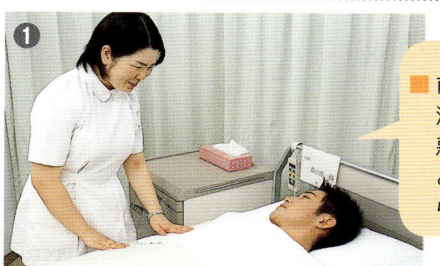

▶ 13-1

❶
POINT
■ 前回注入した栄養剤の残渣が多い場合は、注入後、悪心・嘔吐を誘発することがある。注入時間を遅らせる配慮が必要。

❶ 患者に栄養剤を注入することを説明し、同意を得る。この際、腹部症状・胃部不快感・下痢の有無、前回注入した栄養剤の胃内の残渣などを確認する。

❷ 手洗いをし、必要物品を準備する。

① 指示書、経腸栄養剤、栄養セット
② 注入器（30mL・カテーテルチップ型）
③ 点滴スタンド
④ 万能カップ（微温湯入り）
⑤ バスタオル
⑥ 聴診器
⑦ 膿盆（ビニール袋付き）
⑧ テープ（エラストポア®）
⑨ はさみ、ビニール袋
⑩ 輪ゴム
⑪ ガーグルベースン
⑫ ティッシュペーパー

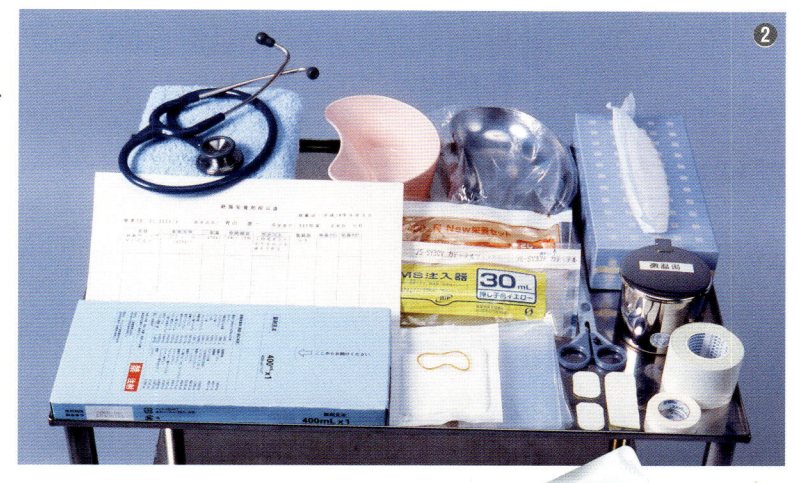

❷

POINT
■ 冷蔵保存の栄養剤は、あらかじめ冷蔵庫から出し、室温に戻しておく。ただし、人肌（37℃程度）の温度は、細菌繁殖にも好環境であるため、長時間放置することのないよう注意する。
■ 冷えた栄養剤を使用すると下痢を起こす。

❸ 栄養剤を箱から取り出す。

❹ 栄養剤を覆っているアルミ箔をはがす。アルミ箔をはがすとパックの目盛りがみえ、残量を確認できる。内側のポリパックにも遮光効果がある。湯せんにかける場合は、アルミ箔をはがす前にする。

CHAPTER 13 経管栄養法

CHAPTER 13

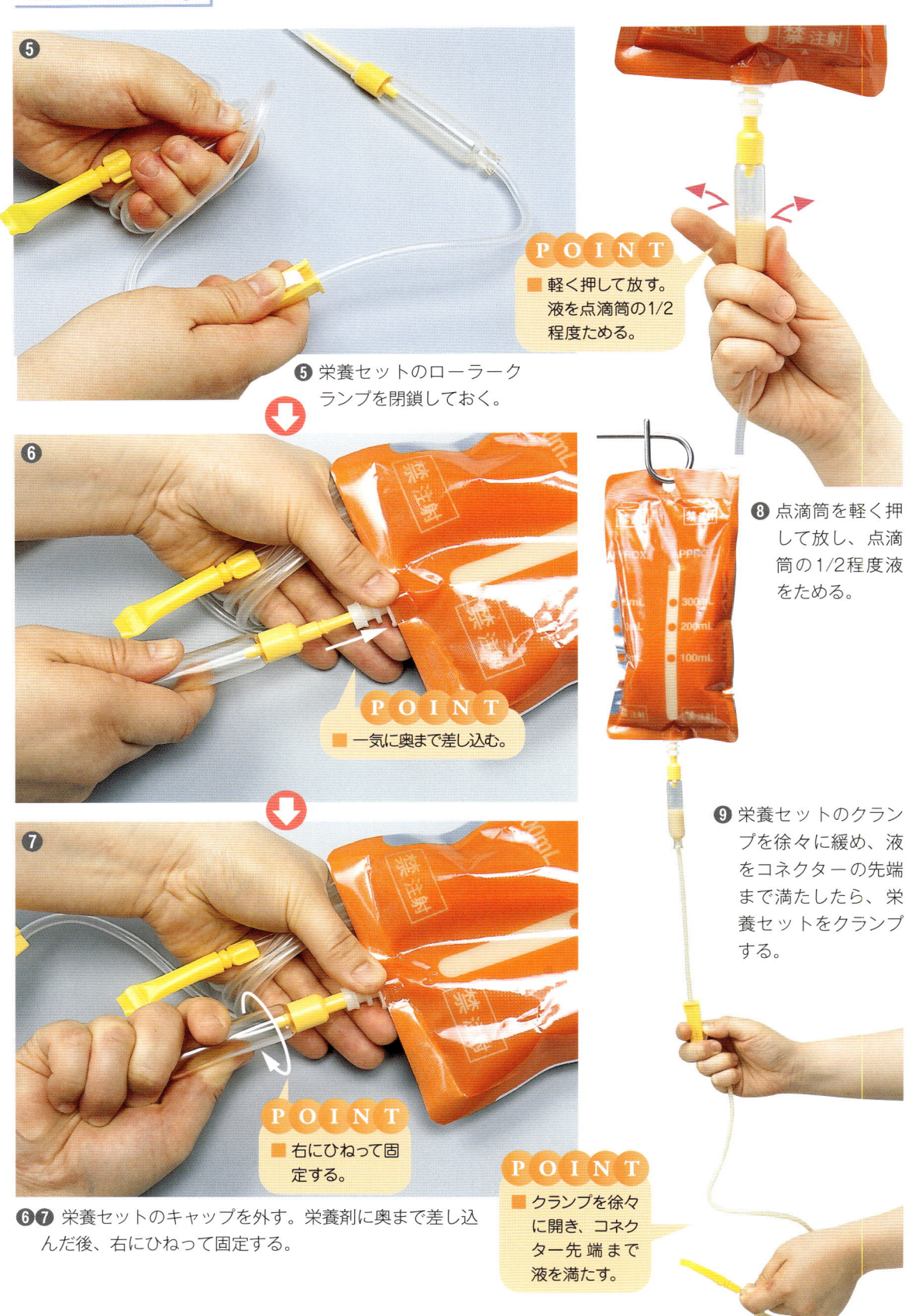

❺ 栄養セットのローラークランプを閉鎖しておく。

POINT
- 軽く押して放す。液を点滴筒の1/2程度ためる。

POINT
- 一気に奥まで差し込む。

POINT
- 右にひねって固定する。

❻❼ 栄養セットのキャップを外す。栄養剤に奥まで差し込んだ後、右にひねって固定する。

❽ 点滴筒を軽く押して放し、点滴筒の1/2程度液をためる。

❾ 栄養セットのクランプを徐々に緩め、液をコネクターの先端まで満たしたら、栄養セットをクランプする。

POINT
- クランプを徐々に開き、コネクター先端まで液を満たす。

経管栄養法

PROCESS 4 栄養剤の注入（経鼻栄養チューブから）

13-1

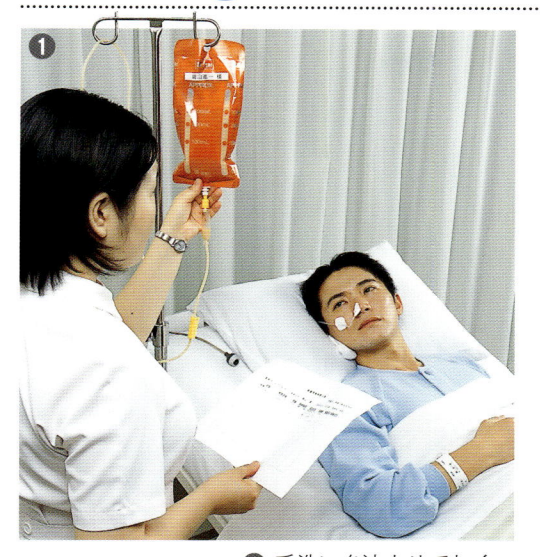

❶ 手洗いを済ませておく。患者氏名・指示書・栄養剤を、患者とともに確認する。逆流と誤嚥を防ぐため、ベッドを45度程度に挙上し、襟元をタオルで覆う。

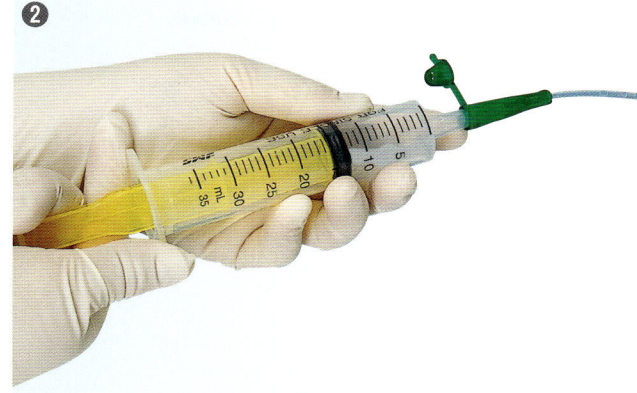

❷ 経鼻栄養チューブが胃内に正しく留置されていることを確認する。

POINT
- チューブのマーキングが外鼻孔の位置に一致しているか？
- 口腔内でチューブがとぐろを巻いていないか？
- 胃液は吸引できるか？
- 気泡音は聴取できるか？（空気5～10mL注入）
- テープは、はがれていないか？

POINT
- 経鼻栄養チューブを屈曲し、指で押さえて、閉鎖しながら接続する。

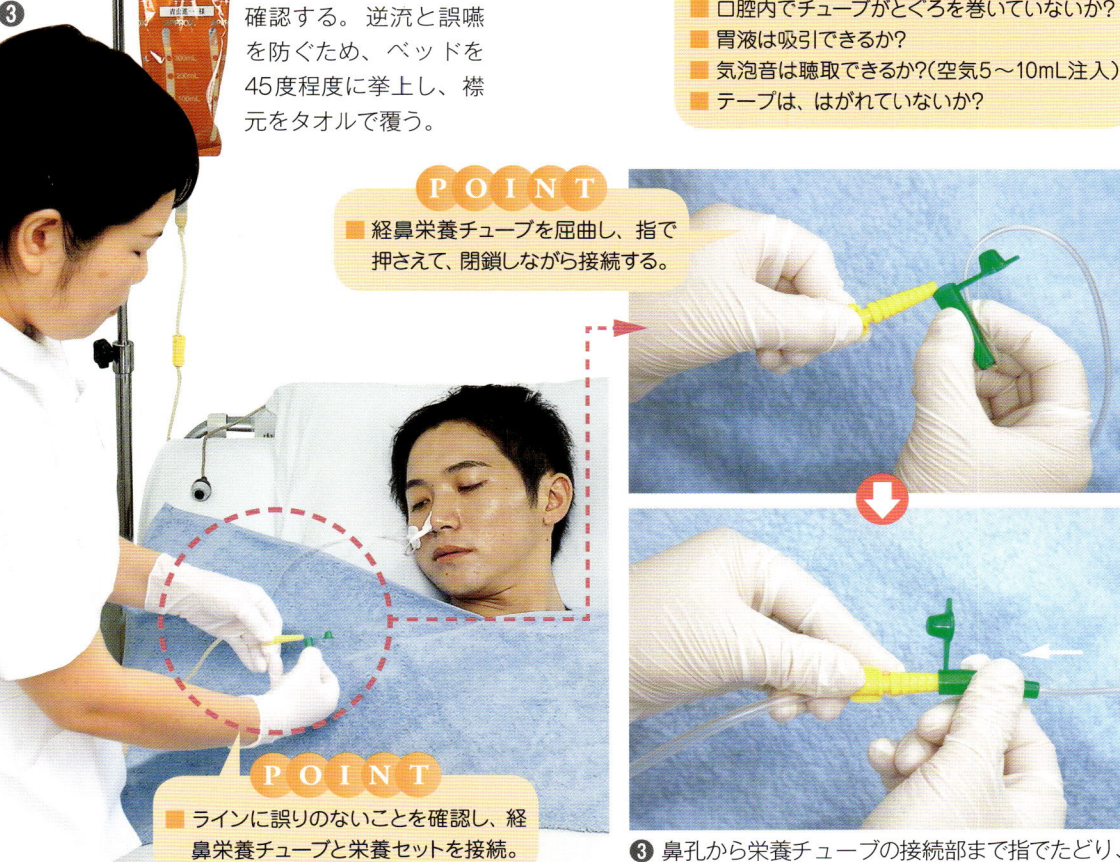

POINT
- ラインに誤りのないことを確認し、経鼻栄養チューブと栄養セットを接続する。

❸ 鼻孔から栄養チューブの接続部まで指でたどり、栄養セットコネクターのキャップを外し、経鼻栄養チューブと栄養セットを接続する。

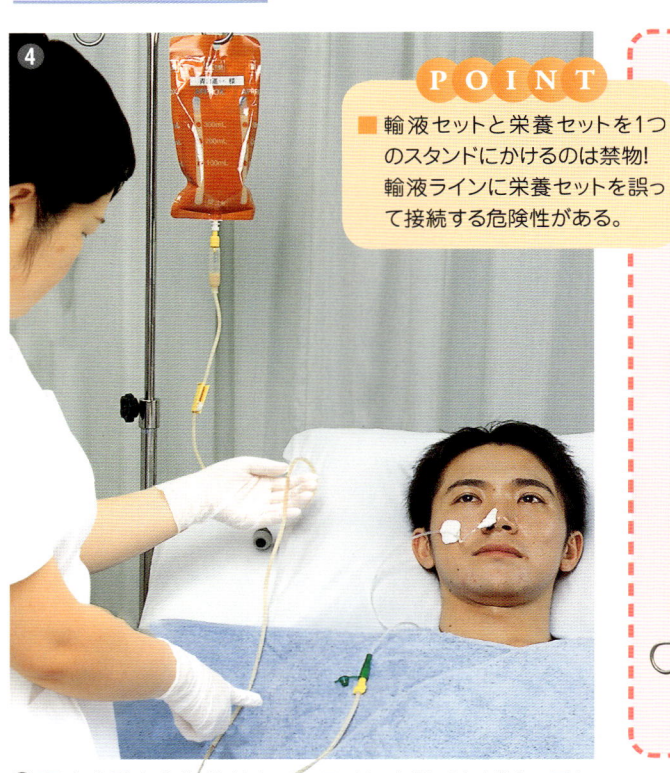

CHAPTER 13

POINT
- 輸液セットと栄養セットを1つのスタンドにかけるのは禁物！輸液ラインに栄養セットを誤って接続する危険性がある。

注意！

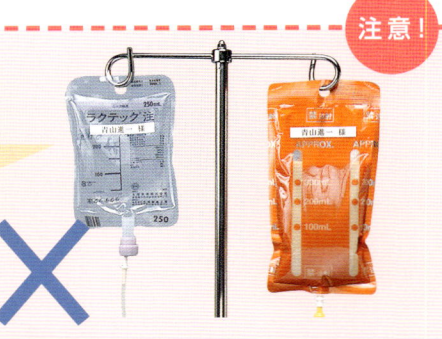

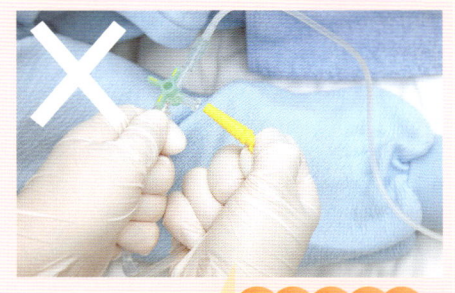

POINT
- 栄養セットは、輸液ラインに接続できないタイプを用いることが大切。

❹ 再度鼻孔から栄養剤までのラインを指でたどり、正しく接続されていることを確認する。

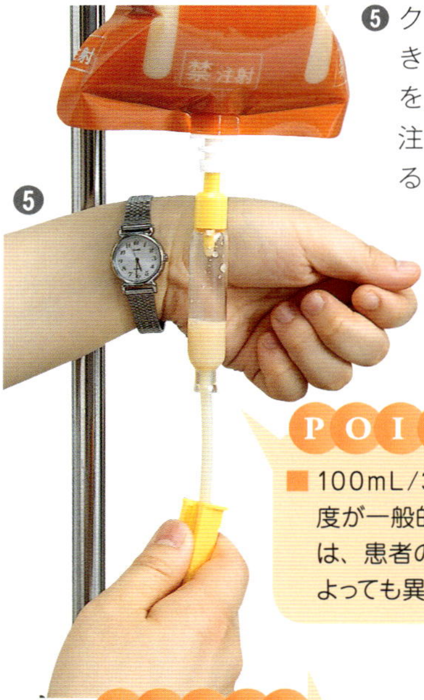

❺ クランプを開き、注入速度を合わせて、注入を開始する。

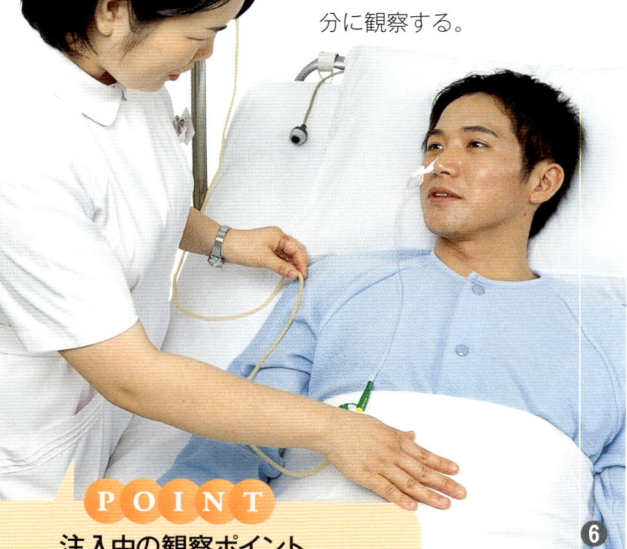

❻ 注入中は悪心・嘔吐、気分不快、ダンピング症状などが出現する可能性があるため、十分に観察する。

POINT
- 100mL/30分程度が一般的。速度は、患者の状態によっても異なる。

POINT
- 注入速度が速いと嘔気・嘔吐、下痢を起こす可能性がある。
- 成分栄養剤：24時間持続注入。
- 流動食：1500〜2000mLを4〜8回に分けて注入。

POINT
注入中の観察ポイント
- むせ・咳き込み→直ちに注入中止。
- 腹部膨満。
- 悪心・嘔吐、気分不快。
- ダンピング症状：悪心・心悸亢進・速脈・冷汗など。

経管栄養法

PROCESS ❺ 栄養剤の注入後

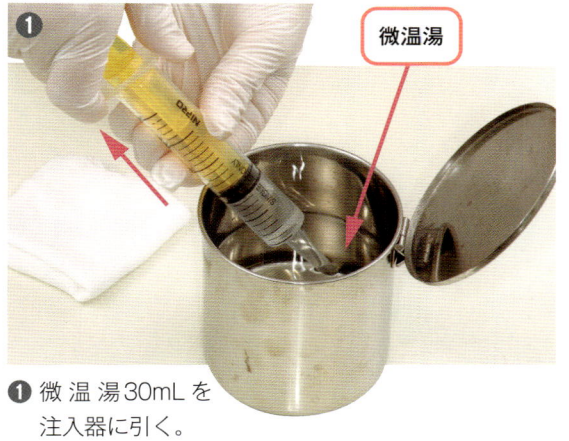

❶ 微温湯30mLを注入器に引く。（微温湯）

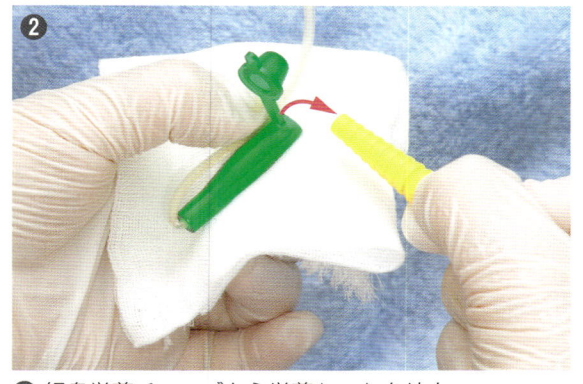

❷ 経鼻栄養チューブから栄養セットを外す。

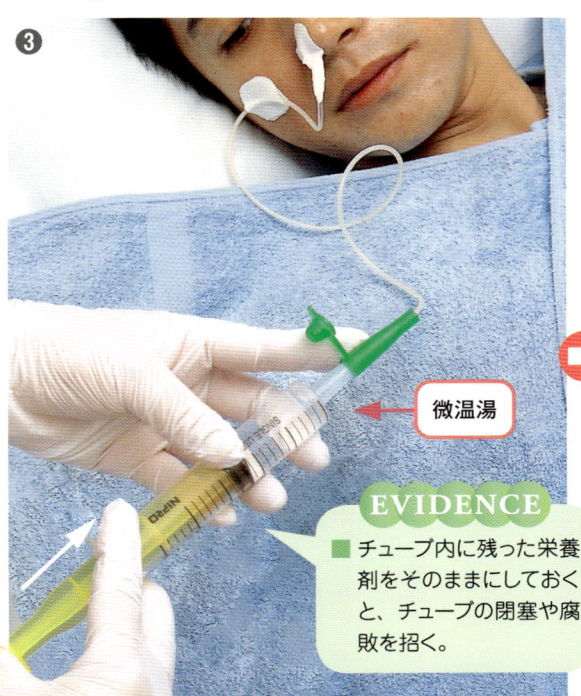

❸ （微温湯）

EVIDENCE
- チューブ内に残った栄養剤をそのままにしておくと、チューブの閉塞や腐敗を招く。

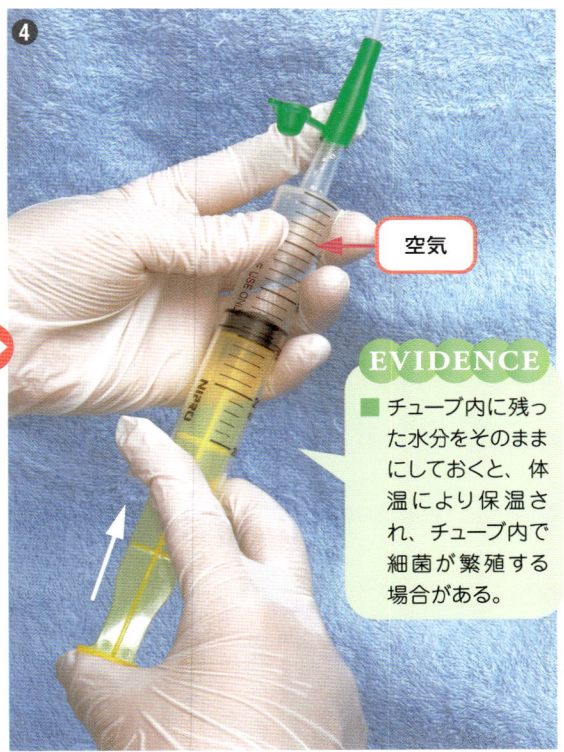

❹ （空気）

EVIDENCE
- チューブ内に残った水分をそのままにしておくと、体温により保温され、チューブ内で細菌が繁殖する場合がある。

❸❹ 微温湯30mLを経鼻栄養チューブに注入し、チューブ内を洗浄する。さらに、空気20〜30mLを注入する。

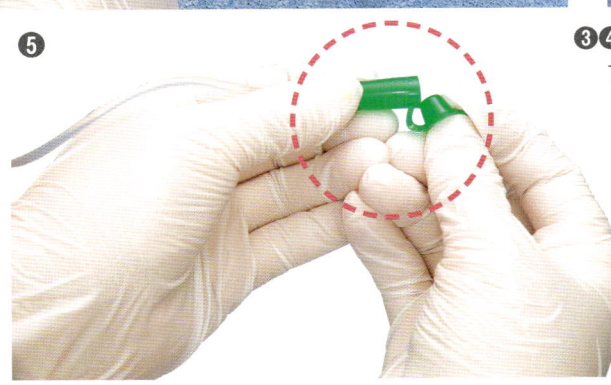

❺ 経鼻栄養チューブ末端のキャップを閉め、ガーゼで包んで不潔にならないようにする。
患者の寝衣を整え、気分を尋ねる。嘔吐や胃食道逆流を防ぐため、上半身を30度程度挙上した体位を30〜60分間保つ。

CHAPTER 13 経管栄養法

CHAPTER 13

ガストロボタンからの注入の場合

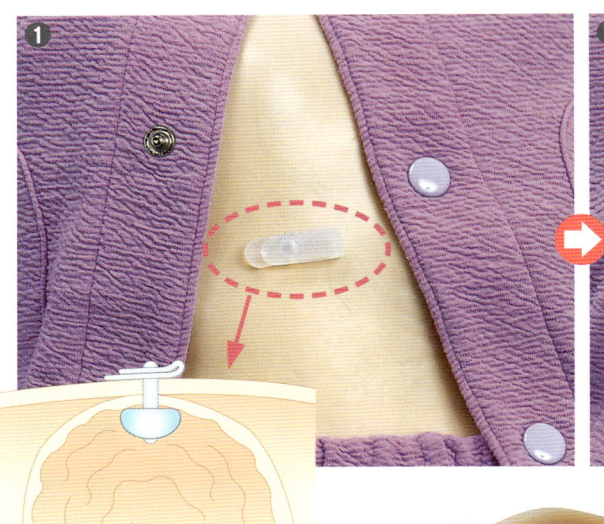

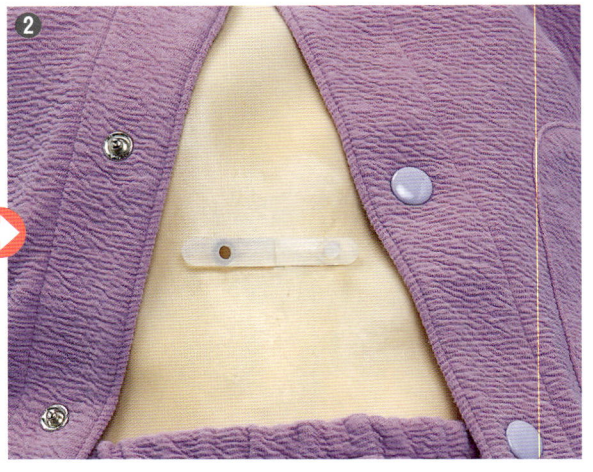

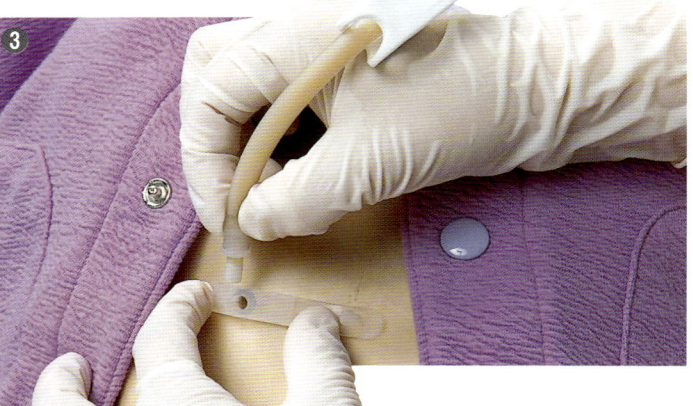

❶ ベッドを30度から90度に挙上する。腹部のガストロボタンがみえるように、寝衣の前を開く。

❷ ガストロボタンのキャップを開ける。

❸ 栄養セットに接続管（ガストロボタンと栄養セットの中継となる）を接続し、栄養剤を満たす。
接続管をガストロボタンに接続する。

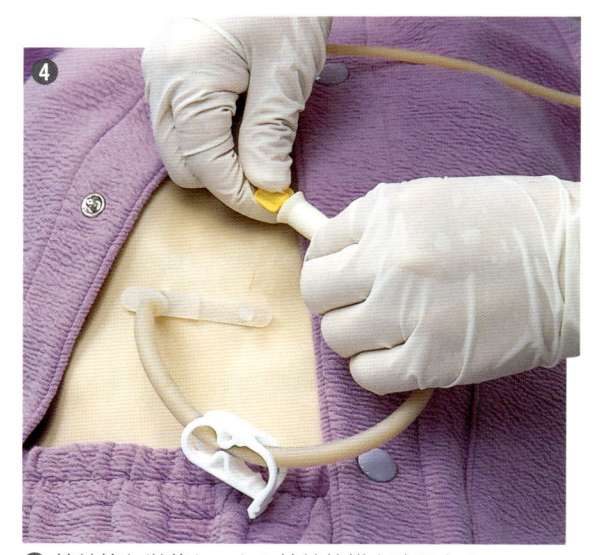

❹ 接続管と栄養セットの接続状態を確認する。

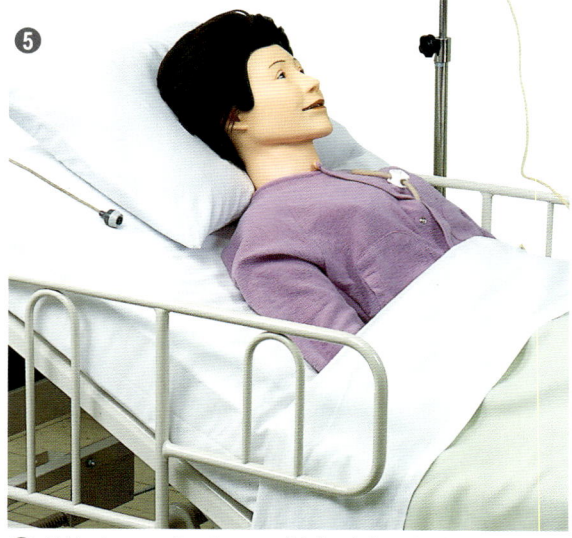

❺ 接続チューブのクランプを解除後、栄養セットのクランプを開く。
注入速度を合わせ、注入を開始する。

経管栄養法

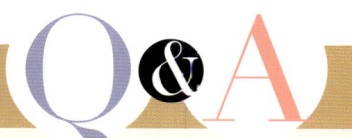

経管栄養法 Q&A

Q 経腸栄養剤の投与容器や栄養セット（栄養剤に接続するチューブ）を繰り返し使用する場合は、どのように取り扱えばよい？

A バッグ型投与容器や栄養セット（栄養剤に接続するチューブ）は、洗浄や乾燥が行いにくい構造になっているため、繰り返し使用することにより、微生物汚染を受けやすいといわれる。そのため、繰り返し使用する場合は、そのつど、水洗いと消毒が必要である。
消毒方法としては、0.01％（100ppm）次亜塩素酸ナトリウム（ミルトン®、ピュリファンP®など）に1時間以上、浸漬する。円筒型投与容器は、洗浄や乾燥が行いやすいため、使用ごとに洗浄し、乾燥させる（文献6）。

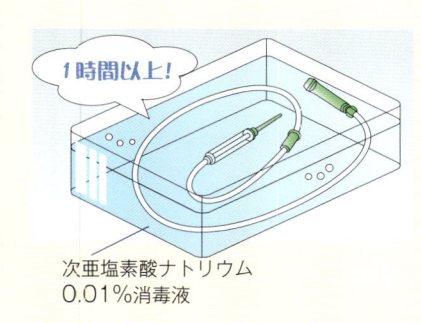

1時間以上！

次亜塩素酸ナトリウム 0.01％消毒液

Q 経管栄養法を行っている患者の場合、口腔ケアは必要？

A 経口摂取を全く行わず、経鼻的あるいは経胃瘻的などの経管栄養のみを受けている方の口腔内は、食物残渣が付かないので常に清潔に保たれていると思われがちである。
しかし、経口摂取を行わないと、唾液の分泌量が減り、自浄作用が低下する。そのため口腔内は細菌が大変繁殖しやすく、肺炎を引き起こす可能性もある。
肺炎予防のためにも、経口摂取をしている患者と同じく、口腔ケアをきちんと行う必要がある。

Q 栄養ラインと輸液ラインの誤接続を防止するためにはどうすればよい？

A 栄養剤や輸液バッグをラインに接続する際には、挿入部位からラインをたどり、目的に合ったラインであるかを確認する必要がある。
また、写真のように、接続部の形状や大きさが、栄養ラインと輸液ラインで異なっている誤接続防止製品を使用することも勧められている。

誤接続が起こりやすかった旧タイプ

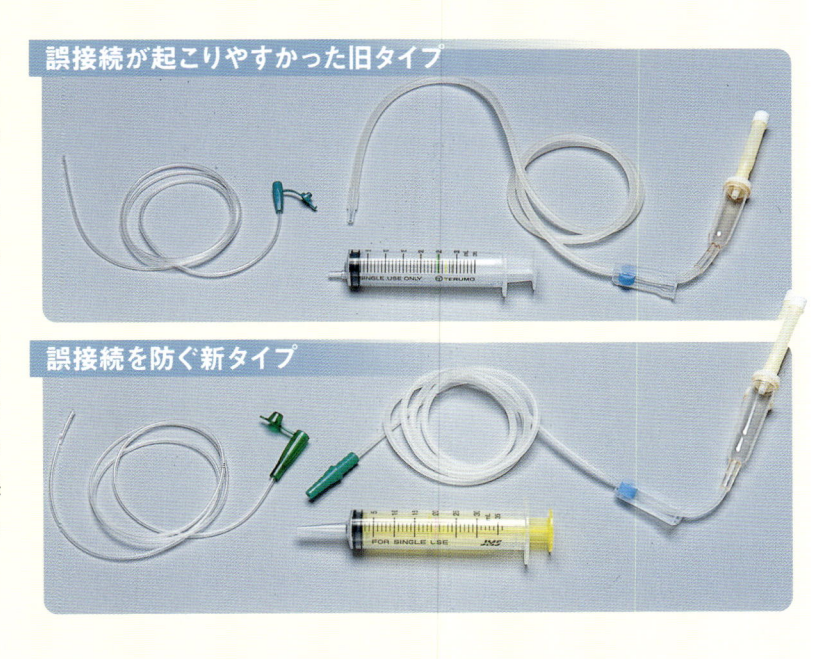

誤接続を防ぐ新タイプ

CHAPTER 13 経管栄養法

CHAPTER 13

❓ あなたならどうする？ 複合事例⑥

神戸つやさんは70歳の女性。
経管栄養を90分かけて実施しています。

神戸さんは
「13時30分からリハビリだって言われたから、経管栄養をそれまでに終わるようにしてほしい」と言います。

神戸さんの意識レベルはⅠ-3、時々、**自分の言ったことを忘れてしまう**ことがあります。

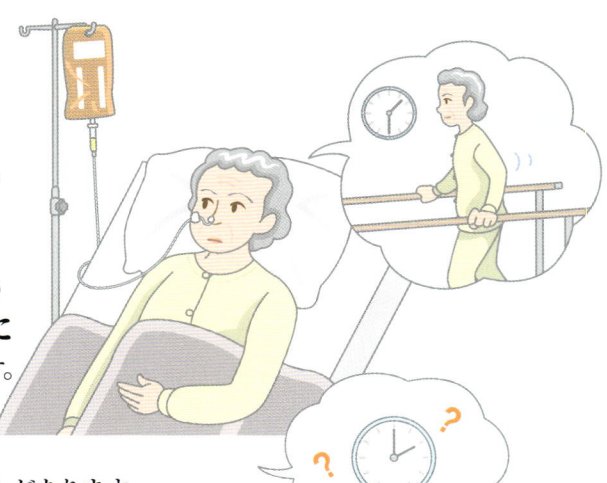

あなたなら、どのように対応しますか？

対応例

- 12時から90分かけて経管栄養をした場合、13時30分が終了時刻になる。経管栄養直後にリハビリが入るのは好ましくないため、リハビリの時間帯を14時30分以降にできないか、リハビリ担当者に交渉する。
- 栄養剤の種類によっては、滴下速度が変化することが考えられる。開始後も適宜観察し、滴下合わせをして、90分で終了するよう調整する。
- 意識レベルがクリアでないため、手が引っかからない位置にチューブを固定する。開始前にも、チューブの位置が正しいかを、必ず確認する。

ヒヤリ・ハット 　**経管栄養の合併症❗**

事例1　時間がないからと滴下速度を速め、下痢になった！
→滴下速度を速めるのではなく、スケジュールを調整する。

事例2　チューブの自己抜去から、誤嚥性肺炎を起こした！
→患者の意識レベルがクリアでない場合、チューブトラブルが起きやすい。チューブの固定を工夫し、自己抜去を防止する。

参考文献

CHAPTER 1　与薬

1) 吉田みつ子,本庄恵子編著：写真でわかる実習で使える看護技術.インターメディカ,2010.
2) 川村治子：ヒヤリ・ハット11,000事例によるエラーマップ完全本.医学書院,2003.

―経口薬―
1) 吉田みつ子,本庄恵子編著：写真でわかる実習で使える看護技術.インターメディカ,2010.

―外用薬―
1) 川島みどり,他編：実践的看護マニュアル 第2版. 看護の科学社,2001.
2) 竹尾恵子監修：Latest 看護技術プラクティス.学習研究社,2003.
3) 石井範子,阿部テル子：イラストでわかる基礎看護技術 ひとりで学べる方法とポイント.日本看護協会出版会,2002.
4) 扇谷茂樹：ナースの薬箱 外用薬・消毒薬編.文光堂,2000.
5) 日本看護科学学会 第6期・第7期看護学学術用語検討委員会：看護行為用語分類.日本看護協会出版会,2005.
6) 小椋祐一郎編：Clinical Nursing Guide 10-a 眼科.メディカ出版,2001.
7) 済生会横浜市南部病院看護部編：看護手順 治療・処置編.2001.
8) 水島裕編：今日の治療薬 解説と便覧 2005年版.南江堂,2005
9) 高久史麿,矢崎義雄監修：治療薬マニュアル2004.医学書院,2004.
10) シェリング・プラウ：アルデシン®AQネーザルのご使用方法.
11) アステラス製薬：インタール点鼻液をご使用になる皆様へ.
12) ノバルティスファーマ：サジテン®点鼻液鼻用定量噴霧器の使い方.
13) グラクソ・スミスクライン：フルナーゼ®点鼻液の使い方.
14) 協和発酵工業：デスモプレシン・スプレー2.5を使用される皆様とご家族の方へ.
15) 協和発酵工業：デスモプレシン点鼻液協和添付文書.
16) 中澤一純,三浦剛,北田光一：外来患者への外用剤・注射剤の服薬指導 点鼻剤.薬局 52(4)：13-20,2001.

―直腸内与薬―
1) 川島みどり編著：改訂版 実践的看護マニュアル 共通技術編. 看護の科学社,p300-301,2002.
2) 水島裕編：今日の治療薬 解説と便覧 2005年版.南江堂,2005.
3) 下高原理恵,柴田興彦,島田達夫：浣腸・摘便技術の基礎となる直腸・肛門管の形態.日本看護研究学会雑誌 24(3)：107,2001.
4) 種池礼子,岡山寧子,中川雅子編集：パーフェクト看護技術マニュアル.照林社,p230-231,2004.
5) 小玉香津子,坪井良子,中村ヒサ編集：看護必携シリーズ2 看護の基礎技術Ⅱ.学習研究社,p200-201,1997.

CHAPTER 2　注射法（皮内・皮下・筋肉）

―薬液の準備―
1) 川島みどり編著：改訂版 実践的看護マニュアル 共通技術編.看護の科学社,2002.
2) 川村治子編：JJNスペシャルNo.70 注射・点滴エラー防止「知らなかった」ではすまない！ 事故防止の必須ポイント.医学書院,2001.
3) 小笠原みどり,松岡淳夫：ディスポーザブル注射針の開封方法と汚染について めくり法とつき破り法の場合.日本看護研究学会誌 10(1)：98-102,1987.
4) 山岡佳子,近森温子,安田和人：アンプルカット時に混入する異物について.病院薬学 1(4)：186-191,1976.

―皮内注射―
1) 川島みどり編著：改訂版 実践的看護マニュアル 共通技術編.看護の科学社,2002.
2) 浜六郎：Drug Information 副作用情報（28）薬物性ショック（6）ぜん息患者に生じたアナフィラキシー・ショック 毎回皮内テストの重要性.Medicina 35(7)：1303-1307,1998.
3) 光畑裕正：抗生剤使用時の皮内テストは不要か？ 臨床麻酔 28(1)：94-95,2004.
4) 金子高太郎：抗生剤使用時の皮内テストは不要か？ 臨床麻酔 28(1)：96-100,2004.
5) 川村治子編：JJNスペシャルNo.70 注射・点滴エラー防止「知らなかった」ではすまない！ 事故防止の必須ポイント.医学書院,2001.
6) 臨床試験委員会報告：皮内反応検討特別部会報告書.日本化学療法学会 51(8月号)：497-506,2003.
7) 杉野佳江,内海節子,藤間公子,他：消毒用エタノール綿による皮膚消毒に関する実験.愛知県立看護短期大学雑誌 3：61-66,1972.

―皮下注射―
1) 岩本テルヨ,芳賀百合子,山田美幸：注射技術のエビデンス.臨床看護 28(13)：2034-2050,2002.

参考文献

2) 半田聖子, 大串靖子, 今充：確実な皮下注射・筋肉注射に関する一考察. 看護研究 14(4)：43-50, 1981.
3) 川島みどり編著：改訂版 実践的看護マニュアル 共通技術編. 看護の科学社, 2002.
4) 杉野佳江, 内海節子, 藤間公子, 他：消毒用エタノール綿による皮膚消毒に関する実験. 愛知県立看護短期大学雑誌 3：61-66, 1972.
5) 赤石英：安全な注射部位について. 看護学雑誌 36(11)：1520-1523, 1972.
6) Snell RS／山内昭雄訳：スネル臨床解剖学 第3版. メディカル・サイエンス・インターナショナル, 2002.

―筋肉注射―

1) 岩本テルヨ, 芳賀百合子, 山田美幸：注射技術のエビデンス. 臨床看護 28(13)：2034-2050, 2002.
2) 武田利明：筋注用薬剤が皮下組織に投与された場合の安全性に関する実験的研究. 日本看護技術学会誌 3(1)：66-70, 2004.
3) 菊池和子, 高橋有里, 三浦奈津子：筋肉内注射の注射針刺入深度. 日本看護技術学会誌 3(1)：35-37, 2004.
4) 半田聖子, 大串靖子, 今充：確実な皮下注射・筋肉注射に関する一考察. 看護研究 14(4)：43-50, 1981.
5) 中谷壽男, 稲垣美智子, 須釜淳子, 他：三角筋への筋肉内注射；腋窩神経を損傷しないための適切な部位. 金沢大学医学部紀要 23(1)：83-86, 1999.
6) 高橋みや子, 根本良子, 石井トク, 他：CT写真解析による注射部位の検討. 日本看護科学学会誌 8(3)：128-129, 1988.
7) 深井喜代子, 大名門裕子：注射に対する看護的除痛法の効果の実験的検討. 日本看護研究学会雑誌 18(3)：47-55, 1992.
8) 武田利明, 石田陽子：ラットおよびウサギを用いた筋肉注射の安全性に関する実験的研究. 岩手県立大学看護学部紀要 5：93-96, 2003.
9) 高橋有里, 菊池和子, 三浦奈津子：筋肉注射の実態と課題 ―看護職者へのアンケート調査より―. 岩手県立大学看護学部紀要 5：97-103, 2003.
10) 長谷川洋子, 渡邊順子：基礎看護技術教育における三角筋筋肉注射部位の解剖学的検討. 日本看護研究学会雑誌 24(3)：296, 2001.
11) 川島みどり編著：改訂版 実践的看護マニュアル 共通技術編. 看護の科学社, 2002.
12) Timby BK：Fundamental Skills and Concepts in Patients Care, Sixth Edition. Lippincott, 1996.
13) 森下晶代, 中田康夫, 坂本智華, 他：マッサージによる筋肉注射時の痛みの軽減. 看護研究 35(3)：11-17, 2002.
14) 良村貞子, 一條明美：医療過誤と看護師の責任. 総合看護 37(4)：17-27, 2002.
15) 香春知永, 池亀俊美：看護技術の再構築 教科書チェック特別篇 筋肉内注射(1). Nursing Today 16(8)：66-69, 2001.
16) 水戸優子, 花里陽子：看護技術の再構築 教科書チェック特別篇 筋肉内注射(2). Nursing Today 16(9)：64-68, 2001.
17) 杉野佳江, 内海節子, 藤間公子, 他：消毒用エタノール綿による皮膚消毒に関する実験. 愛知県立看護短期大学雑誌 3：61-66, 1972.
18) Platzer KL, et al.／越智淳三訳：解剖学アトラス 第3版. 文光堂, 1990.
19) Craven RF, et al.／藤村龍子, 中木高夫監訳：基礎看護科学. 医学書院, 1996.
20) 川村治子編：JJNスペシャルNo.70 注射・点滴エラー防止 「知らなかった」ではすまない！ 事故防止の必須ポイント. 医学書院, 2001.

CHAPTER 3　静脈注射――ワンショット――

1) 川島みどり編著：改訂版 実践的看護マニュアル 共通技術編. 看護の科学社, 2002.
2) 小玉香津子, 坪井良子, 中村ヒサ編：看護必携シリーズ2 看護の基礎技術II. 学習研究社, 1997.
3) 杉浦なおみ：側管あるいは三方活栓を用いて正しく薬剤の注入ができますか？ 臨床看護 29(3)：356-361, 2003.
4) 日本看護協会編：日本看護協会 看護業務基準集2007年. 日本看護協会出版会.
5) 正木浩哉：薬剤投与方法としての静脈注射の特性と危険性. EB nursing 3(3)：273-277, 2003.
6) 重松豊美, 川西千恵美：静脈注射時の消毒と穿刺部位. EB nursing 3(3)：278-285, 2003.
7) 金啓二：側管注(ワンショット)に伴う問題と対策. EB nursing 3(3)：292-298, 2003.
8) 沼直美：中心静脈カテーテル. INFECTION CONTROL 12(12)：1228-1233, 2003.
9) 矢野邦夫訳：血管内カテーテル由来感染予防のためのCDCガイドライン. メディカ出版, 2003.
10) 川村治子編：JJNスペシャルNo.70 注射・点滴エラー防止 「知らなかった」ではすまない！ 事故防止の必須ポイント. 45-47. 医学書院, 2001.
11) 國正淳一, 三宅麻文：臨床で注意したい！ 処方された薬剤の注意点. エキスパートナース 24(4)：45-53, 2008.
12) 島崎豊：閉鎖式輸液ラインの管理のポイント. エキスパートナース 24(1)：51-66, 2008.
13) 向野賢治：閉鎖式輸液ラインの基礎知識. エキスパートナース 24(1)：37-42, 2008.

CHAPTER 4 点滴静脈注射

1) 小西敏郎編著：n-Books2 輸液管理の新しい知識と方法．メヂカルフレンド社，2001．
2) 川村治子：ヒヤリ・ハット11,000事例によるエラーマップ完全本．医学書院，2003．
3) 戸倉康之編：エキスパートナースMOOK5 改訂版・注射マニュアル．照林社，2003．
4) 日本看護協会編：日本看護協会 看護業務基準集2003年．日本看護協会出版会．
5) 矢野邦夫訳：血管内カテーテル由来感染予防のためのCDCガイドライン．メディカ出版，2003．
6) 坂井健雄，佐藤達夫監訳：臨床のための解剖学．メディカル・サイエンス・インターナショナル，2008．
7) 満田年宏監訳：New Trends in Safety Infection Control 血管内留置カテーテルに関する感染予防のCDCガイドライン．国際医学出版，2003．
8) 畑中由香子，飯盛惠美子，長谷川敏紀，田中登志子，池田和人：可塑剤DEHPを溶出する恐れのある注射薬における輸液セットの対策についての一考察──医療施設の現状調査および看護師の意識調査──．医療薬学 32（8）：754-762，2006．
9) 向野賢治：閉鎖式輸液ラインの基礎知識．エキスパートナース 24（1）：37-42，2008．
10) 島崎豊：閉鎖式輸液ラインの製品の特徴は？ エキスパートナース 24（1）：43-50，2008．
11) 島崎豊：閉鎖式輸液ラインの管理のポイント．エキスパートナース 24（1）：51-56，2008．
12) 田村秀代，松島由実：閉鎖式輸液システムのギモンに答える．エキスパートナース 24（1）：57-62，2008．
13) 松本みゆき：三方活栓の使用上のリスク管理．エキスパートナース 24（1）：63-66，2008．
14) 寺嶋美帆，西原賢：肘窩を走行する静脈の特徴と安全領域．臨床看護 34（1）：8-13，2008．
15) 寺嶋美帆，西原賢：手背を走行する静脈の特徴と安全領域．臨床看護 34（1）：14-18，2008．
16) 寺嶋美帆，木村明彦：足背を走行する静脈の特徴と安全領域．臨床看護 34（1）：19-25，2008．
17) 杉田塩，小﨑綾子，西山綾子：すぐ実践！ 看護技術スキルアップ 点滴管理（点滴静脈内注射，中心静脈内注射）．看護技術 53（4）：51-56，2007．
18) 有田清子：点滴静脈内注射．クリニカルスタディ 29（5）：428-434，2008．
19) メディキット株式会社：スーパーキャスZ5 取扱い説明書．

CHAPTER 5 中心静脈注射

1) 矢野邦夫訳：血管内カテーテル由来感染予防のためのCDCガイドライン．メディカ出版，2003．
2) 向野賢治：輸液フィルターは必要？ 不要？ 感染対策の「ウソ」の検証．エキスパートナース 15（8）：44-46，1999．
3) 矢野邦夫：輸液ライン内のフィルターのルチーン使用廃止とコスト．INFECTION CONTROL 8（10）：1028-1031，1999．
4) 土井まつ子：血管内留置カテーテル関連 血流感染とその対策．看護技術 49（10）：871-875，2003．
5) 日本看護協会編：日本看護協会 看護業務基準集2003年．日本看護協会出版会．
6) 坂井健雄，佐藤達夫監訳：臨床のための解剖学．メディカル・サイエンス・インターナショナル，2008．
7) 満田年宏訳・著：血管内留置カテーテル関連感染予防のためのCDCガイドライン2011．ヴァンメディカル，2011．
8) 満田年宏：中心静脈カテーテルの挿入．INFECTION CONTROL 15（7）：31-44，2006．
9) 村上啓雄：カテーテル刺入部皮膚消毒のポイント．INFECTION CONTROL 増刊号：136-140，2004．
10) 日本看護協会教育委員会監修：看護技術DVD学習支援シリーズ 安全で確かな与薬①．インターメディカ，2008．
11) 柴谷涼子：中心静脈カテーテル挿入時の対策．INFECTION CONTROL 15（4）：4-6，2006．
12) 柴谷涼子：中心静脈カテーテル挿入時の対策②．INFECTION CONTROL 15（5）：4-6，2006．
13) 柴谷涼子：中心静脈カテーテル挿入時の対策③．INFECTION CONTROL 15（6）：4-6，2006．
14) 森脇龍太郎，中田一之編：ビジュアル基本手技5 必ず上手くなる！ 中心静脈穿刺 部位別穿刺法のコツと合併症回避のポイント．羊土社，2007．
15) 水谷美保，福西由貴子，小杉一江：チューブ・ラインの固定法30 2 CVカテーテル．エキスパートナース 23（13）：46-51，2007．
16) 志賀英敏：超音波ガイド下中心静脈カニュレーション．ICUとCCU 27（11）：989-993，2003．
17) 小濱啓次：救急マニュアル──救急初療から救命処置まで．医学書院，2005．
18) 株式会社メディコン：グローションカテーテル（NXT・シングルルーメンPICC）挿入手技の手引き．
19) 日本コヴィディエン：マイクロニードルセルジンガーキット 説明書．
20) 国立大学医学部附属病院感染対策協議会病院感染対策ガイドライン（第2版）：国公立大学附属病院感染対策協議会データより http://kansen.med.nagoya-u.ac.jp/general/general.html

ビデオ

1) 村上美好監修：中心静脈栄養法の手当 注入方法とトラブルの対処方法．インターメディカ．

参考文献

CHAPTER 6　ヘパリンロック・生食ロック

1) 深尾亜由美：末梢静脈留置カテーテルの管理．INFECTION CONTROL 15（7）：45-48, 2006.
2) 多田幸子, 大熊八重子, 松原恵み, 他：ヘパリンロックの有用性　生食ロックとの比較．日本看護学会論文集．総合看護 36：23-25, 2005.
3) 髙橋美賀子：謎解き看護大事典　第2回ヘパリンロック　ヘパリンロックは永遠に不滅か？ 看護実践の科学 31（2）：92-96, 2006.
4) 武田利明, 髙橋有里, 石田陽子, 平野昭彦：ヘパリンロックの安全性に関する実験的研究　生食ロックとの血管内皮傷害の比較検討．岩手県立大学看護学部紀要6：107-109, 2004.
5) 井上善文, 西田仁, 前田一葉：静脈カテーテルに対するヘパリンロックと生食ロックの比較―家兎を用いた実験的検討―．外科と代謝・栄養 38（4）：83-91, 2004.
6) 中根茂喜, 伊藤功治, 水谷義勝：臨床におけるヘパリン生食液の配合変化．日本病院薬剤師会雑誌 41（12）：1529-1532, 2005.

CHAPTER 7　自動輸液ポンプ

1) 小西敏郎編著：n-Books2 輸液管理の新しい知識と方法．メヂカルフレンド社, 2001.
2) 加納隆：輸液ポンプの基礎と実際．Clinical Engineering 11（5）：371-377, 2000.
3) 稲葉文章：輸液ポンプの種類と機構．Clinical Engineering 11（5）：378-383, 2000.
4) 藤田正人, 福家伸夫：輸液ポンプの臨床的役割と適応上の問題．Clinical Engineering 11（5）：386-391, 2000.
5) 加納隆, 河井敏博, 佐々木敏彦, 野村智之：輸液ポンプのトラブル．Clinical Engineering 11（5）：392-400, 2000.
6) 加納隆：輸液ポンプに対する電磁障害．Clinical Engineering 11（5）：401-402, 2000.
7) 高倉照彦, 近藤敏哉：輸液ポンプの保守管理．Clinical Engineering 11（5）：403-412, 2000.
8) 川村治子編：JJNスペシャル No.70 注射・点滴エラー防止　「知らなかった」ではすまない！事故防止の必須ポイント．医学書院, 2001.
9) テルモ株式会社：テルフュージョン輸液ポンプTE-161S 取扱説明書．
10) テルモ株式会社：テルフュージョン輸液ポンプTE-131 取扱説明書．

CHAPTER 8　シリンジポンプ

1) 小西敏郎編著：n-Books2 輸液管理の新しい知識と方法．メヂカルフレンド社, 2001.
2) 加納隆：輸液ポンプの基礎と実際．Clinical Engineering 11（5）：371-377, 2000.
3) 稲葉文章：輸液ポンプの種類と機構．Clinical Engineering 11（5）：378-383, 2000.
4) 藤田正人, 福家伸夫：輸液ポンプの臨床的役割と適応上の問題．Clinical Engineering 11（5）：386-391, 2000.
5) 加納隆, 河井敏博, 佐々木敏彦, 野村智之：輸液ポンプのトラブル．Clinical Engineering 11（5）：392-400, 2000.
6) 加納隆：輸液ポンプに対する電磁障害．Clinical Engineering 11（5）：401-402, 2000.
7) 高倉照彦, 近藤敏哉：輸液ポンプの保守管理．Clinical Engineering 11（5）：403-412, 2000.
8) 川村治子編：JJNスペシャル No.70 注射・点滴エラー防止　「知らなかった」ではすまない！事故防止の必須ポイント．医学書院, 2001.
9) 日本看護協会：シリンジポンプの取り扱いによる事故を防ぐ．医療・看護安全管理情報 No.10 vol.427, 2003.
10) 酒井順哉：治療用ME機器（6）シリンジポンプ．エマージェンシーナーシング 5（11）：63, 1992.
11) 済生会横浜市南部病院看護部：看護手順 治療・処置編．2001.
12) テルモ株式会社：テルフュージョン輸液ポンプTE-332S 取扱説明書．
13) テルモ株式会社：テルフュージョン輸液ポンプ35型（コード番号：TE-351,TE-351Q,TE-352,TE-352Q）取扱説明書．

CHAPTER 9　輸液中の寝衣交換

1) 三上れつ，小松万喜子編：演習・実習に役立つ基礎看護技術　根拠に基づいた実践をめざして．ヌーヴェルヒロカワ，2003．

CHAPTER 11　静脈血採血

1) 渡邊卓編：標準採血法ガイドライン（GP4-A2）．日本臨床検査標準協議会，2011．
2) 高橋章子編：エキスパートナースMOOK 17　改訂版　最新基本手技マニュアル．照林社，2002．
3) 宮坂勝之編：注射・採血　知っておきたいQ&A. Expert Nurse　20(8)：36-46，2004．
4) 江口正信，柿沼良子，松永保子，森田敏子，他：根拠から学ぶ基礎看護技術．医学芸術社，2000．
5) 川島みどり編著：改訂版　実践的看護マニュアル　共通技術編．看護の科学社，2002．
6) 国立国際医療センター　エイズ治療・研究開発センター：HIV/AIDS 検査・治療・看護 テキスト版．第2章 針刺し事故防止と暴露後対策．http://acc-elearning.org/AIDS/TextVersion2.html

CHAPTER 12　血糖自己測定

1) 日本糖尿病学会編：糖尿病治療ガイド2012-2013．文光堂，2012．
2) 日本糖尿病学会編：科学的根拠に基づく糖尿病診療ガイドライン2010．南江堂，2010．
3) 南條輝志男編：看護のための最新医学講座第8巻 糖尿病と合併症第2版．中山書店，2006．
4) 日本糖尿病療養指導士認定機構編：糖尿病療養指導ガイドブック2012—糖尿病療養指導士の学習目標と課題．メディカルレビュー社，2012．
5) 門脇孝，羽田勝計，富永真琴，他：糖尿病・糖代謝異常に関する診断基準検討委員会報告—空腹時血糖値の正常域に関する新区分—　糖尿病 51(3)：281-283，2008．
6) 株式会社三和化学研究所：ジェントレット 取扱説明書．
7) 株式会社三和化学研究所：グルテストNeoアルファ 取扱説明書．
8) 株式会社三和化学研究所：グルテストNeoセンサー 添付文書．

CHAPTER 13　経管栄養法

1) 冨家有香：経鼻管法の必要物品とその実際は？　臨床看護　30(4)：472，2004．
2) 高橋章子編：エキスパートナース MOOK 17　改訂版　最新基本手技マニュアル．照林社，2002．
3) 川島みどり編著：改訂版　実践的看護マニュアル　共通技術編．看護の科学社，2002．
4) 高木洋治編：経静脈・経腸栄養マニュアル．小学館，1998．
5) 松末智：経腸栄養施行時の評価とリスク管理．看護学雑誌　66(4)：318，2002．
6) 小林寛伊，吉倉廣，荒川宣親，倉辻忠俊編：エビデンスに基づいた感染制御　第2集—実践編．メヂカルフレンド社，2004．

写真でわかる
臨床看護技術❶アドバンス
注射・検査に関する看護技術を中心に！

2016年 12月10日　初版第1刷発行
2018年　3月15日　初版第2刷発行

[監　修] 本庄恵子・吉田みつ子
[発行人] 赤土正幸
[発行所] 株式会社インターメディカ
　　　　〒102-0072　東京都千代田区飯田橋2-14-2
　　　　TEL.03-3234-9559　FAX.03-3239-3066
　　　　URL　http://www.intermedica.co.jp
[印　刷] 図書印刷株式会社

[デザイン・DTP] 真野デザイン事務所

ISBN978-4-89996-341-7
定価はカバーに表示してあります。

本書の内容（本文、図表、写真、イラストなど）を、当社および著作権者の許可なく無断複製する行為（複写、スキャン、デジタルデータ化、翻訳、データベースへの入力、インターネットへの掲載など）は、「私的使用のための複製」などの著作権法上の例外を除き、禁じられています。病院や施設などにおいて、業務上使用する目的で上記の行為を行うことは、その使用範囲が内部に限定されるものであっても、「私的使用」の範囲に含まれず、違法です。また、本書を代行業者などの第三者に依頼して上記の行為を行うことは、個人や家庭内での利用であっても一切認められておりません。